LA PSYCHOLOGIE SOCIALE : APPLICABILITÉ ET APPLICATIONS

COLLECTION

Psychologies

Dirigée par Agnès FLORIN, Jean-Émile GOMBERT et Alain SOMAT

Une collection ouverte à tous les domaines de la psychologie. La psychologie est une discipline à la fois vivante et plurielle. Elle a considérablement évolué depuis ses débuts, il y a un siècle et demi, et ses contenus théoriques et méthodologiques se renouvellent sans cesse. Elle s'intéresse à tous les aspects du fonctionnement mental, qu'ils soient généraux, sociaux, développementaux ou pathologiques. Cette diversité est une richesse pour la psychologie et il semble essentiel de la promouvoir dans le cadre de cette collection.

Elle accueille de préférence des ouvrages qui rendent compte d'applications concrètes de la psychologie. Les connaissances de cette discipline concernent tous les secteurs de l'activité humaine et sociale : le travail, l'éducation, la santé, la formation, etc. Mais, en fait, il existe peu de revues ou de collections d'ouvrages publiant de tels contenus à l'intention d'un public assez large. Ainsi, l'ambition de la collection « Psychologies » est-elle de s'adresser aussi à des lecteurs qui ne sont pas nécessairement des spécialistes de la psychologie mais qui sont néanmoins intéressés à divers titres par ses applications.

La collection est enfin animée avec le souci d'y faire prédominer un esprit scientifique. La psychologie porte sur des objets ou des situations à propos desquels tout un chacun s'estime fondé à dire quelque chose. Il est parfois difficile de reconnaître la plus grande validité de ses savoirs dans des champs d'application où règnent en maître le bon sens, l'intuition spontanée ou l'expérience vécue. La nécessité d'un esprit scientifique en psychologie doit être constamment réaffirmée surtout lorsqu'il s'agit d'applications concrètes.

Voir liste des parutions en fin d'ouvrage.

Sous la direction de
Pascal Morchain et Alain Somat

LA PSYCHOLOGIE SOCIALE : APPLICABILITÉ ET APPLICATIONS

PRESSES UNIVERSITAIRES DE RENNES

Remerciements

Le projet de cet ouvrage a été porté par les amis et collègues, en particulier Stéphanie Bordel (Université de Poitiers et Laboratoire Central des Ponts et Chaussées, Saint-Brieuc), Céline Darnon (Université Blaise-Pascal, Clermont-Ferrand), et Stéphane Perrisol (Université Toulouse 2 Le Mirail). Qu'ils en soient remerciés.

UHB Rennes 2 – Campus de la Harpe
2, rue du Doyen Denis-Leroy
35044 Rennes Cedex

www.pur-editions.fr

Dépôt légal : 1er semestre 2010
ISBN 978-2-7535-1061-6

Alain Somat & Pascal Morchain

Introduction

DE LA VITALITÉ DE LA RECHERCHE EN PSYCHOLOGIE SOCIALE APPLIQUÉE

De l'utilité de la publication d'un ouvrage de psychologie sociale appliquée

35 000[1]. Ce serait le nombre de psychologues actuellement en activité en France. Environ 45 % d'entre eux déploient leur talent dans la fonction publique d'état ou territoriale, 30 % travaillent dans le secteur associatif, 10 % sont en libéral et 5 à 10 % exercent dans le secteur privé. Ces psychologues sont formés par l'université à bac plus 5 dans le cadre d'une licence de psychologie puis d'un master de psychologie. Fort de leur diplôme acquis à l'université, ils peuvent s'engager dans une inscription auprès des DDASS ou des DRASS sur une liste dite « ADELI » (Automatisation DEs LIstes). Il s'agit d'un système d'information national sur les professionnels relevant du Code de la santé publique, du Code de l'action sociale et des personnes autorisées à faire usage du titre de psychologue. Il contient des informations comme l'état civil, la situation professionnelle, les activités exercées. Il permet de gérer les listes départementales de professions réglementées par le Code de la santé publique, le Code de l'action sociale et des familles et celles des personnes autorisées à faire usage du titre de psychologue. Il permet également d'élaborer des statistiques permettant une meilleure planification de l'évolution démographique des professions et d'informer les professionnels. Un numéro ADELI est attribué à tous les praticiens salariés ou libéraux et leur sert de numéro de référence. Le numéro ADELI figure sur la carte de professionnel de santé (CPS) pour des professionnels relevant du Code

1. Rosenzweig (1992, 1999) affirme que les psychologues sont plus de 500 000 au niveau mondial.

de la santé publique. Bien que disposant par convention collective d'un temps DIRES (Documentation, Information, Recherche, Élaboration, Supervision) ou par circulaire (DH/FH3/92 n° 23 du 23 juin 1992, relative à l'application du décret du 31 janvier 1991) d'un temps FIR (Formations Informations Recherches) les psychologues n'ont aucune obligation, sinon morale, de formation continue pour conserver leur titre de psychologue[2]. Mais ce temps de formation légale ou par engagement verbal de l'employeur (temps FIR ou DIRES) conduit les psychologues à conserver tout au long de leur carrière un certain contact avec l'évolution de la discipline. Certains d'entre eux délivrent des enseignements au sein de nos départements ou UFR de psychologie et gardent ainsi contact avec leurs enseignants et le développement de leur champ d'exercice. D'autres lisent les récents développements des travaux de leur sous-discipline d'appartenance. Ils disposent pour cela d'excellents supports comme *Pratiques Psychologiques* ou *Psychologie Française*. Quelques-uns gardent également le contact par leur appartenance à de grandes organisations de psychologues comme la SFP (Société française de psychologie) ou la FFPP (Fédération française des psychologues et de psychologie). D'autres encore, alors qu'ils sont confrontés à une difficulté professionnelle, adhèrent à un syndicat national spécifique à la profession comme le SNP (Syndicat national des psychologues). Bref, d'une manière ou d'une autre les psychologues savent (et cela leur a été très largement inculqué durant leur cursus) que la discipline est en constante évolution. Que la psychologie d'hier n'est pas celle d'aujourd'hui, qui elle-même n'a rien à voir avec celle de demain. Ainsi, conscients de cette rapide évolution signe du développement de la discipline, les psychologues ont volonté et possibilité de maintenir, de confirmer leur savoir et même de

2. On peut penser qu'à court terme une certification européenne conduira les psychologues, pour obtenir la certification EUROPSY (certification de l'European Federation of Psychologist Association), à faire valoir une preuve de la formation continue réalisé au cours d'une période de 5 ans. De fait, le 17 janvier 2009 s'est tenue à Oslo une réunion européenne sur la mise en œuvre d'*EuroPsy* dans les différents pays membres de l'EFPA. À cette réunion assistaient le comité exécutif de l'EFPA, le groupe de pilotage d'*EuroPsy*, et les représentants de 30 des 34 organisations nationales membres de l'EFPA. Le 30 janvier s'est réuni pour la première fois à Paris le CoFraDeC *EuroPsy*. Cette première réunion a été consacrée pour l'essentiel à une prise de contact et à une discussion générale sur le projet *EuroPsy*, et les conditions de son application en France. Chacun des membres du comité a pu expliciter sa manière de concevoir la mise en œuvre d'un tel projet. Il s'est dégagé un consensus très clair sur les principes de base qui doivent guider l'action du comité qui a organisé le 21 novembre 2009 sa première publique pour élaborer avec l'ensemble de la profession les bases de cette mise en place.

le développer en vue de demeurer au niveau de compétences que leur a octroyé leur diplôme délivré à bac plus 5. Le temps dont disposent les praticiens et la pratique de leur activité les portent vers la recherche d'applications des savoirs fondamentaux issus de nos laboratoires. Or, reconnaissons que peu d'ouvrages se donnent cette ambition pourtant fondamentale de mettre à disposition des professionnels concernés un état des lieux régulier en terme d'application d'un champ de recherches universitaires. Or, si l'on veut que nos collègues praticiens disposent des récentes avancées de nos travaux, il nous faut considérer, bien que cet exercice soit peu rentable au regard du facteur d'impact, que cet exercice relève de notre activité. Garder cet objectif est fondamental si l'on souhaite que la psychologie conserve le niveau d'exigence que la profession lui accorde : un niveau de formation équivalent à celui que l'on délivre à un ingénieur. Cet ouvrage participe d'un tel projet et fournit une présentation du développement d'une discipline (la psychologie sociale) qui presque depuis ses origines s'interroge sur son utilité pour les différents champs professionnels (santé, travail, éducation et formation) dans lesquels on la convoque ou vers lesquels elle se porte.

QUELQUES DONNÉES DE L'HISTORIQUE DES APPLICATIONS EN PSYCHOLOGIE

De fait, depuis 1920 l'Association internationale des conférences de psychotechniques puis l'IAAP (*International Association of Applied Psychology*) dont le premier congrès a eu lieu en 1920 à Genève sous la présidence d'Édouard Claparède servait cet objectif du développement d'une recherche appliquée en psychologie. Souvenons-nous, ce premier congrès réunissait seulement 17 psychologues représentant déjà 8 nations[3] et a été à l'origine d'une longue série que l'on peut à la suite de Wilpert (1998) puis de Fleishman (1979, 1999) catégoriser en 4 époques. En premier lieu, l'époque de la mise en place de 1920 à 1930 durant laquelle la psychologie appliquée se limite à une approche psychotechnique. La principale préoccupation des applications en psychologie se limite alors à la production d'outils au service de l'organisation du travail et de l'évaluation scolaire. Période agitée de l'histoire du XXe siècle, les années 1931 à 1937 verront les psychologues s'emparer des problèmes sociaux de l'époque en développant des recherches appliquées dans les domaines de la sociopolitique et de la solidarité entre les

3. Dont la France, d'ailleurs : le 4e congrès sera organisé à Paris et réunira 341 participants.

personnes. Suspendues de 1938 à 1949, les activités de l'IAAP reprendront de manière active dès 1949 avec le congrès de Berne (Suisse) sous la présidence d'Henri Piéron pour se déployer jusqu'en 1955 dans le cadre d'applications portant principalement sur la résolution de conflit dans de nombreux et divers champs sociaux. De 1964 à nos jours, l'association internationale trouve sa vitesse de croisière par l'organisation tous les 4 ans d'un congrès international qui rassemble entre 3000 et 5000 participants. Les centres d'intérêt sont très variés et s'organisent autour des 14 divisions de l'IAAP. Ces champs d'applications couvrent, nous semble-t-il, l'ensemble des secteurs d'activité de la psychologie appliquée. Ainsi, les psychologues praticiens peuvent, de fait, y trouver leur intérêt. Pour preuve, la répartition se fait en secteurs d'activité de la manière suivante :

1. **Division 1** : Psychologie du travail et des organisations.
2. **Division 2** : Évaluation des processus psychologiques.
3. **Division 4** : Psychologie environnementale.
4. **Division 5** : Psychologie scolaire, éducation et processus éducatif.
5. **Division 6** : Clinique et psychologie communautaire.
6. **Division 7** : Psychologie gérontologique.
7. **Division 8** : Psychologie de la santé.
8. **Division 9** : Psychologie économique.
9. **Division 10** : Psychologie et justice.
10. **Division 11** : Psychologie politique.
11. **Division 12** : Psychologie du sport.
12. **Division 13** : Psychologie des transports et de la sécurité routière.
13. **Division 14** : Psychologie cognitive appliquée.
14. **Division 16** : Psychologie conseil et relations d'aide.

À ces 14 sections relatives à des champs d'application, il faut rajouter les 3 secteurs sur lesquels l'IAAP souhaite garder une certaine vigilance : les pratiques professionnelles (division 3), le développement de la psychologie (division 15), et la formation en psychologie et l'orientation professionnelle des psychologues (division 17).

Les congrès de l'IAAP, dont plusieurs se sont déroulés en Europe (Barcelone : 1921, 1930, Milan : 1922, Paris : 1927, 1953, Utrecht : 1928, Prague : 1934), constituent l'histoire des applications en psychologie. Histoire à laquelle la France va une nouvelle fois contribuer en 2014 lorsque Paris, sous la présidence du professeur Roland Lévy, organisera le 28e congrès de l'IAAP. Ce congrès devrait constituer pour la communauté des 35000 psychologues français une formidable opportunité pour faire en sorte que la psychologie française se donne les moyens de faire la démonstration de son extraordinaire potentiel de recherche applicable voire appliquée. Ce sera aussi une occasion unique, qu'il ne faudra pas rater, de parfaire nos connaissances dans divers domaines d'application et peut être développé des réseaux de recherches et de collaboration internationale.

On le voit la recherche appliquée en psychologie possède en France une réelle vitalité. Elle a, nous en sommes tous convaincus, son utilité, et elle est l'objet d'un véritable dynamisme au niveau national comme international. Pourtant assez peu d'ouvrages sont publiés chaque année pour mettre à disposition du plus large public les avancées significatives sur les applications.

QUELQUES ARGUMENTS POUR UN NOUVEL OUVRAGE EN PSYCHOLOGIE SOCIALE APPLIQUÉE

Le projet de cet ouvrage est né à la suite d'un congrès de l'ADRIPS (Association pour la diffusion de la recherche internationale en psychologie sociale, 2005) au cours duquel nous avions souhaité organiser une manifestation restreinte de manière à disposer du temps nécessaire à la réflexion, à la discussion et aux échanges sur ce que sont les applications d'une sous-discipline de la psychologie. Comme il s'agissait d'une communauté de psychologues sociaux, les exposés et les débats se sont déployés dans le cadre de travaux issus de près ou de loin des champs d'activité classique de la psychologie sociale. Chacun s'était donné pour objectif de livrer à la communauté présente un état de la question sur son domaine de spécialité dans le but de s'interroger de l'applicabilité de son champ de recherche et des éventuelles applications réalisées durant ces dernières années. Cette façon de voir les choses a conduit les communicants à échanger sur la signification de la volonté d'appliquer un champ de recherche fondamentale. D'une manière ou d'une autre, les propos ont été une illustration de l'idée à laquelle nous tenons au sein de notre laboratoire (LAUREPS) sur ce qu'est l'ingénierie en psychologie, et plus particulièrement l'ingénierie en psychologie sociale. D'une manière ou d'une autre les arguments déployés l'ont été pour « convaincre de l'utilité de la psychologie sociale dans différents secteurs en montrant que ses apports ne se limitent pas à octroyer un supplément d'âme ou un éventuel « plus » culturel à des professionnels, mais peuvent aider efficacement à la compréhension de phénomènes psychosociaux et à la conception de dispositifs impliquant des personnes, des groupes ou des organisations » (Guingouain & Le Poultier, 1994, p. 4). Toutes les communications ont participé de l'idée que la discipline possède les moyens de produire un savoir qui confère aux psychologues sociaux des « utilités d'ingénieur » (Beauvois & Ghiglione, 1989). Ces exposés (brillants au demeurant) ont été une illustration de l'idée selon laquelle s'engager dans une démarche d'application renvoie à la satisfaction de trois obligations incontournables. (1) Les applications en psychologie sociale doivent avoir un arrière-plan théorique et méthodologique solide construit à l'aide d'expérimentations. (2) Appliquer nécessite une analyse serrée et complexe du contexte d'insertion sociale de l'événement ou de la situation étudiés. (3) Appliquer suppose une compétence à concevoir et à mettre en œuvre des propositions concrètes de modification du système étudié, et à appréhender les conséquences de cette modification. Py, Baillé et Somat (1998), Py et Somat (2007), Py et Somat (à venir) et Pansu, Py et Somat (à venir) proposent un modèle dit d'ingénierie psychosociale pour s'engager dans une telle démarche de recherche appliquée. Cette proposition tient dans l'articulation entre différents types de recherches : étude d'archives, recherche évaluative, recherche fondamentale, recherche appliquée de laboratoire, recherche expérimentale de terrain, recherche-action (voir schéma ci-dessous).

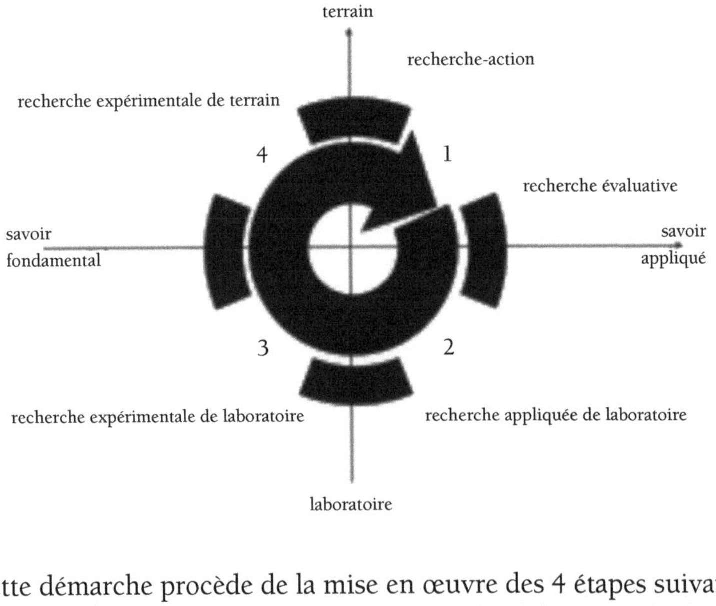

Cette démarche procède de la mise en œuvre des 4 étapes suivantes :

1e étape : Évaluer un problème de terrain (audit) en vue de déterminer le problème de terrain à traiter, en tentant d'évaluer l'efficacité des procédures existantes et les biais et insuffisances. Dans le cadre de cette activité d'évaluation d'une problématique, Jacques, Somat, Aldrovandi,

Guingouain, et Rault (2002) ont décrit les mécanismes d'intériorisation des valeurs d'une entreprise à l'œuvre dans une organisation venant tout juste de mettre en place un style de management participatif.

2e **étape : Conceptualiser une solution alternative** : Il s'agira d'envisager un ensemble de pistes possibles permettant de dépasser le constat établi lors du bilan en tenant compte à la fois (a) des biais et insuffisances relevées lors des observations et (b) des apports disponibles dans la littérature scientifique. Si ces apports s'avèrent insuffisants, il conviendra de construire les savoirs nécessaires. Kergreis, Somat et Testé (2003, 2009) ont ainsi travaillé sur la question des bordures de champs (haies et bandes herbeuses) faisant l'objet de contestations sociales et de politiques publiques en Bretagne.

3e **étape : Construire un modèle d'action** par la comparaison de l'efficacité des différentes propositions alternatives et des pratiques de terrain habituelles. Matuchet, Somat, Testé et Lucet (2005) ont construit et mis en place un outil d'évaluation 360° dont les fondements trouvent leur origine dans les célèbres travaux de Moreno sur la sociométrie.

4e **phase : Appliquer le modèle d'action** par la mise au point de formations professionnelles pour diffuser le modèle d'action validé puis par l'évaluation de ces formations et enfin par un accompagnement du changement des pratiques professionnelles modifiées. Férec, Pansu, Py, et Somat (en révision) se sont par exemple intéressés à la formation à l'internalité et à la clairvoyance normative chez des chômeurs de longue durée.

Pour donner une illustration de l'ensemble de la démarche, voyons les travaux de Demarchi et Py (2006) sur l'entretien cognitif. Le champ de recherche appliquée sur le recueil des témoignages (qu'il s'agisse de témoignages relatifs à des crimes, des accidents de la circulation, ou encore des accidents du travail) illustre parfaitement la démarche préconisée à travers le modèle de l'ingénierie psychosociale. En préalable, plusieurs études ont permis de dresser un bilan (étape 1) des procédures mises en œuvre par les professionnels concernés, et même de comprendre la théorie que les policiers se font du témoin. En effet, les policiers sont convaincus que les témoins possèdent de faibles performances mnésiques et produisent beaucoup d'erreurs. Ils vont donc les « aider » en leur imposant une succession de questions spécifiques planifiées en fonction des nécessités du procès-verbal ; ce faisant ils influencent le témoin et n'exploitent pas sa mémoire. Plusieurs propositions ont été dégagées de ce bilan (étape 2 : accorder une large place au rappel libre des faits, éviter le recours systématique à des questions, respecter le cheminement mental du témoin, etc.) et de la littérature scientifique sur la mémoire humaine (principe d'une remise en contexte mentale préalable au témoignage, utilisation des effets de récence, variation des plans de récupération, désactivation des schémas de narration). Ces différentes propositions ont été testées dans un cadre d'application de manière à constituer une technique opérationnelle (étape 3). L'efficacité de cette technique en comparaison de la procédure habituelle a été mesurée à de nombreuses reprises en laboratoire et sur le terrain au moyen d'expérimentations comme de recherches-action. On obtient ainsi, en moyenne, 30 % d'informations exactes supplémentaires avec la technique de l'entretien cognitif par rapport à l'entretien standard de police, sans accroissement du nombre d'erreurs ou du nombre d'informations inventées par le témoin. Ce modèle d'action ayant été validé, un vaste plan de formations des officiers de police a été mis en place (étape 4), le dispositif de formation étant régulièrement optimisé grâce à une démarche systématique d'évaluation de l'efficacité des apprentissages.

PROPOS SUR LA MÉTHODE ET SUR LA DÉONTOLOGIE

À ce point il nous apparaît nécessaire de questionner quelque peu les méthodes de recherche en psychologie sociale, en particulier quand on parle de ses applications et de son applicabilité. Tout chercheur peut avoir somme toute plusieurs objectifs : (1) décrire les événements et s'assurer de moyens fiables pour les mesurer, (2) découvrir les covariations ou associations de phénomènes, (3) découvrir les relations causales, c'est-à-dire les lois de cause à effet qui unissent les phénomènes. Pour simplifier le propos, les méthodes corrélationnelles permettent de mettre en évidence des liens entre différentes variables isolées sur le terrain, mais que l'on ne peut pas forcément manipuler (par exemple entre un mode managérial de chefs de service et le degré de stress perçu des collaborateurs). La méthode expérimentale pour sa part vise à mettre en évidence des relations de cause à effet. Or les termes « application » et « applicabilité » laissent penser que les seules méthodes utilisables relèvent de méthodes descriptives et corrélationnelles (observation systématique, corrélations, études génétiques, études « *ex post facto* »), mais relèvent moins – voire pas – de l'expérimentation. Nous nous inscrivons en faux contre cette idée puisque si l'expérimentation est évidemment une réduction de la réalité (dans le sens d'une miniaturisation, de par le fait que le phénomène observé est abordé *via* la manipulation d'une à trois variables choisies parmi l'ensemble de variables potentiellement en jeu), la seule manière de démontrer une relation causale entre des variables est de créer soi-même la cause et de montrer que, ce faisant, on obtient l'effet annoncé dans la relation causale. Ainsi dans l'optique expérimentale, le chercheur crée les conditions dans lesquelles les sujets sont placés, puis il en observe sur eux leur effet. Toutefois le fait d'avoir « créé » les conditions de l'observation n'implique pas que cette dernière soit artificielle. Par exemple, à partir d'une question de terrain relative à l'usage du « 360 degrés[4] », Matuchet, Somat et Testé (2005) menèrent une première recherche expérimentale de laboratoire consistant en une simulation d'évaluation 360 degrés auprès d'étudiants en fin de cursus d'étude de commerce. Cette simulation consistait à vérifier la possibilité d'adjoindre une consigne métaperceptive (dont le projet consistait à demander à chaque évaluateur la perception qu'il pouvait avoir de l'évaluation dont le manager était l'objet) et une mesure de la performance basée sur des traits et des comportements d'efficacité professionnelle et d'attractivité professionnelle. L'évaluation 360° est apparue indépendante de l'attribution d'efficacité managériale. Une seconde recherche expérimentale de terrain a consisté cette fois à proposer une telle évaluation en milieu industriel. Les résultats ont montré que le manager qui bénéficiait de perceptions favorables était jugé plus efficace. Cet ensemble de recherches a permis de conclure que l'évaluation 360° n'avait pas l'intérêt qu'on lui suppose pour prédire la performance organisationnelle, mais que cet outil pouvait trouver sa légitimité dans sa capacité à optimiser le management participatif. Il donne, de fait, par l'évaluation du supérieur hiérarchique, à chaque participant, la possibilité de construire ensemble les modalités du management de l'équipe. Comme dans le cas des recherches précitées sur l'entretien cognitif, on voit bien ici ce qu'une recherche expérimentale peut apporter à la compréhension d'un phénomène psychosocial et les leviers qu'elle peut apporter pour l'action. Une autre remarque relative à l'expérimentation s'impose : si les variables retenues puis manipulées ont effectivement l'effet prédit, un levier pour l'action devient évidemment disponible. Si l'on veut construire, peut-être vaut-il mieux avoir les bons outils. Enfin, manipuler des variables suppose le respect d'une certaine déontologie. Il en découle un principe essentiel : la

4. Le 360°, ou « *évaluation à évaluateurs multiples* », ou encore « *feedback à sources multiples* », est un processus évaluatif qui a pour objectif de fournir un retour d'information sur la performance de responsables de différents niveaux hiérarchiques. Cette appellation trigonométrique tient dans le fait que le manager, par le biais d'un questionnaire, peut comparer la perception de son management à celle de son entourage professionnel : ses proches collaborateurs, ses collègues, son supérieur hiérarchique et parfois quelques clients internes ou externes à l'entreprise.

liberté de refuser de participer à une expérience. Quand ils acceptent, les sujets doivent nous quitter (1) avec une image d'eux-mêmes non dépréciée par rapport à celle qu'ils avaient en arrivant, (2) sans avoir acquis de raisons de renoncer à leurs projets personnels, (3) ni plus ni moins bons ou mauvais qu'ils le seraient s'ils ne nous avaient pas connus (voir par exemple Beauvois, Roulin, & Tiberghien, 1990).

Au fil des chapitres...

Nous verrons dans cet ouvrage que la psychologie sociale, en tant que branche de la psychologie scientifique, a une véritable utilité puisqu'elle permet l'obtention du changement social en particulier en modifiant les pratiques professionnelles. Nous verrons que ces modifications de pratiques peuvent s'envisager dans divers domaines. Les champs de recherche présentés ici ne couvrent pas, loin s'en faut, la totalité des applications actuelles et potentielles de la psychologie sociale (un tel objectif dépasse largement le cadre de cet ouvrage). Nous avons choisi de présenter un florilège de recherches qui nous ont semblé particulièrement illustratives[5], laissant ensuite le soin au lecteur de continuer son cheminement dans la démarche initiée par l'ouvrage.

Nous tendant un miroir, les chapitres d'Ewa Drozda-Senkowska et de Dominique Oberlé et Benoît Testé ont une dimension clairement réflexive et montrent aussi l'insertion socio-historique des préoccupations des chercheurs. Dans son prologue, Ewa Drozda-Senkowska propose une réflexion épistémologique sur la démarche scientifique et ses finalités. Elle montre clairement que la pensée des philosophes et des chercheurs effectue au fil de l'histoire un mouvement de balancier entre deux polarités qui ne sont pas aussi opposées qu'on pourrait le penser de prime abord. Elle s'interroge sur trois questions qui sont aussi des confusions fréquentes : la différence entre la recherche appliquée et la recherche dite « pure » ou « fondamentale »; la confusion entre la « recherche de terrain » et la « recherche appliquée » ; et la confusion entre la « recherche appliquée » et l'« applicabilité de la recherche ». Elle montre aussi que la méthode, parce qu'elle est commune à toute science, peut réunir ce qui peut sembler initialement différent ou épars. Enfin elle insiste sur la nécessité de la diffusion de la recherche à l'extérieur des cercles scientifiques, ce qui est d'ailleurs la fonction première de cet ouvrage. Dominique Oberlé et

5. Dans chaque chapitre, les encadrés font référence à quelques-unes des communications affichées lors du colloque de l'ADRIPS.

Benoît Testé présentent la manière dont les chercheurs, au fil de l'histoire et des nécessités économiques et politiques, se sont emparés de la notion de « groupe », un des concepts fondamentaux des sciences humaines et sociales. Ils montrent ainsi comment le comportement de l'individu au sein d'un groupe a été appréhendé. Analysant ensuite un corpus important de publications, ils montrent comment est conçu le caractère « appliqué » des recherches en psychologie sociale, en particulier les recherches portant sur le groupe. Par exemple, est-il considéré comme un objet de recherche ou comme un moyen d'action ? S'intéresse-t-on à des problèmes sociaux généraux s'exprimant dans des contextes variés, ou à des problèmes spécifiques se posant forcément dans des contextes particuliers ? De cette analyse découlent des critères permettant d'appréhender l'applicabilité de la recherche. Sont proposées enfin quelques pistes de réflexion concernant ce qui peut être attendu de la recherche appliquée en psychologie sociale et à quelles conditions elle peut être mise en œuvre, au regard en particulier du rôle du psychologue social.

Les deux chapitres suivants ont trait à l'influence, et plus particulièrement aux déterminants des comportements. Julien Cestac et Thierry Meyer traitent d'une question fondamentale : peut-on prédire le comportement des gens à partir de ce qu'ils racontent ? En 1934, La Piere en avait déjà pointé les limites. Pourtant aujourd'hui encore, si l'on en croit l'observation quotidienne tout au moins, les personnes paraissent croire en l'existence d'une congruence des attitudes et des comportements[6]. Outre une revue de la littérature sur la question des attitudes, Cestac et Meyer présentent ici le Modèle du Comportement Planifié (MCP) d'Ajzen. Une règle de base est que si l'on souhaite prédire un comportement spécifique, il faut alors interroger les croyances, attitudes et intentions à l'égard de ce comportement spécifique, dans un espace-temps bien délimité. Le MCP postule que les personnes ont d'autant plus de chances de s'engager dans un comportement qu'ils en ont l'intention, qu'ils évaluent favorablement ce comportement, qu'ils croient que les autres le jugent favorablement, et qu'ils estiment le maîtriser ; et les auteurs proposent d'autres prédicteurs pour élargir le modèle, qui a déjà été mis en œuvre dans de très nombreux domaines comme l'éducation, la santé, les transports, l'environnement, ou encore les choix politiques. Il est d'autres manières de traiter des déterminants du comportement. Robert-Vincent Joule et Nicolas Guéguen présentent des stratégies pouvant être mises en

6. Ce point indique clairement à lui seul la nécessité de la diffusion de la recherche prônée par Ewa Drozda-Senkowska.

œuvre pour emporter le changement comportemental, issues des théories de l'engagement – défini comme le lien qui unit la personne à son acte : plus je peux dire que mon comportement me correspond (ou correspond à mes valeurs, à la définition que j'ai de moi, à ma nature…), plus je suis engagé. À la différence des pressions explicites d'une autorité par exemple, l'engagement développe un « cercle vertueux » qui en quelque sorte s'auto-alimente. Les auteurs présentent les recherches ayant fondé le champ, mais aussi des études plus récentes, dont les implications sont évidentes : conduites altruistes (aider ou prendre soin de la santé de son enfant), se préserver (fumer moins, adopter des comportements de sécurité au travail) ou encore produire des comportements écologiques. De récents développements prennent en compte les déterminants langagiers de l'engagement que les auteurs appellent la « communication engageante ». Quelques implications, entre autres au niveau des comportements écologiques, sont présentées. Évidemment la question de l'éthique (notamment sur l'usage qui peut être fait des techniques d'engagement) est sous-jacente à l'ensemble de ces recherches. Elle était d'ailleurs déjà évoquée par Joule et Beauvois dès 1987.

Certains comportements humains sont problématiques, c'est le cas de l'agression. Si le comportement agressif a parfois été vu comme naturel (en particulier parce qu'en partie lié à des mécanismes hormonaux), le chapitre de Laurent Bègue en présente les mécanismes psychosociaux, *via* le modèle général de l'agression. Sans occulter les facteurs internes pouvant amener une personne à l'acte agressif, l'auteur décrit l'ensemble des facteurs en jeu dans les situations d'agression. On y voit clairement que l'agression est aussi apprise et dépend de facteurs psychosociaux, comme les normes groupales et l'affiliation au groupe, ou encore des variables professionnelles. L'auteur montre la nécessité de prendre également en compte la manière dont la personne perçoit, ressent, et interprète la situation (entre autres, ses propres réactions). Finalement l'agression est très dépendante des contextes ; mieux les connaître devrait permettre d'agir avec plus de justesse. L'auteur présente aussi la méthodologie riche et variée permettant au chercheur d'approcher et de mieux comprendre le comportement agressif, allant de l'observation à l'expérimentation en passant par les enquêtes d'auto-déclaration ou de victimation.

Chacun peut, théoriquement, être un jour désigné comme juré par la Justice. Porteur de ce rôle imposé par l'autorité judiciaire, il faudra décider de la culpabilité ou de l'innocence d'un prévenu. Candy Sabatier et Georges Schadron apportent des réponses à la question : comment allons-nous prendre cette décision, dans ce contexte si particulier ? Si certains déterminants des décisions des jurés peuvent paraître, en première analyse, plutôt évidents (les croyances, les attentes, les protagonistes...), d'autres le sont moins, ce qui pose la question des déterminants non conscients des jugements. On y voit que ces derniers relèvent d'automatismes permettant une adaptation optimale à l'environnement, mais pouvant avoir des effets indésirés/indésirables. Par exemple, le fait de se savoir connu par autrui (ce qui est le cas des jurés), d'être jugeable, amène les personnes à être plus influençables, plus « déterminables ». Les recherches présentées ici montrent comment leurs jugements peuvent être affectés dans cette situation, entre autres par les attentes normatives implicites.

Sous un autre angle, essentiellement cognitif, Gaëlle Villejoubert et Valérie Le Floch traitent également des jugements et des décisions. Elles en évoquent les biais, les écueils et les limites. Par exemple, elles montrent que les prévisions subjectives sont quasiment toujours plus erronées que celles d'une simple analyse statistique. Il apparaît ainsi que l'homme n'agit pas forcément comme un statisticien naïf, que nos décisions ne sont pas particulièrement rationnelles, et sont fréquemment biaisées, entre autres parce que l'on se focalise sur l'information individualisante. Des exemples concrets de tels biais, relatifs aux situations médicales ou de recrutement, sont présentés. Les auteures proposent enfin une méthodologie d'aide au jugement et à la décision, pouvant aider les professionnels à émettre des jugements plus justes et à prendre des décisions plus adaptées.

Qu'est ce que la santé ? Qu'est-ce que la psychologie de la santé ? Qu'est-ce qu'un comportement de santé ? Quels leviers utiliser pour la prévention ? Florence Terrade examine les apports de la psychologie à la prévention dans les comportements relatifs à la santé. Différents courants de recherche, et les méthodologies utilisées, sont ici présentés. Il apparaît, comme évoqué par Cestac et Meyer, que connaître les intentions des gens n'est pas suffisant pour prédire leurs comportements de prévention. Ici encore, il est nécessaire de prendre en compte les croyances et les connaissances initiales, mais aussi de considérer les différents niveaux de prévention, non pas indépendamment les uns des autres, mais dans leur globalité. Enfin, à l'instar des recherches sur l'agression, les méthodologies utilisées sont variées, et contribuent probablement à une meilleure compréhension des comportements.

Comment une personne explique-t-elle les événements ? Cela joue-t-il un rôle dans sa réussite ou ses échecs ? Pascal Pansu et Philippe Sarrazin exposent les applications issues des travaux sur les théories de l'attribution. Ces applications ils les trouvent dans le domaine de l'éducation et plus particulièrement dans le champ des études universitaires. Comme chez Sabatier et Schadron au niveau des jugements, on voit apparaître un fonctionnement largement automatique des attributions. Les auteurs convoquent ici quatre modèles susceptibles d'expliquer la réussite académique. Ils présentent et discutent ensuite une série de recherches de reconversion attributionnelle (amener les élèves à expliquer autrement leurs échecs), et dont la fonction est d'améliorer leur réussite aux examens. Si de nombreuses questions persistent, la reconversion attributionnelle apparaît bien à la fois comme un objet de recherche fertile et comme un potentiel outil d'amélioration.

Le psychologue dispose également de stratégies d'action pour comprendre les processus psychosociaux impliqués dans le recrutement et favoriser l'insertion professionnelle. Steiner, Roques, Pichot et Maisonneuve font le tour de différents champs de la psychologie sociale impliqués dans les situations professionnelles. Si certaines théories relèvent davantage d'une préoccupation concernant des problèmes sociaux généraux s'exprimant dans des contextes variés, comme le disaient Oberlé et Testé, d'autres réfèrent essentiellement à des préoccupations spécifiques. Dans le premier cas, les processus de catégorisation permettent de mieux comprendre le jugement envers les personnes recrutées, dans le second l'attachement ou la justice organisationnelle permettent de mieux décrire voire de mieux comprendre les comportements en entreprise. Quoi qu'il en soit, les auteurs exposent sans ambigüité quelques théories qui incontestablement participent à l'action. Ils montrent également que les problématiques issues du terrain peuvent dans certains cas alimenter la réflexion du chercheur.

Gérard Guingouain et Jean-Luc Hannequin s'interrogent enfin sur l'articulation du monde de la recherche et du monde économique. Ancrant leurs réflexions sur celle de Drozda-Senkowska, ils développent la question de la valorisation de la recherche, en pointant les différents freins rencontrés, mais aussi en proposant des ouvertures, allant du décloisonnement disciplinaire au développement de synergies. Des exemples concrets de collaborations illustrent d'ailleurs leur réflexion. On retiendra que pour eux, la distinction « recherche fondamentale – recherche appliquée » est peu opérante quand on parle de valorisation, et qu'en définitive c'est la robustesse des cadres théorique et méthodologique qui incite les acteurs du monde économique à faire appel aux compétences des chercheurs en psychologie sociale.

Pour conclure, on voit nettement émerger dans cet ouvrage une réelle unité dans la diversité des champs présentés. D'abord, une unité théorique : d'une part, dans le fait que le comportement des personnes est toujours relié à la manière dont elles perçoivent la situation et au contexte social ; d'autre part, dans la convocation des mêmes modèles dans différents domaines. On voit ainsi clairement apparaître la relative indépendance de la théorie par rapport au champ d'application. Ensuite, une unité méthodologique : la démarche, les outils sont indépendants du champ et de la finalité de la recherche. Enfin, dans chaque champ présenté ici (mais la réflexion vaut évidemment pour tous les autres), les chercheurs se préoccupent certes de questions d'application ou d'applicabilité de leurs travaux, mais on a bien perçu qu'ils sont également guidés par des préoccupations éthiques, formulées parfois très explicitement. Cet intérêt peut d'ailleurs être à l'origine de leur démarche comme il peut en résulter. Qu'elles soient premières ou secondes, ces préoccupations éthiques ont été évoquées de différentes manières dans cet ouvrage. Souhaitons que le lecteur garde à l'esprit l'idée de Cestac et Meyer (dans cet ouvrage) : « Le chercheur n'est ni un missionnaire, qui ne sert que des causes au service de sa communauté, ni un mercenaire prêt à servir toutes les causes. »

Références

BEAUVOIS J.-L. & GHIGLIONE R. (1989), « Psychologie sociale et organisations », *in* J.-M. MONTEIL & M. FAYOL (dir.), *La psychologie scientifique et ses applications*, Grenoble, Presses universitaires de Grenoble, p. 307-322.

BEAUVOIS J.-L., ROULIN J.-L. & TIBERGHIEN G. (1990), *Manuel d'études pratiques de psychologie*, Paris, PUF, coll. « Le Psychologue ».

DEMARCHI S. & PY J. (2007), « L'entretien cognitif : son efficacité, son application et ses spécificités », *Revue québécoise de psychologie*.

FLEISHMAN E. A. (1979), « The new applied psychology: An international perspective », *International Review of Applied Psychology*, 28, p. 61-14.

FLEISHMAN E. A. (1999), « Applied psychology: An international journey », *American psychologist*, 54, p. 1008-1016.

FÉREC N., PANSU P., PY J. & SOMAT A. (en révision), « Une approche socio-normative de l'accompagnement des demandeurs d'emploi : un module de formation à la présentation de soi en situation d'évaluation », *Orientation scolaire et professionnelle*.

GUINGOUAIN G. & LE POULTIER F. (1994), *À quoi sert aujourd'hui la psychologie sociale ?*, Rennes, Presses universitaires de Rennes.

JACQUES B., SOMAT A., ALDROVANDI M., GINGOUAIN G. & RAULT L. (2002), « L'intériorisation des valeurs de l'entreprise comme enjeu du management participatif », *Cahiers internationaux de psychologie sociale*, 56, p. 32-46.

JOULE R.-V. & BEAUVOIS J.-L. (1987, rééd. 2002), *Petit traité de manipulation à l'usage des honnêtes gens*, Grenoble, Presses universitaires de Grenoble.

KERGREIS S., SOMAT A. & TESTÉ B. (2003), « Les valeurs engagées dans les discussions de groupe : Trois études dans le cadre de concertations agri-environnementales », *Actes du colloque « Normes sociales et processus cognitifs »*, Poitiers.

Kergreis S., Somat A. & Testé B. (2009), « La concertation conduit-elle à changer les points de vue ? Une étude psychosociale sur les bords de champs en Bretagne », *in* L. Mermet & M. Berlan-Darqué (dir.), *Environnement : Décider autrement. Nouvelles pratiques et nouveaux enjeux de la concertation*, Paris, L'Harmattan.

La Piere R. T. (1934), « Attitudes vs action », *Social forces*, 13, p. 230-237.

Matuchet S., Somat A., Testé B. & Lucet E. (2005), « L'émergence et le développement de l'évaluation 360 degrés, vecteur du management participatif », *Psychologie du travail et des organisations*, 4.

Py J., Somat A. & Baillé J. (1998), *Psychologie sociale et formation professionnelle*, Rennes, Presses universitaires de Rennes.

Py J. & Somat A. (2007), « Ingénierie psychosociale : un modèle de recherche appliquée et d'intervention », *in* A. Trognon & M. Bromberg (dir.), *Psychologie sociale et ressources humaines*, Paris, Presses universitaires de France, p. 161-176.

Pansu P., Py J. & Somat A. (à venir), *L'ingénierie psychosociale et cognitive : état des lieux et méthode pour l'action.*

Rosenzweig M. R. (dir.) (1992), *International psychological science: Progress, problems, and prospects*, Washington DC, American Psychological Association.

Rosenzweig M. R. (1999), « Community and change in the development of psychology around the world », *American Psychologist*, 54, p. 252-259.

Wilpert B. (1998, August), *Presidential address*, Address presented at the 24th International Congress of Applied Psychology, San Francisco, CA.

Ewa DROZDA-SENKOWSKA

ENTRE L'INCOMPÉTENCE ET L'IMPRUDENCE[1]

C'est mon incompétence dans le domaine de la recherche appliquée en psychologie sociale qui m'a valu l'invitation à ouvrir le 7e colloque de la psychologie sociale appliquée organisé par l'ADRIPS à l'université de Rennes 2 le 20 octobre 2005. C'est mon imprudence qui m'a conduit à l'accepter et, à me plonger avec un grand enthousiasme dans de nombreuses lectures, discussions et réflexions. La conscience de ces deux défauts m'a dicté cet intitulé en forme d'avertissement.

Comme beaucoup de mes collègues qui n'ont pas beaucoup investi dans les recherches appliquées, j'étais à la fois fascinée et déçue par ce que je pouvais lire à ce sujet et je me suis souvent demandée si la psychologie sociale, telle que nous la pratiquons en France, a donné lieu à de réelles applications. Si oui, quels sont les outils (méthodes, concepts, etc.) qui ont véritablement pénétré les pratiques sociales ? Des exemples plus récents que ceux des années quarante venant des États-Unis et concernant le changement des habitudes alimentaires (Lewin, 1947) ou l'efficacité des démentis officiels (Allport & Postman, 1945) ne me venaient pas massivement à l'esprit, mis à part quelques-uns[2]. Pourtant, j'ai lu de nombreux chapitres, articles relatant des recherches qui se voulaient appliquées. En soi intéressantes et stimulantes, elles illustraient bien l'utilité sociale de notre discipline mais sans réunir les conditions d'une réelle application. Ces conditions me paraissaient par ailleurs de plus en plus rarement explicitées au profit de l'affirmation selon laquelle ayant été maintes fois abordées, il n'était plus utile de les mentionner.

Comme cela arrive souvent aux incompétents culpabilisés, il m'arrivait donc de prétendre haut et fort que « si c'est cela la recherche appli-

1. Ce texte se base en partie sur le discours inaugural de l'auteur lors du 7e Colloque de psychologie appliquée organisé par l'ADRIPS à Rennes (2005).
2. D'ailleurs, ils ont fait l'objet de communications lors de ce colloque et sont présentés dans ce volume.

quée, j'en fais aussi ». Je pense que puisque nous avons perdu de vue la définition de ce qu'est la recherche appliquée, nous entretenons de nombreuses confusions qui empêchent notre discipline d'avancer et de retrouver l'impact qu'elle a su avoir à ses débuts sur la vie sociale. Qu'on comprenne bien mon propos. Je ne dis pas que nous n'avons pas une définition de la recherche appliquée (les sceptiques la trouveront, entre autres, dans le *Dictionnaire fondamental de la psychologie* de 1997), je dis seulement que nous y revenons trop rarement. Certes, reprendre les définitions apparemment maintes fois débattues est un exercice assez ennuyeux. Il ne devient intéressant que s'il permet de repérer quelques questions/confusions auxquelles il devient important d'apporter un peu de précision. Trois interrogations me tiennent particulièrement à cœur. La première concerne la différence entre la recherche (science) appliquée et la recherche (science) dite « pure » ou fondamentale, la seconde la confusion entre la recherche de terrain et la recherche appliquée, et la troisième la confusion entre la recherche appliquée et l'applicabilité de la recherche.

RECHERCHE FONDAMENTALE ET RECHERCHE APPLIQUÉE

Pour comprendre la différence, et à vrai dire comprendre de ce fait une certaine déconsidération de la recherche (science) appliquée par rapport à la recherche (science) « pure » ou fondamentale, il faut se rappeler notre héritage « culturel » que je vais résumer très rapidement, donc forcément d'une façon imparfaite. L'histoire montre qu'il a fallu des siècles et des siècles aux sciences appliquées pour obtenir ses lettres de noblesse. « La faute » revient en partie à Aristote[3]. Dans *Éthique à Nicomaque* et dans *Métaphysique*, Aristote distingue « être artificiel » et « être naturel » en opposant « le savoir pratique » à « la sagesse théorique ». En prétendant que chaque activité tend vers un bien qui est sa fin, Aristote distingue la *poièsis* de la *praxis*. La *poièsis* englobe des activités, comme la fabrication, la production ou la création, qui s'achèvent dans ce qu'elles produisent. La *praxis* est une activité qui constitue elle-même sa propre fin et qui possède une valeur intrinsèque. Autrement dit, si la *poièsis* s'arrête lorsque le but est atteint, la *praxis*, en constituant un but en soi, est constante. Supérieure, plus « parfaite », la *praxis*, assimilée

3. Elle revient aussi aux sophistes qui en proclamant la fonction pratique de la connaissance, l'intérêt du savoir empirique, en refusant l'idée de la vérité absolue, etc., se faisaient rémunérer pour leurs services et leurs enseignements. Cette pratique contraire à l'éthique de l'époque leur a valu un certain mépris et une grande impopularité.

à la contemplation *(théôria)* devient vite opposée à l'action. Si le christianisme renforce cette opposition, il la complique aussi. En prenant en compte l'importance de la liberté et de la volonté dans l'action, la doctrine chrétienne amène à considérer comme une « pratique » ou une « action » toutes les activités qui mettent le sujet en rapport avec l'extériorité, y compris la connaissance et la réflexion. Toutefois, si l'action (la pratique) reste une nécessité de la vie, elle n'est pas comme la recherche de Dieu (la contemplation) : une fin en soi. Il faudra des siècles donc pour combattre l'idée selon laquelle le savoir pratique est moins divin que la sagesse ou le savoir théorique. Cet héritage va lourdement peser sur l'organisation de la science et sur la considération des sciences dites « pratiques » ou « appliquées ».

Roger Bacon (1220-1292) est parmi les premiers à tenter de donner des lettres de noblesse au savoir pratique et, par la même occasion, aux sciences empiriques. En renouant avec les sophistes, il considère que la fonction pratique est la première fonction de la connaissance. L'expérimentation constitue une méthode qui permet de l'assurer car, au lieu d'« observer passivement » les différents phénomènes (de la nature), elle permet de sélectionner ceux qui ont une importance pour la vie et la survie. Il faut attendre les XVIIe et XVIIIe siècles pour que la fonction pratique de la connaissance, et donc de la science, soit sérieusement débattue. Si René Descartes (1596-1650) reconnait la valeur du savoir pratique (contrôle sur la nature), il le place néanmoins derrière le savoir théorique. Les encyclopédistes et d'autres philosophes, tel John Locke (1632-1704) pour qui « seul ce qui est utile à l'homme peut être abordé par son esprit », soutiennent l'inverse. Selon eux, la science n'est qu'un outil qui doit permettre aux gens de vivre mieux.

De ces débats qui opposent la « raison pratique » à la « raison théorique », résultent, au XVIIIe siècle le premier partage entre les sciences théoriques et les sciences pratiques. Emmanuel Kant (1724-1804) s'en sert pour démontrer le primat de la « raison pratique » sur la « raison théorique ». En dressant les limites à l'intérieur desquelles la raison peut connaître, il montre que la raison pratique guide l'activité de l'homme en tant qu'être libre et sélectionne les idées métaphysiques. La majorité des philosophes des XIXe et XXe siècles vont plus loin. Ils rejettent l'idée de la connaissance en tant qu'activité à part, distincte des autres activités humaines et prônent l'unité entre connaître et agir (cf. Peirce, James). Par exemple, pour Auguste Comte (1798-1857), la science doit fournir des fondements pour prédire ; pour Karl Marx (1818-1883), la pratique est le seul critère de la vérité ; pour Henri Bergson (1859-1941), le savoir humain est un savoir pratique. S'il a fallu des siècles pour anoblir le savoir pratique, il faudra probablement encore attendre pour donner à la recherche appliquée toute la considération qu'elle mérite. Qu'en disent ses grands, ses plus éminents, défenseurs ?

Je propose de présenter ici, à titre d'illustration et par conséquent très succinctement, les idées concernant ce qu'est la recherche ou la science appliquée de deux de ces défenseurs, Russel Ackoff, grand méthodologue, et Herbert Simon, prix Nobel d'économie en 1978 qui, avec Ackoff, constitue une référence dans le champ de la planification et de la méthodologie de projet. Sur un ton très sérieux, mais non dépourvu d'humour, Ackoff (1962) reconnaît toute la difficulté que la distinction précise entre la recherche/science « pure » et la recherche/science appliquée peut poser. Toutefois, il ajoute que la dispute n'a rien de grave étant donné que cette distinction n'a plus autant d'importance que par le passé. Si jadis, elle servait à donner aux chercheurs un statut, à légitimer leur existence et à valoriser leurs compétences pas toujours lisibles de l'extérieur, à présent, lorsqu'il est évident que la difficulté de la recherche ne dépend pas de ses éventuelles applications, cette distinction relève du snobisme. En s'appuyant sur les réflexions de Campbell (1952), il suggère que la recherche « pure » aurait pour objectif principal de satisfaire les besoins de l'esprit, la curiosité intellectuelle gratuite déclenchée par la volonté de trouver la (les) réponse(s) à une question souvent auto-générée. Les résultats d'une telle recherche intéresseraient donc en premier ceux parmi lesquels ils seraient diffusés, c'est-à-dire des chercheurs. Autrement dit, cette recherche prendrait son utilité au sein d'un domaine scientifique et au sein d'une communauté de chercheurs, même si, à un moment donné, d'autres pourraient aussi s'y intéresser. La recherche appliquée aurait quant à elle pour objectif premier la résolution d'un (des) problème(s) réel(s), la satisfaction des besoins plus « corporels », la curiosité pas toujours gratuite. Cette recherche aurait donc pour finalité d'apporter des informations ou des directives sur la façon d'atteindre un objectif ou sur la façon de l'optimiser. Ses résultats intéresseraient donc un public précis (les clients) et seraient, au moins dans un premier temps, diffusés auprès de lui. Rien n'empêche qu'à un moment donné, ils puissent servir à d'autres publics, voire constituer une base à des questionnements plus fondamentaux. Ackoff précise que si la différence entre la recherche pure (fondamentale) et appliquée peut se situer sur le plan des intentions/attitudes des chercheurs et/ou des finalités visées, elle ne se situe aucunement sur le plan de la méthode. Celle-ci reste la même dans ses principes et ses exigences.

Selon Simon (1969), la science « pure » se centrerait sur l'« être naturel » (cf. distinction d'Aristote), c'est-à-dire sur l'étude de la nature et des phénomènes naturels. Par l'opposition, la science appliquée s'intéresserait à l'« être artificiel », c'est-à-dire à l'étude des produits de l'homme et des processus de production. Ainsi, la science appliquée aurait pour objet un changement, elle serait la science de sa conception. Puisque concevoir un changement consiste à le préparer, à construire son projet, la science appliquée serait une science du projet ou de la planification en tant que principale condition de l'efficacité de l'action. L'évaluation de cette efficacité serait le meilleur test de la qualité de planification.

Toutes ces idées ne sont pas étrangères aux différentes typologies des sciences. Plus ou moins générales et plus ou moins connues, elles font toutes une distinction entre d'une part les sciences théoriques ou analytiques et d'autre part les sciences empiriques parmi lesquelles figurent les sciences appliquées[4]. Par exemple, selon Mattessich (1978), la science comporte les sciences analytiques, dont la méthodologie et les mathématiques, et les sciences empiriques. Parmi ces dernières, il distingue d'une part les sciences « pures » comme la physique, la chimie, la biologie et la cosmologie, et d'autre part les sciences appliquées comme les sciences techniques, les sciences agricoles, les sciences médicales, les sciences de gestion. On retrouve ici la distinction d'Aristote reprise par Simon entre le « naturel » et l'« artificiel ». Les sciences « pures » sont consacrées à la nature et aux phénomènes naturels, les sciences « appliquées » aux produits de l'homme et/ou aux processus de production. Pour Mattessich, il est évident que les premières servent d'appui aux secondes et les secondes d'inspiration aux premières. Tout comme l'est le caractère quelque peu ambigu des sciences sociales qu'il situe entre les sciences pures et les sciences appliquées. Cette place particulière, « entre les deux » qui est accordée, notamment à la psychologie, en est aussi symptomatique. Elle signifie que la psychologie serait une science « pure » lorsqu'elle étudie « le naturel » et une science appliquée lorsqu'elle étudie « l'artificiel ». Que dire alors de la psychologie sociale ? Serait-elle plus « pure » lorsqu'elle se situe du côté « du naturel » ou plus « appliquée » lorsqu'elle se penche vers l'« artificiel » ? Peu importe la réponse qu'on peut ou qu'on souhaite avancer, être « entre les deux », présente peut-être un avantage, mais aussi l'inconvénient de n'être nulle part.

4. Par exemple, selon Edmund Husserl (1859-1938), le père de la phénoménologie, on aurait d'une part les sciences théoriques et d'autre part les sciences normatives et technologiques.

RECHERCHE APPLIQUÉE ET RECHERCHE DE TERRAIN

Une deuxième confusion, souvent présente dans les débats sur la recherche appliquée, concerne son lieu d'étude. Menée sur le terrain, elle serait appliquée, menée dans un laboratoire, elle ne le serait pas ou ne le serait plus. Je ne reviens pas sur le fait que ce point particulier n'est mentionné ni par Ackoff ni par Simon ni, à ma connaissance, par aucun méthodologue qui a tenté de préciser la différence entre la science – la recherche « pure »/fondamentale et la science – la recherche appliquée. J'ai un argument plus simple et plus convaincant : des recherches menées sur le terrain qui n'ont jamais été considérées, ni par leurs auteurs ni par d'autres, comme des recherches appliquées. C'est le cas des recherches de Lemaine (1966) sur les réactions à l'infériorité et des recherches de Deconchy (1980) sur l'orthodoxie religieuse. Le premier menait ses recherches dans le cadre d'une colonie de vacances pour « s'assurer que les deux groupes pourraient bien fonctionner », le second, pour qui « l'idéologie ne peut s'étudier qu'intacte », les réalisait auprès de séminaristes. On peut en citer d'autres. Tout comme il est possible de citer des exemples de recherches appliquées réalisées dans des lieux, des laboratoires, parfois spécialement conçus à cette fin. Toute recherche de terrain n'est donc pas nécessairement une recherche appliquée. Le choix du terrain est souvent dicté par la volonté de valider des modèles théoriques généraux dans des contextes spécifiques, mais aussi, comme l'illustrent les deux exemples que je viens de citer, par la nécessité de respecter la complexité de l'objet étudié. Il n'empêche que toute recherche, qu'elle soit de terrain, de laboratoire, appliquée ou non, doit satisfaire un certain nombre d'exigences dont celle des comparaisons planifiées (Matalon, 1988). Dans ce sens, comme le rappelle Ackoff, la distinction entre la recherche « pure » et la recherche appliquée ne réside pas dans la démarche ou dans sa difficulté, mais dans sa finalité et dans l'attitude/la volonté du chercheur.

RECHERCHE APPLIQUÉE ET APPLICABILITÉ DE LA RECHERCHE

La troisième confusion que j'ai souvent rencontrée et que parfois j'ai entretenue, concerne la différence entre la recherche appliquée et l'« applicabilité[5] » de la recherche. Cette confusion est fort probablement due au fait que toute la recherche, et *a fortiori* la recherche fonda-

5. J'emprunte ce terme à Gabriel Moser qui était parmi les premiers à m'entraîner dans de longs débats sur la recherche appliquée en psychologie sociale.

mentale/« pure », comme toute théorie, est potentiellement applicable. Autrement dit, à un moment donné, elle peut s'avérer utile pour résoudre un problème donné. C'est en particulier le cas de la psychologie sociale qui possède un grand nombre de concepts et/ou de modèles explicatifs très pertinents pour analyser et/ou comprendre différents faits majeurs et mineurs de la vie. Toutefois, ce potentiel ne suffit pas pour qu'on puisse considérer d'emblée que la psychologie sociale ou une de ses recherches ait un caractère appliqué. Au mieux, il montre son utilité sociale. Quitte à me répéter, je voudrais encore une fois rappeler que, d'après Ackoff et Simon, la recherche appliquée a pour finalité la résolution d'un problème. Autrement dit, elle doit apporter une solution qui n'existe pas encore (cf. Ackoff), ce qui revient à proposer un changement (cf. Simon). Le terme « appliquée » signifie ici plutôt « utilisée, employée à » que « placée, posé sur ». Plus précisément, la recherche appliquée est une recherche « utilisée pour » résoudre un problème précis comme un traitement qui est « appliqué à » une maladie. Ceci n'empêche en rien que, sur ce même problème, on puisse « poser » un regard inspiré d'un modèle, d'une théorie ou des résultats de recherches par exemple de psychologie sociale. Et ceci n'empêche en rien qu'on puisse avoir envie ou trouver pertinent de le faire à propos de n'importe quel fait social et en dehors de toute demande sociale. D'ailleurs, nous le faisons souvent pour nous convaincre ou pour convaincre les autres de l'utilité sociale, de l'applicabilité, de notre discipline. Ces deux démarches sont très différentes. La recherche appliquée implique que le problème qu'elle est censée résoudre soit posé par quelqu'un d'autre que le chercheur lui-même. N'oublions pas qu'elle a un public, « un client » auquel elle doit rendre compte. En bref, l'énorme potentiel de l'applicabilité de la recherche en psychologie sociale ne suffit pas en lui-même pour que notre discipline développe des recherches appliquées et soit reconnue en tant que « science appliquée ».

Que faut-il en plus ? Les réponses à cette question sont nombreuses. J'en ai choisi deux. La première consiste à redire ce que bien d'autres ont dit avant moi, il faut diffuser, partager nos découvertes. Nous ne le faisons pas assez malgré nos convictions ou notre militantisme en faveur de la propagation de la culture psycho-sociale. Je pense que sans un changement du système d'évaluation de productivité scientifique, les tentatives allant dans ce sens resteront isolées et insuffisantes. La professionnalisation des parcours universitaires, la valorisation des contrats de recherche, les nouvelles lois du financement de la recherche, etc., constituent des éléments qui l'annoncent, mais qui ne l'imposent pas vraiment. La seconde réponse est plus délicate, plus discutable et plus problématique. Elle se base sur des exemples des sciences « pures » qui ont donné naissance à des domaines d'applications reconnus. Ces sciences disposent d'une instance (voire même d'une institution) intermédiaire entre la recherche fondamentale et la recherche appliquée, des ingénieurs (et des écoles d'ingénieurs). Toutefois, elles disposent aussi de « clients », de clients fidèles et de clients potentiels faciles à repérer. « Qui sont nos clients ? » est certainement une des questions que nous devons traiter plus sérieusement que nous ne le faisons à présent car pour mettre en place notre instance intermédiaire, il nous faut plus que la conviction d'avoir un immense potentiel...

POUR FINIR

Pour finir mon propos, je voudrais très rapidement rendre compte de la discussion qui avait suivi cette conférence. Tout d'abord, certains de mes collègues m'ont fait remarquer que la recherche appliquée en psychologie sociale se porte mieux que je ne le suggère. D'autres m'ont fait remarquer que pour s'affirmer en tant que science appliquée, une discipline scientifique a besoin de grandes théories. D'autres encore trouvaient que j'étais injuste en parlant de l'ambiguïté qui règne à propos de la définition de la recherche/science appliquée en citant les références aux ouvrages/dictionnaires que je ne mentionnais pas ou que je ne connaissais pas. Enfin, quelques-uns venant du « monde civil » m'indiquaient « nos clients » potentiels ou évoquaient différents moyens pour les attirer. Leurs interventions illustrent aussi bien mon incompétence que mon imprudence dont j'ai du mal à me défaire. Je reste cependant convaincue que la recherche appliquée en psychologie sociale, cet horizon qui me paraissait très lointain au moment du colloque et qui constituait l'illustration de fond de mes transparents, se rapproche... mais à petits pas (trop petits pour moi !).

Références

ACKOFF R. (1962), *Scientific method: optimizing applied research decisions*, New York, John Wiley & Sons.

BLOCH R.-H., DÉPRET E., GALLO A., GARNIER P., GINESTE M., LECONTE P., LE NY J.-F., POSTEL J., REUCHLIN M. & CASALIS D. (dir.) (1997), *Dictionnaire fondamental de la psychologie*, Paris, Larousse, (voir l'entrée « La psychologie sociale appliquée » de J. PY).

CAMPBELL N. R. (1952), *What is science?*, New York, Dover Publ.

DECONCHY J.-P. (1980), *Orthodoxie religieuse et sciences humaines*, Paris, Mouton.

LEMAINE G. (1966), « Inégalité, comparaison et incomparabilité : esquisse d'une théorie de l'originalité sociale », *Bulletin de psychologie*, 20, p. 1-9.
MATTESSICH E. (1978), *Instrumental reasoning and systems methodology. An epistemology of the applied and social sciences*, Boston, Dozdrecht.
MATALON B. (1988), *Décrire, expliquer et prévoir*, Paris, A. Colin.
SIMON H. A. (1969), *The sciences of the artificial*, Cambridge, Mass.

Dominique OBERLÉ & Benoît TESTÉ

LE GROUPE EN PSYCHOLOGIE SOCIALE APPLIQUÉE

Remerciements : Nous tenons à remercier très chaleureusement le professeur Eugène Enriquez pour l'entretien qu'il a bien voulu accorder à l'un d'entre nous et les précieuses informations qu'il a fournies à cette occasion.

S'il est un point de vue largement partagé par la communauté scientifique aujourd'hui (voir Le Blanc, Doraï, Roussiau & Bonardi, 2002), c'est que la psychologie sociale est née de préoccupations pragmatiques, et est donc confrontée, depuis l'origine, à des exigences et des visées d'applications[1]. Ce point de vue est particulièrement fondé pour ce qui concerne l'étude des groupes. Il s'agit, comme on le sait, d'un des paradigmes fondateurs de la psychologie sociale (Beauvois, 1995)[2], qui s'est développé, à partir de l'entre-deux-guerres, au carrefour de demandes sociales émanant des autorités américaines, et des réponses de grands théoriciens de la psychologie sociale que des préoccupations pratiques animaient (Lewin, Sherif, Deutsch...). Ainsi, s'il est un objet à propos duquel les psychologues sociaux ont marqué depuis l'origine, à côté de préoccupations proprement scientifiques un intérêt soutenu pour les phénomènes de terrain, c'est bien le groupe. Le but de ce chapitre est de revisiter les étapes de cette aventure, de mettre à jour les difficultés qu'elle soulève, et les publications auxquelles elle donne lieu dans la littérature spécialisée. On commencera par proposer quelques points de repères historiques du développement de ce souci d'application à propos du groupe en psychologie sociale. On examinera ensuite quelle est la place du groupe dans la littérature actuelle de psychologie sociale appliquée. Cet examen nous conduira à nous interroger plus largement sur

1. Ce constat concerne en particulier la psychologie sociale américaine, car en Europe la psychologie sociale qui a ses origines dans la psychologie des foules a eu aussi, parallèlement aux préoccupations pragmatiques, une dimension plus spéculative.
2. Le second renvoie à l'étude des attitudes.

ce qu'est la « psychologie sociale appliquée » et à repérer les critères de l'applicabilité. Cela nous amènera à mettre en regard la logique de la connaissance et la logique de l'action.

QUELQUES POINTS DE REPÈRES HISTORIQUES

Au début du XXe siècle l'Amérique connaît des bouleversements sociaux et économiques liés, entre autres, à son double statut de nation industrialisée et de terre promise. Pourtant, ce pays connaît des problèmes importants que l'on peut résumer en trois mots : massification, paupérisation, risque de désintégration. L'industrialisation, bien plus intense aux États-Unis qu'en Europe, amène avec elle une concentration sans précédent dans les centres urbains et une paupérisation grandissante de larges parties de la population. Avec l'arrivée massive d'immigrés qui, par vagues successives, débarquent en provenance de l'Europe, de nouveaux problèmes se posent. L'Amérique doit non seulement faire face à des tensions inter-ethniques, mais à des risques de désintégration constante. Elle cherche à déployer tous les moyens disponibles pour mettre en marche sa « machine d'intégration », à la fois d'une population « autochtone » qui doit s'adapter aux bouleversements de l'époque, mais aussi de toutes ces populations étrangères qui ne parlent pas la langue et qui ne se sont pas départies de leurs coutumes.

Un grand nombre de chercheurs, sensibles à ces problèmes et aux questions de société auxquelles ils renvoient, et fortement sollicités par des officines gouvernementales, des fondations privées et autres associations, quittent leurs laboratoires pour devenir spécialistes de terrain. Concernant plus particulièrement le monde du travail, où le groupe va devenir un enjeu, et un objet d'études privilégié, l'entrée de chercheurs dans les entreprises américaines fut grandement facilitée par les bonnes relations existant entre les universités et de grandes organisations industrielles prospères. De nombreuses enquêtes ont été faites par des universitaires dans des entreprises (Bavelas, 1948; Coch & French, 1948; Leavitt, 1958; Levine & Butler, 1952; Mann, 1951 ; Rice, 1958)[3] dont la plus connue et la plus emblématique puisqu'elle a donné lieu au développement du Courant des Relations Humaines est celle de Mayo (1927-1929),

3. Voir aussi les publications dans *American Management Association*, 1956-1957, et aussi le n° 169 de la revue *Hommes et techniques* (1959) intitulé « Psychosociologie industrielle » et dans lequel se côtoient des auteurs français comme G. Palmade, E. Enriquez, M. Pagès, J. Dubost, et des auteurs américains comme D. Katz, H. J. Leavitt, L. Bradford, K. D. Benne, F. Mann.

relatée par Roethlisberger et Dickson (1939). Ceci dit, cette sensibilité aux problèmes de société et le souci d'y remédier ne datent pas d'hier, et de la seule psychologie sociale américaine naissante. Elle caractérise les courants réformateurs, révolutionnaires, et utopiques européens du siècle précédent (en France : Fourier, 1772-1837 ; Blanc, 1811-1882 ; Le Play, 1806-1888, en Angleterre : Owen, 1771-1892). Les adeptes de ces courants, non seulement développèrent des enquêtes sociales à l'appui de leurs dénonciations[4], mais oeuvrèrent pour que de nouveaux types d'organisation sociale soient expérimentés. Ainsi, un disciple de Fourrier, Victor Considérant, proposa à la constituante en 1849, le projet d'un « ministère du Progrès et de l'Expérience » pour « l'examen et l'essai de toutes inventions et innovations dans le domaine technique et de l'organisation sociale à condition qu'elles se prêtent à des épreuves locales[5] ».

Ce souci de s'impliquer dans la vie de la cité fut également revendiqué à la même époque par les fondateurs de l'interactionnisme symbolique (Cooley, 1864-1929 ; Dewey, 1859-1952 ; James, 1842-1930 ; Mead, 1863-1931 ; Thomas, 1863-1947) qui privilégiaient la relation à autrui dans la formation de la personnalité humaine, le rôle des groupes primaires dans la socialisation, et se tournèrent vers le travail de terrain, en considérant, sous l'influence de la philosophie pragmatique, que le chercheur en sciences sociales devait créer des connaissances utiles au règlement des problèmes sociaux concrets. Dans ce contexte, l'intérêt pour le groupe se manifeste d'abord dans les travaux portant sur la délinquance urbaine et les gangs. Alors que l'autrichien Aichhorn (1878-1949) montrait comment un bon usage du groupe pouvait avoir des effets thérapeutiques et aider à la réadaptation des délinquants, aux USA, des recherches sur le terrain et des observations participantes dans un grand nombre de bandes (Trasher, 1927 ; Whyte, 1943) en dévoilaient les dangers. Cet intérêt se signale également par l'utilisation de la sociométrie inventée par Moreno (1934)[6]. Beaucoup d'organisations se sont servies de cet outil pour constituer des groupes à haute cohésion, sensés êtres plus efficaces (voir par exemple la célèbre étude de Jenkins

4. Voir par exemple Le Play, 1882, « Les ouvriers européens ».
5. Voir aussi l'opuscule de Pellarin « l'expérimentation et l'empirisme en matière sociale, 1874), et ne pas manquer d'aller visiter à Guise (à une centaine de kilomètres de Lille) « Le Familistère » de Godin, ensemble architectural étonnant où fut mise en pratique la première expérience d'utopie sociale à grande échelle.
6. La sociométrie consiste à considérer tout groupe social comme une structure particulière « réseau de gravitation socio-affective », qui dépend de la configuration des réseaux d'attraction et de répulsion qui s'y développent, et qui peuvent être mis en évidence par le « questionnaire sociométrique ».

(1948), psychologue de l'armée de l'air pendant la Seconde Guerre mondiale, pour repérer les escadrilles d'aviation les plus efficaces et avec le meilleur moral)[7]. Mais ce sont incontestablement les études de Mayo et les travaux de Lewin qui ont donné au groupe le statut d'objet et de moyen de recherche privilégiés.

Les études de Mayo

Rappelons simplement les conclusions principales de ces études célèbres, à l'origine du Courant des Relations Humaines, qui « au début des années trente, au sortir de la grande crise économique va à la fois fonder une pratique de l'intervention psychologique et doter la psychologie sociale expérimentale d'un véritable programme de recherche » (Beauvois, 1995, p. 26).

Le travailleur réagit à ses conditions de travail, non pas telles qu'elles sont, mais telles qu'il les ressent ; et la manière dont il les ressent dépend pour une grande part des normes et du climat du groupe dans lequel il travaille et de son degré d'appartenance à ce groupe.

Les salariés ont non seulement des motivations économiques (gain d'argent : les seules aux yeux du taylorisme), mais aussi des motivations sociales (recherche de visibilité, de considération, de reconnaissance, de relations conviviales et affinitaires).

Quand les structures formelles de l'organisation n'offrent pas la possibilité de satisfaire ces motivations, des structures informelles sont créées, sur la base des affinités, avec leurs propres normes, leurs propres leaders, leurs propres réseaux d'influence.

À partir de ces résultats, les interventions des praticiens du Courant des Relations Humaines ont eu pour but de faire coïncider les exigences formelles avec des satisfactions sociales, pour développer un bon climat social, propice au travail, en transformant les équipes de travail en groupes cohésifs, les chefs en bons leaders, les standards de production en normes de groupe, et en sensibilisant la hiérarchie à l'importance des renforcements non seulement financiers mais sociaux (considération).

7. Aujourd'hui c'est essentiellement à l'école et dans les activités de loisirs collectifs des enfants et des adolescents que cet outil est utilisé (voir P. Parlebas [1992], *Sociométrie, réseaux et communication*, Paris, Presses universitaires de France). Par ailleurs, l'étude des réseaux sociométriques a évolué vers la formalisation mathématique, à l'aide de graphes et de matrices et par la prise en compte à côté des relations affinitaires d'indicateurs relatifs à la nature de la tâche, à l'espace, aux objets, au temps (voir P. Parlebas [2005], *Spécial mathématiques, jeux sportifs, sociologie*, École des hautes études en sciences sociales).

Lewin, sa théorie du changement et la recherche-action

Lewin était persuadé que c'est en intervenant auprès d'acteurs sociaux soucieux de produire des changements (responsables, agents de décision de la société politique et civile) que les psychologues sociaux pouvaient à la fois les aider à promouvoir ces changements, et produire du savoir. Une nouvelle approche prenait forme, celle de la recherche-action. Celle-ci consiste à intervenir dans un domaine du champ social en collaboration avec ses acteurs, et introduit donc la recherche et la théorisation dans les processus de l'action, en amont ou en aval, c'est-à-dire soit pour contrôler les effets d'une action, soit pour choisir en fonction d'un objectif déterminé la meilleure solution entre plusieurs modes d'actions possibles, soit pour aider un groupe à préciser ses objectifs. Une de ces recherches actions les plus illustres (1947), celle sur le changement des habitudes alimentaires, commanditée par la Croix-Rouge et le Gouvernement américain, lui permit de vérifier sa théorie sur la résistance au changement. L'idée maîtresse est que ces résistances au changement sont à l'articulation de processus individuels et collectifs. Elles interviennent lorsqu'un certain niveau de conduite (ne pas cuisiner les abats par exemple) a acquis de par sa stabilité la valeur d'une norme de groupe ou d'habitude sociale. Alors un « champ de forces additionnel » se constitue à partir du désir des membres de ne pas s'écarter de la norme. Le seul moyen de lever ce type de résistance est de permettre aux gens de changer leur comportement tout en restant conformes, ce qui n'est possible que si la norme du groupe elle-même change avec l'accord des membres. D'où l'utilité du groupe : une discussion de groupe où se débat le pour et le contre permet une décristallisation des normes familières, un déplacement vers d'autres possibilités, la prise de décision commune autour d'une autre possibilité enclenchant une recristallisation d'une nouvelle norme. C'est l'acte de décision, publique, prise avec des pairs, qui paraît déterminante à Lewin, créant ce qu'on appellera plus tard un engagement. Le nouveau comportement étant avalisé par la décision collective prend valeur d'une nouvelle norme de groupe, et l'adopter permet de changer d'attitude tout en restant conforme !

Pour Lewin, la connaissance des phénomènes de groupe (en particulier le fait que la résistance au changement soit levée en groupe) et l'action sur eux sont deux aspects d'une même démarche. Et, aux dires même de Berkowitz et Devine (1995), l'un des aspects les plus importants de l'héritage de Lewin est sa démonstration que des problèmes sociaux très cruciaux peuvent être étudiés expérimentalement. Au cœur de cette démarche lewinienne, dans laquelle construction des connaissances et actions pour résoudre les problèmes du temps sont liées, on trouve le groupe qui devient tout à la fois objet de recherche et moyen d'action.

Le Courant des Relations Humaines et son développement en France

Cette approche et ses résultats suscitèrent beaucoup d'enthousiasme, et donnèrent au groupe le statut d'un outil privilégié de changement : en s'appuyant sur le groupe il devenait possible de provoquer les changements désirés : surmonter les préjugés, développer la participation des gens, changer les modes de commandement, promouvoir des pratiques démocratiques, « rééduquer » des minorités etc. C'est ce à quoi s'attelèrent de nombreux intervenants, sociologues et psychologues sociaux se reconnaissant dans le Courant des Relations Humaines qu'ils contribuèrent à développer et à faire connaître.

En France[8], dans le climat de reconstruction du pays après la Seconde Guerre mondiale, c'est sous l'égide du *Commissariat à la productivité*[9] que furent lancées, avec l'invitation de Bradford à Paris pour une démonstration du groupe de diagnostic, les « premières études sur les méthodes en formation » (1954-55). Avec l'appui de l'*Agence européenne de productivité* une délégation française partit à Bethel pour une « mission de productivité » (y participaient : C. Faucheux, CNRS ; G. Hasson, Charbonnages de France ; R. Merrheim, CERRAMPE ; M. Pagès, CEGOS ; R. Pagès CNRS). Au retour de la délégation (1955), le 1er groupe de diagnostic en France voyait le jour, animé par C. Faucheux, suivis en 1956 par deux séminaires d'« entraînement au travail et au diagnostic de groupe » (animés par C. Faucheux, R. Pagès, J. Bockstaele, puis Anzieu), supervisés par F. Leavitt, D. Neylen et H. Thelen. Ils impliquaient non seulement des groupes de base mais des exercices expérimentaux, des séances intergroupes et des conférences. Enfin, point d'orgue de l'enjouement des techniques d'intervention et de formation par le groupe, l'ARIP (Association pour la recherche et l'intervention psychosociologique) fut fondé (1959), avec le soutien de Bethel et du Tavistock Institut.

Dans les années quatre-vingt[10], c'est par le terme de « psychosociologue » qu'on désigna les intervenants issus du Courant des Relations

8. Nous tenons les informations qui suivent d'un entretien avec le professeur E. Enriquez qui fut un témoin actif de cette époque, comme jeune stagiaire puis co-animateur de ces premiers stages.
9. Les membres du Commissariat furent convaincus par les arguments et l'enthousiasme de A. Ancelin-Schutzenberger qui avait fait un séjour à Bethel.
10. Cf. le n° 42 de *Connexions* dans lequel J.-L. Beauvois et A. Lévy (1983) proposent une définition de la psychosociologie distincte de la psychologie sociale.

Humaines, « spécialistes des groupes » dans différents champs sociaux. Cette terminologie différenciatrice[11] prenait acte d'une rupture, spécifique de notre pays, entre d'une part les praticiens se reconnaissant dans la « dynamique des groupes » et par ailleurs très influencés par la psychanalyse, et d'autre part les chercheurs. Parmi eux cependant plusieurs, sensibles aux questions de société, et recherchant l'utilité sociale de leurs travaux scientifiques, s'emparèrent peu à peu de la mission assignée à la psychologie sociale appliquée. Qu'en est-il du groupe dans ce champ théorico-pratique qu'est la psychologie sociale appliquée ? Un examen détaillé de la littérature spécialisée devrait nous permettre de préciser les terrains d'applications qui impliquent actuellement le groupe, et de mettre en évidence les différents buts et les modalités des recherches appliquées qui concernent les groupes.

LE GROUPE DANS LA LITTÉRATURE ACTUELLE EN PSYCHOLOGIE APPLIQUÉE

Nous avons examiné quatre types de revues afin de dresser un état des lieux des travaux sur le groupe dans la littérature psychosociale actuelle : – des revues se présentant comme des revues de « psychologie appliquée » (« *applied* »), – des revues publiant des travaux associés à des champs d'application (éducation, justice, sport, organisation), – des revues se présentant comme des revues de « psychologie sociale appliquée », – des revues spécialisées dans la publication de travaux sur les groupes. Les analyses que nous avons menées ont été basées sur l'examen du titre et du résumé des articles, consultés soit directement, soit par le biais de la base de données PsycINFO. L'objectif des analyses effectuées pouvant quelque peu varier d'un type de revues à un autre, les buts associés à l'examen de chaque type de revues seront spécifiés au fur et à mesure.

Revues de « psychologie appliquée »

Tous les articles publiés entre 2000 et 2005 dans six revues de « psychologie appliquée » ont été examinés. Le but de cette analyse était d'appréhender l'importance des travaux impliquant une dimension groupale dans ces revues en procédant à une quantification du nombre d'articles traitant du groupe (comme objet de recherche ou comme moyen d'action) relati-

11. Avant cette époque les deux termes de psychosociologie et psychologie sociale s'utilisaient indifféremment, cf. J. Maisonneuve (1973), *Introduction à la psychosociologie*, Paris, Presses universitaires de France.

vement au nombre total d'articles publiés Les articles étaient considérés comme traitant du groupe s'ils portaient sur l'étude d'un phénomène de groupe qu'il s'agisse d'un phénomène intragroupe (fonctionnement du groupe, interaction, leadership, décisions en groupe...) ou d'un phénomène intergroupe (perception des groupes, stéréotypes, préjugés intergroupes, discrimination...). Les résultats apparaissent dans le tableau 1. Deux points sont à relever. D'une part, les travaux impliquant une dimension « groupale » se révèlent relativement peu nombreux comparativement au nombre de travaux publiés (moins de 7 % du total des articles examinés). D'autre part, il existe de ce point de vue des différences assez importantes entre les revues. Ainsi, alors que nous n'avons trouvé aucun article consacré aux groupes dans certaines revues (*e .g.*, *Applied Psychological Measurement*), une part non négligeable des articles publiés dans le *Journal of Applied Psychology* concerne le groupe. Bien que nous n'ayons pas fait de quantification précise à ce sujet, nous avons pu constater que cette revue publie de nombreux d'articles dans le champ de la psychologie des organisations, et que la plupart des articles consacrés au groupe portaient sur un phénomène intragroupe (notamment sur le leadership et le climat dans les équipes de travail).

Revues examinées	Nombre d'articles « groupe »	Nombre total d'articles	%
Journal of Applied Psychology	54	519	10,4
Applied Psychology: an Int. Review	17	216	7,9
Revue Europ. de Psychologie Appliquée	2	59	3,4
Journal of Exp. Psychology: Applied	1	123	0,8
Applied Psychological Measurement	0	106	0,0
Applied and Preventive Psychology	0	52	0,0
Ensemble	74	1075	6,9

Tableau 1. – *Quantification des articles consacrés à un phénomène de groupe dans les revues de psychologie appliquée.*

Revues associées à un champ d'application

Le corpus était ici constitué de douze revues de psychologie explicitement associées à un champ d'application (éducation, justice, sport, organisation). L'analyse des articles publiés dans les revues visées a été réalisée de la même manière et sur la même période (2000-2005) que pour les revues dites de « psychologie appliquée ». Les résultats de notre pointage figurent dans le tableau 2. Les mêmes constats peuvent être faits que précédemment. D'une part, les travaux impliquant une dimension groupale occupent une place relativement modeste dans les revues étudiées (moins de 8 %). D'autre part, des différences assez importantes apparaissent entre les supports de publication dans un même champ, et aussi, entre les champs d'application. Bien que notre corpus ne puisse être considéré comme exhaustif, il apparaît que les champs de la psychologie judiciaire et de la psychologie des organisations soutiennent davantage l'étude des phénomènes de groupe que le champ de la psychologie de l'éducation par exemple. Ce constat ne manque pas d'intriguer vu la place centrale du groupe-classe dans les dispositifs d'éducation scolaire.

Revues examinées	Nombre d'articles « groupe »	Nombre total d'articles	%
International Journal of Educational Research	22	239	9,2
Journal of Educational Research	17	204	8,3
Educational Psychologist	7	145	4,8
British Journal of Educational Psychology	5	224	2,2
Educational Psychology Review	0	107	0,0
The Online Journal of Sport Psychology	7	69	10,1
Psychology of Sport and Exercice	8	128	6,3
Journal of Applied Sport Psychology	4	103	3,9
Law and Human Behavior	25	207	12,1
Org. Behavior and Human Decision Processes	35	254	13,8
Int. Review of Industrial and Org. Psychology	4	38	10,5
Journal of Occupational and Org. Psychology	15	174	8,6
Ensemble	149	1892	7,9

Tableau 2. – *Quantification des articles consacrés à un phénomène de groupe dans les revues associées à un champ d'application.*

Revues de « psychologie sociale appliquée »

Nous poursuivions trois objectifs dans l'examen des revues de « psychologie sociale appliquée ». Notre premier objectif était, comme précédemment, de quantifier le nombre d'articles rapportant des études traitant d'un phénomène de groupe. Un deuxième objectif était d'apprécier, parmi les études sur le groupe, le type d'approches mobilisées dans les travaux en distinguant les travaux s'inscrivant dans l'étude de phénomènes intragroupes *vs* de phénomènes intergroupes. Ont ainsi été considérés comme impliquant l'étude de phénomènes intragroupes, les travaux portant sur le fonctionnement des groupes, les interactions, les perceptions intragroupes, les normes de groupe, les performances de groupe, les décisions collectives, le leadership, la cohésion, le climat social... Nous avons considéré comme relevant de l'étude de phénomènes intergroupes, les travaux portant sur les perceptions intergroupes, les stéréotypes, les préjugés, la discrimination, le favoritisme endo-groupe, la discrimination positive *(affirmative action)*... Enfin, nous souhaitions cerner, de manière plus qualitative, ce qui confère leur caractère « appliqué » aux recherches publiées dans les revues examinées, en tentant de repérer les critères justifiant leur publication dans ce type de revues plutôt que dans des revues de psychologie sociale n'affichant pas nécessairement une orientation « appliquée ». Le corpus était constitué des articles publiés entre 2000 et 2007 dans les deux revues les plus

Revues	Nombre total d'articles	Nombre d'articles « groupe »	%	phénomènes intergroupes	%	phénomènes intragroupes	%
BASP							
2000	29	8	27,6	7	88	1	13
2001	24	8	33,3	5	63	3	38
2002	27	8	29,6	3	38	5	63
2003	25	6	24,0	4	67	2	33
2004	23	7	30,4	4	57	3	43
2005	37	11	29,7	7	64	4	36
2006	36	8	22,2	6	75	2	25
2007	34	8	23,5	7	88	1	13
TOTAL	235	64	27,2	43	67	21	33
JASP							
2000	133	24	18,0	15	63	9	38
2001	128	29	22,7	17	59	12	41
2002	130	26	20,0	17	65	9	35
2003	139	32	23,0	23	72	9	28
2004	126	29	23,0	20	69	9	31
2005	125	32	25,6	25	78	7	22
2006	144	35	24,3	23	66	12	34
2007	147	39	26,5	25	64	14	36
TOTAL	1072	246	22,9	165	67	81	33

BASP : Basic and Applied Social Psychology ; JASP : Journal of Applied Social Psychology.

Tableau 3. – *Quantification des articles consacrés à un phénomène de groupe dans les revues de « psychologie sociale appliquée » (phénomènes intragroupes et phénomènes intergroupes).*

identifiées dans le champ investigué, à savoir *Basic and Applied Social Psychology* (*BASP*) et le *Journal of Applied Social Psychology* (*JASP*). Le *BASP* (créé en 1980) est une revue trimestrielle ; le *JASP* (créé en 1971) est une publication mensuelle. Le résultat de notre travail de cotation apparaît dans le tableau 3.

L'étude quantitative des revues de « psychologie sociale appliquée » appelle principalement deux remarques. Tout d'abord, les résultats indiquent clairement que les travaux sur le groupe n'ont plus la place centrale qu'ils ont pu avoir en psychologie sociale appliquée, même si cette place s'avère encore relativement importante (23,7 % des articles sur l'ensemble des deux revues). Une seconde remarque renvoie au fait que, parmi les travaux sur le groupe, ce sont ceux relatifs aux phénomènes intergroupes qui occupent la place prépondérante. Les articles consacrés à l'étude de phénomènes intragroupes ne représentent que 7,8 % de l'ensemble des articles publiés dans les deux revues, alors que ceux consacrés à l'étude de phénomènes intergroupes représentent 15,9 %. Ces résultats s'avèrent étonnamment similaires à ceux rapportés par Moreland, Hogg et Hains (1994) à propos des publications sur le groupe dans trois des revues majeures de psychologie sociale « traditionnelle » : *Journal of Personality and Social Psychology*, *Journal of Experimental Social Psychology*, *Personality and Social Psychology Bulletin*. La similarité de nos résultats avec ceux de Moreland *et al.* (1994) concerne aussi bien le pourcentage global de publications consacrées au groupe (23 % chez Moreland *et al.*, 1994) que le pourcentage relatif de travaux portant sur un phénomène intragroupe ou sur un phénomène intergroupe (environ deux tiers des publications concernent l'approche intergroupe). Même si plus de dix ans séparent l'étude de Moreland *et al.* (1994) de la nôtre, cette similarité des résultats s'avère particulièrement frappante et ne peut manquer d'interroger sur ce qui donne leur spécificité aux travaux de psychologie sociale publiés dans les revues « appliquées ».

C'est pour répondre à cette question que nous avons procédé à une analyse de contenu transversale (sans effectuer de quantification précise) afin d'extraire certains critères conférant leur caractère « appliqué » aux recherches publiées dans les deux revues considérées. Ces critères ne sont évidemment pas exclusifs les uns des autres. Par ailleurs, nous ne prétendons pas à l'exhaustivité avec cette analyse. Toutefois, elle nous semble recouvrir une large majorité des recherches publiées dans les revues consultées. Il semble que le caractère « appliqué » des recherches publiées provienne souvent :

- de la population considérée (recours à une population « non étudiante » constituée de salariés, athlètes, policiers, patients...);
- de la réalisation d'une recherche « de terrain » plutôt qu'en laboratoire;
- de l'étude d'un phénomène relevant « intrinsèquement » d'une perspective d'application : performances de groupe, leadership, décisions en groupe... ;
- de l'habillage de la tâche en référence à une pratique sociale identifiée (recrutement, décisions judiciaires...).

Fait notable, très peu d'articles rapportent les résultats d'une intervention ou d'une recherche visant à tester la pertinence de dispositifs soutenant l'intervention. Lorsque c'est le cas, le groupe (jeux de rôles, discussions) est alors convoqué comme moyen pour faire changer les comportements. En fait, la grande majorité des recherches sur le groupe semble s'inscrire dans l'un ou l'autre des projets suivant :

- valider la pertinence d'une théorie (*e. g.*, théorie de l'identité sociale) sur un terrain particulier;
- démontrer l'intervention d'un phénomène (*e. g.*, favoritisme endogroupe) dans un contexte où il ne l'a pas encore été;
- améliorer la connaissance d'un phénomène (*e. g.*, effet de l'attrait physique sur les décisions de recrutement).

On voit donc que l'examen des articles publiés dans les deux revues les plus identifiées de « psychologie sociale appliquée » n'invite pas vraiment à conclure à une spécificité de la psychologie sociale « appliquée » par rapport à une psychologie sociale plus « fondamentale ». Un certain nombre de ces articles correspondent en fait à ce que les promoteurs d'une psychologie sociale appliquée dénoncent comme n'étant pas de la psychologie sociale appliquée, mais une psychologie sociale faite sur le terrain.

Revues spécialisées dans la publication de travaux sur les groupes

Pour compléter notre travail, il nous a semblé intéressant de faire porter notre attention sur les revues spécialisées sur le groupe. Il s'agit de revues qui ne se présentent pas comme des revues « appliquées » ou d'« application ». Toutefois, il nous a semblé intéressant d'examiner dans le cadre de ce chapitre si on trouve des soucis d'application ou des recherches relatant de réelles applications dans ce type de revues. Trois revues ont été consultées : *Group Processes and Intergroup Relations, Small Group Research, Group Dynamics*. Les articles publiés entre 2000 et 2005 dans ces trois revues ont fait l'objet d'une analyse de contenu transversale. Nous n'avons pas réalisé de quantification précise des éléments relevés. Toutefois, nous estimons que les informations extraites permettent de cerner les principaux aspects des travaux publiés dans ces revues.

Dans la plupart des cas, ces recherches sont effectuées à l'aide de groupes *ad hoc*. D'autres concernent des groupes virtuels (sur le net), d'autres encore des groupes imaginés (par scénarios). Viennent ensuite, par ordre de fréquence, les recherches « de terrain », puis, nettement moins fréquentes, les études basées sur des entretiens, des observations directes, des analyses d'archives, ou des méta-analyses, et enfin des études reposant sur un dispositif longitudinal. Les thématiques de recherches s'avèrent extrêmement variées et couvrir un large spectre de phénomènes et d'approches du groupe. On trouve notamment des recherches publiées sur les performances et l'efficacité des groupes, la cohésion, la satisfaction des membres, les rôles, la négociation, la médiation, les groupes thérapeutiques, le leadership, la violence et les comportements agressifs en groupe, les décisions collectives, la créativité et l'innovation en groupe, les conflits intragroupes, les conflits intergroupes…

Les variables indépendantes s'avèrent aussi extrêmement variées. On peut schématiquement distinguer trois types de variables indépendantes dans les recherches examinées. Des variables intra-individuelles (relatives au style cognitif, à la personnalité, à motivation, au niveau d'estime de soi des membres…), des variables situationnelles (relatives au type de tâche du groupe, à la justesse des récompenses, au type de feedback, à la pression temporelle…) et des variables de groupe (relatives à la composition du groupe en termes de genre, d'ethnie, d'homogénéité ou d'hétérogénéité, au partage de l'information, aux relations entre majorité et minorité, aux relations entre endo- et exo-groupes, aux interactions face-à-face ou informatisées…).

Concernant le niveau d'analyse privilégié, on peut remarquer que dans la majorité des articles, le questionnement et les variables dépendantes sont au niveau individuel (plutôt qu'au niveau du groupe dans sa totalité, par ex. : observation du fonctionnement groupal). L'outil privilégié dans les recherches actuelles sur le groupe est le questionnaire administré individuellement aux membres du groupe (en particulier dans les études de terrain). Cette utilisation privilégiée du questionnaire est associée à une sophistication des techniques statistiques d'analyse de données (analyses hiérarchiques, analyses LISREL…). Ces progrès sont importants à souligner dans la mesure où on a longtemps considéré que le problème de l'analyse des données recueillies en groupe constituait un des obstacles majeurs au développement des travaux. Ceci ne semble pas justifié aujourd'hui.

En fait, la majorité des recherches publiées dans les revues spécialisées sur les groupes sont des recherches de laboratoire dans lesquelles le groupe est un objet d'étude et non un moyen d'action. On relève un faible nombre d'articles rapportant les résultats d'une intervention ou de recherches visant à tester la pertinence de dispositifs susceptibles de soutenir l'intervention. Les champs d'application évoqués apparaissent le plus souvent simplement liés au type de population interrogée. Ils renvoient plus souvent à la pratique sportive, à l'éducation, et aux équipes de travail dans les organisations; plus rarement aux équipes en institutions de santé ou en milieu militaire.

L'examen de la littérature montre que lorsque les psychologues sociaux envisagent de donner une dimension « appliquée » à leurs travaux sur le groupe, ils cherchent plus à accroître la compréhension des phénomènes qu'à élaborer ou à tester des dispositifs spécifiques susceptibles de répondre à des besoins ou à des demandes particuliers. Ils abordent plus volontiers des *problèmes sociaux généraux* s'exprimant dans des contextes variés (*e. g.*, les biais d'évaluation dans les relations intergroupes) que des *problèmes spécifiques* se posant dans des contextes particuliers. Il est vrai que les travaux sur le groupe apparaissent d'emblée avoir une visée d'application. Dans le champ social et politique, en effet, c'est en groupe que se prennent des décisions cruciales et lourdes de conséquences pour les citoyens, et que se déploient nombre d'actions d'éducation. Par ailleurs, l'organisation du travail, aussi bien dans la production, l'administration ou les services, se structure autour de différents départements, services, ateliers, équipes, qui sont autant de formations groupales. Ainsi, les résultats de l'analyse de la littérature récente sur le groupe dans les revues de « psychologie appliquée » ne peuvent qu'interroger sur la signification que les chercheurs en psychologie sociale attribuent à la notion « psychologie sociale appliquée ».

MAIS AU FAIT, C'EST QUOI LA PSYCHOLOGIE SOCIALE APPLIQUÉE?

Si un certain nombre de colloques et de publications témoignent du projet réitéré de promouvoir la psychologie sociale appliquée, force est de reconnaître que les efforts des uns et des autres en ce sens s'avèrent difficiles au point que dans un des derniers ouvrages parus sur ce thème, Beauvois (2001) avoue : « Le projet d'une psychologie sociale appliquée, différente à la fois d'une psychologie sociale pratique (comme la psychosociologie) et d'une psychologie sociale faite sur le terrain (comme l'étude du noyau central de la représentation du Sida dans une population donnée), reste aujourd'hui à promouvoir. » Une grande difficulté nous paraît être que le terme de psychologie sociale appliquée ne recouvre pas pour toutes les mêmes conceptions et pratiques, malgré un souci commun d'échapper à la trivialité (Beauvois, 1993 ; 1998 ; 2001 ; Guingouain & Le Poultier, 1994 ; Monteil & Fayol, 1989), et un consensus à propos de ce que la psychologie sociale appliquée n'est pas (ou ne doit pas être).

Concernant le premier point, on peut comprendre le souci, qui vaut d'ailleurs aussi pour la psychologie sociale expérimentale (Wallach & Wallach, 1998), et s'ancre dans le constat que « dans les sciences sociales et humaines, les limites entre le savoir scientifique, professionnel, et le savoir commun ne sont pas toujours décidables » (Beauvois, 1998, p. 12). Concernant le deuxième point, on peut se demander si la recherche de différenciation qui transparaît dans la forme négative de nombreuses définitions de la psychologie sociale appliquée qui, comme celle suscitée, disent ce qu'elle n'est pas, n'est pas due dans une large mesure à la distance que les systèmes sociaux doivent mettrent en place pour construire leur identité en exagérant leurs différences (Semmer, 1993). En effet, pour bon nombre de chercheurs, le souci d'application est inhérent à tout projet scientifique. Ces chercheurs partagent avec Bandura (2003) l'idée que « les théories sont jugées à l'aulne de leur pouvoir explicatif et prédictif. Mais, *in fine*, la valeur d'une théorie psychologique doit aussi être jugée en fonction de son pouvoir d'améliorer la vie humaine ». Ainsi dans un ouvrage intitulé « la psychologie scientifique et ses applications » (Monteil & Fayol, 1989), les auteurs dans leur avant-propos avancent que la volonté de s'attacher aux problèmes soulevés par l'action humaine est un des quatre aspects qui caractérisent la psychologie scientifique, tandis que dans l'ouvrage édité en 1994, les auteurs soulignent que l'ordonnancement des différents chapitres répond au souci de ne pas creuser l'écart qu'ils déplorent entre la recherche fondamentale et appliquée. Effectivement, comme il apparaît dans les deux remarques qui suivent, le créneau propre de la psychologie sociale appliquée s'inscrit à la fois dans la distinction d'avec la psychosociologie et la psychologie sociale fondamentale, et dans l'articulation avec la psychologie sociale fondamentale.

1. Dans leurs laboratoires, les chercheurs participent à l'élaboration du savoir, en posant et répondant à des questions théoriques. Ils élaborent leurs références théoriques et les questions afférentes dans l'univers

scientifique même qu'ils construisent. *A contrario*, les « problématiques de terrain » sont extérieures à l'univers scientifique, et élaborées à partir de la « demande sociale » d'un commanditaire. Il s'agit là d'une distinction importante. Mais c'est le fait de s'appuyer sur les outils théoriques et méthodologiques propres à la discipline pour répondre à cette demande qui est typique de la psychologie sociale appliquée.

2. La distinction entre chercheurs et praticiens évoquée à l'instant se réfracte dans une autre. Il y aurait d'un côté ceux qui sont soumis à une *logique de la connaissance*, et de l'autre ceux qui sont soumis à une *logique de l'action*. Dans cette acceptation la psychologie appliquée relève d'un modèle de type technique, c'est-à-dire trouvant sa finalité à l'extérieur de la théorie, la psychologie fondamentale renvoyant seule à un modèle à prétention scientifique. Dans ce cadre c'est souvent la figure de l'ingénieur qui est évoquée, avec cette idée que l'ingénieur *applique* un savoir qui a été construit par d'autres que lui-même, qui a sa valeur en soi, indépendamment de l'action (Beauvois, 2001). Dans cette conception la psychologie sociale appliquée n'existe que par l'importation sur le terrain des théories appropriées, et c'est d'ailleurs cette dépendance au savoir scientifique qui donne ses lettres de noblesse à la psychologie appliquée par rapport à la psychosociologie. Cependant, à défaut d'être interrogée, cette radicalisation de la différence entre logique de la connaissance et logique de l'action gèle la réflexion sur l'éventuelle possibilité de construire des connaissances, à chaud, *in situ*, en ce sens qu'elle implique « un conditionnement unidirectionnel du savoir pratique par le savoir savant » (Baillé, Py & Somat, 1998, p. 20). Par ailleurs, on peut contester que l'action d'application puisse procéder en droite ligne du savoir scientifique, comme une simple opération déductive. Bien au contraire, il faut souligner que toute démarche de psychologie sociale appliquée nécessite des compétences spécifiques pour mettre au point les procédures d'application adaptées, pour mettre en œuvre des activités de modélisations, des méthodes de simulations, qui renvoient à un savoir technique en grande partie autonome par rapport aux constructions théoriques et donc non réductibles à une position subalterne. La psychologie sociale appliquée nécessiterait par conséquent une instrumentalité, une inventivité astucieuse, un indispensable « bricolage », sans que soit donné à ce mot un sens péjoratif, mais bien au contraire le sens positif assigné par Lévi-Strauss (1962) à cette activité, celui de science du concret.

COMMENT DÉFINIR L'APPLICABILITÉ ?

Un certain nombre de questions afférentes à la mise en œuvre de la psychologie sociale appliquée ayant été posées, à partir en particulier de ce qu'elle n'est pas, il est temps de voir en fonction de quels critères on pourrait définir ce qu'elle est en référence notamment aux résultats de notre analyse de la littérature.

Pratique de terrain par opposition à laboratoire

On a vu précédemment que si le terrain (et les questions et problèmes qu'il suscite) est une condition nécessaire, ce n'est pas une condition suffisante pour définir l'application en psychologie sociale. Il peut s'agir d'une étude psychosociologique, d'une enquête, sans armature théorique. Il peut s'agir aussi d'une étude fondamentale sans problématique d'application. Ainsi une étude sur la différenciation intergroupe menée à l'initiative des chercheurs eux-mêmes, dans le but d'éprouver la théorie de l'identité sociale, n'est pas de la psychologie sociale appliquée, alors même que les participants sont les membres de deux groupes ethniques différents sollicités dans leur lieu habituel d'insertion sociale (Aebischer & Oberlé, 2002, étude effectuée en Guyanne auprès de différents groupes ethniques)

Réponse à une demande sociale

Là encore, il s'agit d'une condition tout à fait nécessaire, mais pas suffisante. Tout à fait nécessaire dans la mesure où c'est cette demande qui situe la problématique hors laboratoire du côté d'un problème à résoudre ou d'une action à mener, et non d'une question théorique interne au champ scientifique. Non suffisante, car tout dépend de la manière dont on va répondre. Si cette réponse est armée théoriquement et méthodologiquement en référence à la psychologie sociale, alors on est bien dans l'application de cette discipline.

Concerne un secteur de la vie sociale bien délimité, et à propos duquel des formations universitaires à l'application existent

Il s'agit là d'une définition tout à fait formelle et qui ne préjuge pas de ce qui va être fait concrètement et comment. Cependant ces appellations dénotent le développement de la psychologie sociale appliquée dans les secteurs concernés (psychologie sociale appliquée à l'éducation, à la justice, à la santé, à la sécurité routière, aux organisations...).

Présence du chercheur

Autre définition formelle : en toute rigueur, on ne peut parler de recherche, y compris appliquée, que si il y a un chercheur. Ainsi, alors que le but ultime de l'intervention psychosociologique est que ses effets durent au-delà de la présence du psychosociologue, la psychologie sociale appliquée n'existerait qu'en présence du chercheur. Cette position est battue en brèche par les psychologues sociaux qui ambitionnent de créer des outils utiles aux professionnels, et utilisables par eux, y compris en l'absence des chercheurs (après une phase de formation ; cf. par exemple « l'entretien cognitif » pour les policiers-enquêteurs). De fait quand on consulte la littérature pour savoir quels types de professionnels sont susceptibles de mettre en œuvre la psychologie sociale appliquée, régulièrement, ce sont les métiers de chercheurs, d'ingénieurs, d'experts et de consultants qui sont évoqués. Ce qui est moins clair c'est si l'évocation de ces différents métiers renvoie à un partage de tâches entre eux, ou si on attend du chercheur qui fait de l'application d'être tour à tour tout cela. Ce qui est également mal précisé c'est le rapport du chercheur avec le commanditaire et les participants à la recherche appliquée. Travaille-t-il avec eux, pour eux, sur eux ?

Manipulation de variables systèmes et de variables estimatrices

Cette nomenclature vient de Wells (1978) qui considère que seules les premières permettent une véritable application, car elles permettent la constitution d'outils directement utilisables par des professionnels. Les deuxièmes destinées à l'évaluation concernent, d'après l'auteur, les experts. Mais si l'expertise est incluse dans les missions de la psychologie sociale appliquée, alors la distinction de ces deux types de variables pour définir l'application n'est plus opérante.

Utilisation des méthodes et des théories de la psychologie sociale pour répondre à une demande sociale

C'est autour de cette définition de l'application que s'organise semble-t-il aujourd'hui chez les universitaires le consensus sur ce que doit être une psychologie sociale appliquée. Ce qui n'empêche pas que des problèmes subsistent. Sur la question du *changement* viennent en particulier se heurter les difficultés et les contradictions inhérentes à la recherche appliquée : ainsi, alors que la logique propre aux tâches nées des problèmes d'action conduit ceux qui les mènent non seulement à assumer les changements qui en résultent mais parfois à vouloir explicitement les produire, l'impératif moral de toute recherche est de « laisser intacts » les sujets soumis au plan d'expérience. Comment assumer ces exigences incompatibles dans une pratique sociale qui inclut et la recherche et l'application ? Autre exemple : une exigence incontournable de l'administration de la preuve dans la recherche est la constitution de groupes contrôles. Comment faire accepter par un commanditaire que l'intervention dont le but est une plus grande sécurité, ou l'amélioration de la santé, ou la lutte contre la discrimination ne touchera qu'une partie de la population concernée ?

Quel positionnement par rapport à l'action ?

Pour surmonter les contradictions évoquées et consolider le développement de la psychologie sociale appliquée, il est sans doute nécessaire de continuer à explorer les rapports possibles entre la logique de la connaissance et la logique de l'action, leurs degrés d'incompatibilité ou/et de complémentarité. En effet lorsqu'au-delà des grandes positions de principe sur la nécessaire scientificité de la psychologie sociale appliquée, on regarde de près les missions qui lui sont assignées, et ce que publient les revues spécialisées, on ne manque d'être frappé par la très grande diversité de ces missions, au regard en particulier de l'action. Diversité qui renvoie à s'y méprendre à celle qui caractérisait les interventions de ces bons vieux cousins éloignés (les psychosociologues), avec lesquels on voudrait tant prendre quelque distance ! L'action dont il s'agit est celle finalisée de professionnels (enseigner, soigner, entreprendre, fabriquer, réinsérer, former, informer, juger, enquêter) à propos desquelles ces professionnels éprouvent quelques difficultés, constatent des résultats décevants, recherchent plus d'efficacité. D'où leur demande d'aide auprès de psychologues sociaux, quand ils présument que les problèmes proviennent non de mécanismes financiers ou économiques, matériels (les machines par exemple), écologiques, mais des hommes et de la manière dont ceux-ci travaillent et perçoivent leur travail, s'organisent, et sont organisés. Sans entrer ici dans une analyse détaillée de l'action (voir Parson, 1937 ; Touraine, 1965), on peut considérer que tout système d'action est à la fois activité productrice et organisation sociale en vue d'un but assigné, et que dans une société donnée, les actions de par leurs finalités peuvent être caractérisées sur quatre dimensions : instrumentale, adaptative, expressive, intégrative. Peut-être faudrait-il développer une réflexion à ce propos pour éclairer pour chacune de ces dimensions le rôle de la psychologie sociale appliquée, et la manière (où les manières) dont le chercheur en psychologie sociale peut s'y impliquer. Certains considèrent qu'ils ne peuvent aller au-delà de la phase préalable à l'action qui est celle de l'analyse (mise en œuvre par des entretiens, des observations et/ou une expérimentation), et que c'est aux commanditaires de tirer les conclusions en terme d'action. D'autres s'aventurent jusqu'à formuler des conseils, des préconisations, un audit, mais en laissant toujours la décision aux commanditaires (Beauvois 2001). D'autres s'engagent plus près de l'action, en considérant qu'il est dans leurs attributions de plaider pour la décision qu'ils jugent la plus adéquate. Enfin, le psychologue social peut s'engager dans l'action : construction d'outils, mise en œuvre de dispositifs dont certains expérimentaux dans le but de provoquer des améliorations, des changements[12]. La phase postérieure à l'action, celle de l'évaluation, est elle aussi prise en charge par de nombreux psychologues sociaux, qu'ils aient ou non participé préalablement à la mise en place de l'action.

Aujourd'hui, de plus en plus nombreux sont ceux qui assument que la psychologie sociale appliquée non seulement utilise des méthodes et des théories de la psychologie sociale pour éclairer et aider à résoudre un problème dans les champs professionnels et sociaux, mais qu'elle peut, à partir des méthodes et des théories psychosociales, développer de véritables stratégies d'intervention pour améliorer le fonctionnement des gens, des groupes, des organisations. C'est dans cette optique que Schneider, Gruman et Coutts (2005) identifient cinq phases successives de l'intervention :

1. Identifier le problème, identifier ses causes.
2. Concevoir la solution à partir d'une théorie adéquate.
3. Établir le programme logique de l'intervention (quelles activités, pour quels objectifs, dans quels buts ?).
4. Exécuter l'intervention.
5. Évaluer l'intervention.

Voilà, un peu rapidement brossées, quelques pistes qui devraient permettre de réfléchir de manière plus précise à ce qu'on peut attendre de la

12. Ces changements concernent des aspects variés : attitudes, perceptions, comportements, pratiques sociales, performances, organisation…

recherche appliquée en psychologie sociale et à quelles conditions elle peut être mise en œuvre, au regard en particulier de l'engagement du psychologue social dans l'action aux côtés de ses commanditaires ou au contraire dans une prise de distance avec celle-ci. À l'évidence, cette question fondamentale suscite des positionnements différents suivant les chercheurs. Peut-être cela explique-t-il, au moins en partie, que tout se passe comme si les psychologues sociaux travaillant sur le groupe préféraient réaliser des « recherches applicables » (à potentiel d'application) plutôt que des « recherches appliquées » (visant à répondre à un besoin particulier).

Références

Aebischer V. & Oberlé D. (2002), « Différenciation intergroupes et biais pro-exogroupe chez les membres d'un groupe dominant », *Les Cahiers internationaux de psychologie sociale*, 54, p. 23-33.

Aichhorn A. (1929), *Verwahrloste Jugend*, Vienne, Internationaler Psychoanalytischer Verlag.

Baillé J., Py J. & Somat A. (1998), « L'ingénierie psychosociale revisitée au travers des applications à la formation professionnelle », *in* J. Py, A. Somat & J. Baillé (dir.), *Psychologie sociale et formation professionnelle*, Rennes, Presses universitaires de Rennes.

Bandura A. (2003), *Auto efficacité, le sentiment d'efficacité personnelle*, Bruxelles, De Boeck, avant-propos.

Bavelas A. (1948), « Some problems of organizational change », *Journal of Social Issues*, 4, p. 48-52.

Beauvois J.-L. (1993), « Expertise et unité de la psychologie ? Rencontre entre un cadre supérieur et un enseignant de psychologie », *Adriscope* 5, p. 3-5.

Beauvois J.-L. (1995), « De la facilitation sociale aux Relations humaines », *in* G. Mugny, D. Oberlé & J.-L. Beauvois (dir.), *Relations humaines, groupes et influence sociale*, Grenoble, Presses universitaires de Grenoble.

Beauvois J.-L. (1998), Préface, *in* J. Py, A. Somat & J. Baillé (dir.), *Psychologie sociale et formation professionnelle*, Rennes, Presses universitaires de Rennes.

Beauvois J. L. (2001), Introduction et conclusion, *in* J.-M. Monteil & J.-L. Beauvois (dir.), *Des compétences pour l'application*, Grenoble, Presses universitaires de Grenoble.

Beauvois J.-L. & Lévy A. (1983), Éditorial « Psychologie sociale et psychosociologie », *Connexions*, 42, p. 5-8.

Berkowitz L. & Devine P. (1995), « Has Social Psychology always been cognitive? What is 'cognitive' anyhow? », *Personality and social psychology bulletin*, 21, p. 696-703.

Coch L. & French J. R. P. J. R. (1948), « Overcoming resistance to change », *Human relations*, 1, p. 512-532.

Guingouain G. & Le Poultier F. (1994), *À quoi sert aujourd'hui la psychologie sociale ?*, Rennes, Presses universitaires de Rennes.

Jenkins J. G. (1948), « The nominating technique as a method of evaluating Air group morale », *Journal of Aviation Medicine*, 19, p. 12-19.

JOULE R. V. & BEAUVOIS J.-L. (1998), *La soumission librement consentie*, chap. VIII, Paris, Presses universitaires de France.

LE BLANC A., DORAÏ M., ROUSSIAU N. & BONARDI C. (2002), Présentation de l'ouvrage, *in* A. LE BLANC, M. DORAÏ, N. ROUSSIAU & C. BONARDI (dir.), *Psychologie sociale appliquée : Éducation, justice, politique,* Paris, In Press Éditions.

LEAVITT H. J. (1958), *Managerial Psychology*, Chicago, Chicago Press.

LEVINE J. & BUTLER J. (1952), « Lecture versus group decision in changing behavior », *Journal of Applied Psychology*, 36, p. 29-33.

LEVI-STRAUSS C. (1962), *La Pensée sauvage*, Paris, Plon.

LEWIN K. (1947), « Group decision and social change », *in* E. SWANSON, T. M. NEWCOMB & E. L. HARTLEY (dir.), *Readings in Social Psychology*, New york, Holt.

MAISONNEUVE J. (1973), *Introduction à la psychosociologie,* Paris, Presses universitaires de France.

MANN F. C. (1951), Changing superior-subordinate relationship, *Journal of Social Issues*, 7, p. 56-63.

MONTEIL J.-M. & FAYOL M. (1989), *La psychologie scientifique et ses applications*, Grenoble, Presses universitaires de Grenoble.

MORELAND R. L., HOGG M. A. & HAINS S. C. (1994), « Back to the future: Social psychological research on groups », *Journal of Experimental Social Psychology*, 30, p. 527-555.

MORENO J. L. (1934), *Who shall survive?*, Washington, Nervous and Mental Disease Publishing C°.

PARSONS T. (1937), *The structure of social action*, New York, McGraw-Hill.

RICE A. K. (1958), *Productivity and social organization, the Ahmedabad experiment*, London, Tavistock Publications.

ROETHLISBERGER F. J. & DICKSON W. J. (1939), *Management and the worker,* Cambridge, Harvard University Press.

SCHNEIDER F. W., GRUMAN J. A. & COUTTS L. M. (2005), *Applied Social Psychology. Understanding and Addressing social and pratical problems*, Londres, Sage Publications Inc.

SEMMER N. (1993), « Differentiation between social groups: the case of basic and applied psychology », *Applied Psychology: an International Review*, 42, p. 40-46.

TOURAINE A. (1965), *Pour une sociologie de l'action*, Paris, Seuil.

TRASHER F. M. (1927), *The gang. A study of 1313 gangs in Chicago*, Chicago, University of Chicago Press.

WALLACH M. A. & WALLACH L. (1998), « When experiments serve little purpose. Misguided research in mainstream psychology », *Theory & Psychology*, 8, p. 183-194.

WELLS G. (1978), « Applied eyewitness-testimony research: System variables and estimator variables », *Journal of Personality and Social Psychology*, 36, p. 1546-1557.

WHYTE W. F. (1943), *Street corner society*, Chicago, University of Chicago Press.

Julien Cestac & Thierry Meyer

DES ATTITUDES À LA PRÉDICTION DU COMPORTEMENT : LE MODÈLE DU COMPORTEMENT PLANIFIÉ

Le bulletin météorologique est à coup sûr l'une des émissions de télévision ou de radio les plus populaires. La prévision est attendue même si les erreurs suscitent beaucoup de conversations sous les platanes. Elle permet d'anticiper demain plus sereinement et aide à des décisions utiles (planifier un chantier de construction) ou même vitales (organiser ou non une sortie en haute montagne). Si l'on met de côté quelques météorologues amateurs qui guettent leurs grenouilles en bocal, cette prévision est basée sur des mesures (température, pression atmosphérique, vitesse des vents selon telle altitude, etc.) dont la marge d'erreur est connue. L'intérêt de ces mesures est validé par les connaissances scientifiques (chimie des gaz, mécanique des fluides, etc.). Un algorithme combine ces mesures de sorte d'obtenir une approximation du temps qu'il fera demain ou dans cinq jours.

Dans un monde complexe, incertain et souvent concurrentiel, tant les politiques publiques que les services privés ont besoin d'une prédiction basée sur des données fiables. Les psychologues sociaux endossent souvent l'habit du prévisionniste pour servir les causes les plus diverses (santé, environnement, consommation, management, éducation, etc.) et aider les prises de décisions. À la différence du météorologue, ils ne disposent pas de mesures aussi consensuelles que la température ou la pression. Pour autant qu'ils conçoivent leur rôle de prévisionniste sérieusement, ils s'appuient sur des modèles qui renseignent sur les observables intéressants à recueillir pour fonder la prévision. De ce point de vue, les modèles socio-cognitifs occupent d'évidence depuis une trentaine d'années la première place en psychologie sociale appliquée. Dans de nombreux domaines, ils ont apporté des preuves de leur utilité (Conner & Norman, 2005). Notre propos se limitera ici au plus populaire d'entre eux : le Modèle[1] du comportement planifié (Ajzen, 1985 ; Ajzen & Fishbein, 2005). Dans la littérature internationale il est souvent la première porte d'entrée pour documenter un problème. Comme tout modèle, il suggère de s'intéresser à certaines variables et d'en ignorer d'autres. Le choix est justifié sur la base de raisonnements théoriques et de preuves empiriques. Nous explorerons ici quelques-unes des raisons du succès de ce modèle au regard des besoins auxquels il répond.

Le point de départ de ce modèle est une des questions les plus anciennes de la psychologie sociale : la relation entre des attitudes explicites et des comportements, soit en première approximation la relation entre des jugements de valeur portés sur un objet et ce que nous faisons par rapport à cet objet. Nous partirons donc de cette question. Nous exposerons ensuite les idées principales du modèle, et les méthodes mises en œuvre. Nous développerons ensuite l'utilisation du modèle dans le contexte de demandes sociales qui mettent l'accent sur la description, la prévision, l'intervention ou encore l'évaluation des interventions. Enfin nous examinerons quelques pistes de développement du modèle avec la question de la suffisance du modèle au regard de construits nombreux certains plus anciens (comportement passé, habitudes) d'autres plus récents (affects, approche implicite des attitudes). Nous terminerons par un bilan sur la portée pragmatique du modèle et la responsabilité du chercheur.

Les attitudes explicites comme base de prédiction des comportements

La possibilité de prédire les comportements par les attitudes explicites est un moyen pratique et relativement peu coûteux d'obtenir une information intéressante à portée pragmatique. Par attitudes explicites, nous entendons ici des jugements de valeur et des expériences subjectives rapportées par un individu à propos d'un objet d'attitude que ce soit une personne ou un groupe (« soi », « ma meilleure amie », « les paysans chinois », etc.), des produits de consommation (« les crèmes solaires en spray », « les voitures 4x4 », etc.), des pratiques (« les entretiens de sélection du personnel », « la culture du maïs génétiquement modifié », etc.), des projets politiques (« l'adhésion de la Turquie à la Communauté Européenne », « la taxation des verres en plastique », etc.), etc. Pour observer une attitude, le procédé le plus habituel est de demander direc-

1. Ajzen parle de Théorie du Comportement Planifié (*Theory of Planned Behavior* – TPB). Nous parlerons ici de Modèle du Comportement Planifié dans le sens d'un système délimité de variables à caractère opérationnel.

tement aux intéressés un jugement de valeur sur le domaine d'intérêt. On posera alors une question, par exemple : « Aimez-vous ou n'aimez-vous pas la crème solaire en spray? » Autrement dit, il s'agit d'un jugement explicite porté sur un objet. L'individu répond donc à des questions dans un contexte (enquête à domicile, enquête en ligne, questionnaire en laboratoire, etc.) et en interaction avec un interlocuteur présent ou absent. Même si des méthodes beaucoup plus sophistiquées sont disponibles (cf. § 4.5), la mesure explicite de l'attitude reste largement l'approche la plus courante en psychologie appliquée.

L'attitude concerne d'un côté la représentation d'un objet particulier, plus ou moins élaborée, et de l'autre côté une évaluation positive ou négative qui lui est associée et qui invite à approcher ou éviter l'objet d'attitude. Lorsque par exemple on demande d'évaluer des visages la première dimension qui apparaît est celle d'un jugement de valeur assimilable à une impression de confiance avec laquelle on peut approcher ou non la personne représentée (Oosterhof & Todorov, 2008). Les attitudes peuvent être envisagées comme un processus qui rend plus ou moins actifs des éléments d'évaluation stockés en mémoire, ou construits dans un contexte particulier (Bohner & Wänke, 2002).

Définition des attitudes et pensée naïve

L'intérêt pour les attitudes est un des actes de naissance de la psychologie sociale dans son berceau nord-américain[2]. Pour Thurstone déjà (1931, p. 261) une attitude représente donc « l'affect pour ou contre un objet psychologique. [...] L'attitude est définie pour décrire une *action potentielle* à l'égard de cet objet en fonction de la seule question de savoir si l'action potentielle sera favorable ou défavorable à l'égard de cet objet ». Les attitudes ont donc un caractère pragmatique. Elles sont « nos guides pour trouver notre chemin dans un univers ambigu » (Allport, 1935, p. 806). Les attitudes sont de ce fait centrales pour comprendre un individu manifestant des préférences et exerçant des choix plus ou moins délibérés dans un contexte social. Eagly & Chaiken (1993) prennent le parti d'une définition très large. L'attitude est une « tendance psychologique qui s'exprime par l'évaluation d'une entité particulière selon quelque degré de faveur ou de défaveur. [...] L'évaluation réfère à toutes les classes de réponses évaluatives qu'elles soient cognitives, affectives ou comporte-

2. En France, le concept d'attitude a été, et reste sans doute, peu populaire du fait de son ancrage dans la psychologie individuelle et le continent nord-américain.

mentales[3] » (p. 1). Ainsi, une attitude défavorable à l'égard de la crème solaire en spray, facilite notre décision au moment de choisir ou non un moyen de protection solaire, de choisir tel ou tel produit, et au moment de l'utiliser. Les techniques d'imagerie cérébrale confortent aujourd'hui ce point de vue dans le sens où l'évaluation d'un objet mobilise des zones associées à la décision mais aussi les aires motrices relatives à la préparation à l'action (Cunningham & Zelazo, 2007). Le plus souvent l'attitude est considérée sous un angle fonctionnel comme un résumé évaluatif unidimensionnel qui permet de commander une décision rapide. Il n'est pas de notre propos d'aborder ici la question de la mesure des attitudes de manière précise. Disons simplement qu'elles présentent une direction et une force. La direction s'exprime souvent sous la forme d'un continuum entre un pôle défavorable à un pôle favorable (par exemple de « je n'aime pas du tout » à « j'aime beaucoup »). Nombre d'auteurs se sont essayés à trouver des indicateurs de la « force » des attitudes (Petty & Krosnick, 1995) : comme la stabilité temporelle, la certitude, l'extrémisme, l'ambivalence, la congruence entre les dimensions affectives et cognitives, etc.[4]. Ils se sont trouvés devant l'évidence que ces indicateurs avaient peu de liens entre eux (Visser, Bizer & Krosnick, 2006). Les attitudes sont des objets complexes qui ne peuvent être documentées de manière précise que pour un domaine spécifique. La structure des attitudes concerne le nombre de dimensions sous-jacentes et leurs relations. Par exemple dans le domaine alimentaire Aikman, Crites & Fabrigar (2006) identifient cinq dimensions indépendantes[5].

L'enthousiasme pour le domaine des attitudes ne se dément pas, à suivre les manuels qui continuent à documenter le sujet (Albarracin, Johnson & Zanna, 2005; Bohner & Wänke, 2002; Crano & Prislin, 2008; Eagly & Chaiken, 1993; Maio & Olson, 2000) ou les journaux de référence qui conservent une rubrique spécialisée. Mais, pourquoi s'intéresse-t-on depuis si longtemps et jusqu'à aujourd'hui aux attitudes ?

---

3. Cette définition est délibérément vague (Eagly & Chaiken, 2007) et ne précise pas la nature des attitudes (« tendance psychologique »), ni de leurs antécédents et de leurs conséquences cognitives, affectives ou comportementales.
4. *La stabilité temporelle* désigne le fait que la valeur d'une attitude ne change pas au cours du temps, *l'extrémisme* l'écart de la valeur médiane de l'échelle, *la centralité* le fait que l'attitude envers tel objet est importante dans la représentation de l'objet, *l'ambivalence*, le fait qu'une attitude présente à la fois des valeurs extrêmes positives et négatives selon les attributs, *la consistance affective-cognitive* le fait que les attributs d'ordre affectif ont la même valence que les attributs cognitifs.
5. Soit l'affect positif, l'affect négatif, les qualités cognitives abstraites, les qualités sensorielles générales, et les qualités sensorielles spécifiques.

D'abord il est souvent difficile, et parfois impossible d'observer le comportement lui-même. Par exemple, il n'est pas facile d'observer si quelqu'un utilise ou non de la crème solaire (Bränström, Ullén & Brandberg, 2004) et *a fortiori* de la « crème solaire en spray ». Certains comportements sont délibérément cachés ou privés (entorses à la réglementation, méthodes de contraception, etc.). On devra se contenter au mieux des comportements déclarés[6] (« Avez-vous utilisé une crème solaire lors de votre dernière exposition au soleil ? ») ou des attitudes dans ces domaines. Dans le même esprit, les attitudes permettent d'aborder une question prospective pour laquelle il n'existe pas encore de comportement avéré. On peut demander des attitudes sur des concepts ou des scénarios fictifs (une marque imaginaire, une nouvelle ligne de bus, etc.) ou des prototypes (des objets ou des services qui sont en phase de développement).

La raison principale pour laquelle on s'intéresse aux attitudes reste l'intuition qu'elles permettent de prédire le comportement. La pensée naïve, celle avec laquelle nous raisonnons tous les jours, laisse accroire que les attitudes explicites, celles obtenues par une question directe sur l'objet d'attitude, permettent d'anticiper sur les choix, décisions, préférences et les comportements futurs. Si quelqu'un me dit qu'il apprécie les « crèmes solaires », il est raisonnable de penser qu'il va en utiliser quand il s'exposera au soleil. À moins qu'il ne cherche à me tromper ou à me suggérer de l'inviter en vacances. Ici le psychologue distingué est partagé. Doit-il rejoindre le « *vulgum pecus* », le troupeau ordinaire des moutons de la pensée naïve ? Ou doit-il systématiquement prendre le contre-pied en posant que l'attitude ne prédit jamais le comportement ? Compte tenu des innombrables démonstrations faites par la psychologie sociale de l'importance du contexte dans nos comportements, la prudence s'impose. Nous verrons que cette question demande une réponse nuancée et adossée à des connaissances précises.

Des attitudes aux comportements

Revenons maintenant aux attitudes comme prédicteurs des comportements. Le domaine des attitudes épouse de manière étroite le champ de la psychologie (Eagly & Chaiken, 1993) jusqu'à des développements intéressants du côté des neurosciences (Cunningham & Zelazo, 2008).

6. La distinction entre « comportement déclaré », ce que dit un individu, et un « comportement avéré », ce que fait l'individu, semble aller de soi. Ceci dit les commentaires à propos de nombreuses enquêtes, par exemple dans le champ de la santé publique ou de la consommation, ignorent souvent cette distinction.

Un détour historique nous rappelle que la presse du domaine des attitudes a été fluctuante. Dans les temps fondateurs de la psychologie scientifique, l'intérêt pour toute forme d'expérience subjective était dénié mais l'engouement pour la mesure des attitudes était déjà important. Après les années 1960, le courant cognitiviste légitimait les attitudes comme des variables d'intérêt intervenant entre des sollicitations de l'environnement et des comportements. Cet intérêt a connu un fléchissement temporaire vers les années 1970. Après une analyse systématique de la littérature, un jeune thésard Alan Wicker (1969) entreprit une analyse secondaire d'une cinquantaine de recherches ayant relevé des liens entre attitudes déclarées et des actions (comportements observés et non auto-rapportés). Il en conclut que les relations entre attitude approchée verbalement et comportement n'arrivaient que très rarement à dépasser le seuil d'une relation modeste ($r = .30$)[7]. Depuis cette époque, de nombreuses analyses ont tenté d'approcher la valeur du lien entre attitudes et comportements, avec une plus grande exigence quant à la mesure, et une méthodologie de synthèse quantitative des études (méta-analyses) qui présente de meilleures garanties. Les valeurs observées depuis sont supérieures. Par exemple Kraus (1995) trouve une corrélation de $r = .38$ entre attitude et comportement, et propose une liste de variables susceptibles d'augmenter ou de diminuer cette valeur (on parle de facteurs modérateurs) concernant tant la force des attitudes, leur mesure, que des facteurs de personnalité. Plus récemment Glasman et Albaracin (2006) ont exposé une méta-analyse de grande ampleur particulièrement rigoureuse, et orientée dans le sens de trouver des variables qui expliquent le lien entre attitude et comportement. La valeur obtenue est de $r = .52$. Le processus plus général par lequel une attitude est susceptible de prédire le comportement renvoie principalement à deux facteurs : d'un côté la stabilité temporelle de l'attitude et de l'autre côté la facilité à récupérer en mémoire l'attitude[8]. Les individus qui ont une expérience directe de l'objet d'attitude (cette attitude est basée sur des comportements passés) ou qui expriment souvent leurs attitudes ont une plus grande facilité à récupérer l'information en mémoire (c'est-à-dire un meilleur accès à cette information) et présentent des comportements plus en phase avec cette attitude (Olson & Fazio, 2009)[9]. Aujourd'hui

7. Le coefficient de corrélation est une mesure du lien entre deux variables. Sa valeur absolue varie entre 0 et 1. Au carré, il est un indicateur de la variance partagée de deux variables.
8. Mesurée comme le temps mis pour évaluer un objet.
9. Dans certains cas, une attitude très facilement accessible peut être activée de manière automatique (Fazio *et al.*, 1986).

les attitudes sont devenues l'élément central autour duquel les modèles de prédiction comportementale s'articulent.

UN PROTOTYPE DE MODÈLE SOCIO-COGNITIF : LE MODÈLE DU COMPORTEMENT PLANIFIÉ

L'intérêt pour les attitudes s'est renforcé avec l'intégration des attitudes comme variable dans des modèles plus larges. Nous présentons ici le plus populaire d'entre eux : le Modèle du Comportement Planifié (Ajzen, 1985, 1991). Nous détaillerons tout d'abord les éléments fondateurs du modèle : la relation entre croyances comportementales et attitudes ainsi que le principe de compatibilité. Ensuite, nous discuterons des relations entre les variables du modèle et son application.

Les attitudes comme croyances comportementales

Fishbein (1997) part du postulat, retenu par la plupart des modèles sociaux cognitifs, qu'un nombre limité de variables est susceptible de prédire le comportement dans une situation donnée. Un autre postulat est que le comportement humain est indissociable du sens que les individus donnent à une situation. Ce sens peut être approché par les croyances des gens sur ce comportement, c'est-à-dire par leurs évaluations personnelles des conséquences du comportement. Nos comportements s'appuient largement sur des croyances partagées ou non à propos des événements, des situations présentes ou futures et de leurs conséquences. Ces croyances aident aux décisions et guident les comportements. En première approximation, les croyances pourraient être une bonne base pour la mesure des attitudes. Les jugements de valeurs (attitude) sont des appuis importants pour orienter le comportement dans un univers incertain. L'accent est mis sur le caractère délibéré de la décision. Plus une décision est raisonnée et délibérée plus les individus sont susceptibles de mobiliser des jugements de valeur explicites dont ils ont conscience (van Harreveld & van der Pligt, 2004). Par ailleurs ces croyances peuvent être confortées par le fait qu'elles sont partagées avec d'autres. Qui a l'expérience des enquêtes sait qu'il va retrouver chez des individus d'un même milieu un noyau de croyances communes partagées par un groupe. Ainsi « utiliser une crème solaire » ne renvoie pas aux mêmes croyances chez un ouvrier du bâtiment à Londres, un touriste suédois à Ibiza, ou une lycéenne à Sydney. La formalisation du modèle s'inscrit dans une conception d'un individu rationnel qui base ses actions sur la valeur subjective des conséquences du comportement (ou expectation) et sur la valeur subjective de ces conséquences (modèle dit expectation x valeur).

Le principe de compatibilité et le principe d'agrégation

Avant de présenter le modèle du comportement planifié revenons sur le lien entre attitude et comportement. Fishbein et Ajzen (1975) tirent la leçon d'un examen systématique de cette littérature (voir Ajzen & Fishbein, 2005 pour une synthèse). Le constat est moins l'absence de lien entre attitude et comportement, que la variabilité de ce lien. Dans certains domaines les prédictions sont plutôt satisfaisantes (par exemple le lien entre convictions politiques et vote), alors que dans d'autres ce lien est ténu ou nul (comme les attitudes relatives aux étrangers). Les raisons d'une telle variabilité tiennent en partie à la manière de mesurer les attitudes et les comportements. Que cherche-t-on à mesurer ou à prédire ? Un comportement précis ou une classe de comportements plus ou moins large ? Admettons qu'on s'intéresse au comportement alimentaire du point de vue de la santé publique. On sait que « Manger des légumes » est bénéfique, et plus particulièrement certains types de légumes comme les brocolis. Comment approcher ce comportement dans une recherche ? « Manger des légumes » est une classe de comportements qui comprend des possibilités nombreuses (manger des salades, des lentilles vertes du Puy, des courgettes, etc.) et sans doute non dénombrables si l'on tient compte des combinaisons culinaires. On a donc intérêt à agréger un ensemble cohérent de comportements. Aussi, on définit de manière générale le niveau de spécificité demandé à partir d'une classe d'objets (manger des légumes = manger des choux, des brocolis, des haricots, etc.). De plus l'agrégation de mesures proches a l'avantage de diminuer l'erreur de mesure (augmentation de la fidélité). On notera au passage que le présent exemple est faussement trivial, il n'est pas si aisé, à vrai dire il est même extrêmement difficile d'observer un comportement comme « manger des légumes ». Si le comportement alimentaire est un acte social (la consommation alimentaire est transmise par la culture et on mange rarement seul), il est aussi un acte privé. D'autant que les attitudes en matière alimentaire présentent une configuration éminemment complexe du fait en particulier qu'elles répondent à un besoin vital de régulation du métabolisme. Ainsi, l'appétence pour les frites, mesurée par des échelles d'attitude, change selon l'heure de la journée à laquelle les consommateurs sont interrogés : elles sont plus positives avant le repas de midi qu'au petit-déjeuner. Ainsi une attitude positive envers la consommation de produits gras (défavorable à la santé) a plus de chances d'être observée en présence d'une motivation personnelle à consommer des produits gras – la faim – (Aikman & Crites, 2005).

Par ailleurs ce comportement se réalise de manière spécifique à un moment donné et dans un contexte précis (« manger des brocolis à midi dans un restaurant d'entreprise »). Il convient de séparer clairement la cible (« les brocolis »), l'action (« manger »), le contexte (l'entreprise) et le temps (à midi). On devrait obtenir des prévisions beaucoup plus fiables si les attitudes mesurées renvoyaient à la même cible, action, contexte et temps que le comportement[10]. On comprend en effet aisément que si les attitudes sont mesurées au niveau de la classe générale de comportements (« manger des légumes ») il est peu plausible qu'elles soient efficaces pour prédire un comportement de niveau plus spécifique (« manger des brocolis à midi dans un restaurant d'entreprise »). Dans l'autre sens quand une attitude est approchée à ce niveau spécifique, la possibilité de prédire une classe de comportements plus large dépendra de la représentativité de cette attitude dans le domaine considéré (les brocolis sont-ils un exemplaire typique de la classe des légumes ?). On parle de *principe de correspondance* ou encore de *compatibilité* entre la mesure des attitudes et des comportements. En pratique, il est rare que l'on s'intéresse à un comportement aussi spécifique que « manger des brocolis à midi en entrée au restaurant d'entreprise », mais d'après les auteurs c'est à ce degré maximal de spécificité que leur modèle est le plus efficace.

		Comportement observé	
		Manger des légumes (carottes, choux, blettes, brocolis, etc.)	Manger des brocolis à midi en entrée au restaurant d'entreprise
Attitude explicite	Aimez-vous les légumes ?	forte	modérée
	Aimez-vous les brocolis ?	modérée	forte
	Aimez-vous les brocolis à midi en entrée au restaurant d'entreprise ?	modérée	très forte

Tableau 1. – *Exemple de degré de compatibilité (ou de correspondance) entre attitudes explicites et comportements selon la spécificité des mesures.*

10. L'acronyme TACT (pour *Target*, *Action*, *Context* et *Time*) est parfois utilisé en anglais pour désigner ces quatre éléments qui définissent le comportement (Fishbein, 1997, p. 80).

Presque chaque fois que des attitudes abordées dans des enquêtes descriptives (souvent des sondages d'opinion) se révèlent étonnamment dissociées des comportements, on trouve un écart entre le niveau de spécificité des attitudes et celui des comportements observés. De fait si l'on ne retient que les études caractérisées par un niveau élevé de compatibilité entre attitudes et comportement alors on obtient des corrélations plus fortes ($r > .50$) que celles observées sans ce critère (Kraus, 1995).

La compatibilité est ainsi devenue une règle d'or du prévisionniste psychosocial. Si je souhaite prédire un comportement spécifique, il est raisonnable d'interroger les croyances, attitudes et intentions à l'égard de ce comportement spécifique approché dans un contexte et un temps délimité. Gardons à l'esprit cette règle. Toutefois celle-ci peut être nuancée. On peut penser que l'importance de la compatibilité est variable selon que le comportement est plus ou moins facile à produire (Kaiser, Schultz & Scheuthle, 2007). Ainsi supposons que je mesure l'attitude à l'égard de la protection de l'environnement en général (aujourd'hui, toutes les enquêtes montrent que j'ai de grandes chances d'observer une attitude générale favorable). Puis-je pour autant prédire que les comportements spécifiques seront favorables à l'environnement ? Non, si l'on s'en tient au principe de compatibilité. Toutefois, il demeure plausible qu'une attitude favorable à l'environnement prédise des comportements spécifiques dès lors que ceux-ci sont objectivement peu coûteux (« éteindre la lumière chaque fois que l'on quitte une pièce »). Par contre, il est peu plausible qu'une attitude générale puisse prédire un comportement objectivement plus coûteux comme : « changer son système de chauffage pour un système plus écologique ».

Mise en place des modèles de l'action raisonnée et du comportement planifié

Si l'intérêt des attitudes est indéniable, quelles autres variables faut-il introduire pour obtenir une meilleure prédiction du comportement ? Une approche courante pour aborder le lien entre attitude et comportement est la construction de modèles : il s'agit de s'appuyer sur un jeu de variables dont on formalise les liens. Combien de variables faut-il retenir dans un tel modèle ? Le principe de parcimonie invite à se limiter à celles qui sont suffisantes pour l'objectif recherché. Des milliers de variables sont impliquées dans un comportement, mais il n'est pas nécessaire de toutes les prendre en compte pour faire une prédiction. Il ne manque pas de modèles qui visent à documenter un domaine particulier (la santé par exemple, Conner & Norman, 2005). Les modèles généralistes ont une ambition plus large puisqu'ils se proposent de documenter n'importe quel domaine y compris ceux couverts par des modèles plus spécifiques (Ajzen, Albarracín & Hornik, 2007).

Nous présentons en quelques lignes les modèles de l'action raisonnée et du comportement planifié par ailleurs largement présentés (Meyer, 2005), documentés (Ajzen, 2005) et critiqués (Giger, 2008) (cf. figure 1). On partira du présupposé qu'une prévision valable ne peut reposer que sur des attitudes et des comportements précis ou appartenant à une classe délimitée de comportements observés dans un contexte stable. Ainsi on s'intéressera par exemple aux attitudes relatives au fait « d'utiliser une crème solaire sur la plage l'été prochain » (attitude comportementale). Le domaine envisagé est celui dans lequel les individus mettent en œuvre des comportements délibérés qui supposent un certain degré d'intention. C'est le cas pour des domaines importants qui font l'objet d'une réflexion (orientation de carrière par exemple), mais aussi de comportements plus routiniers pour lesquels il est toujours possible de renoncer au comportement (utiliser une crème solaire par exemple). Le modèle place donc au centre un acte de volonté, ou ce que l'on peut appeler un antécédent volitionnel du comportement. L'intention comportementale (« j'ai l'intention d'utiliser une crème solaire sur la plage cet été ») est en effet le meilleur précurseur du comportement dans de nombreuses circonstances de la vie.

Fishbein et Ajzen (1975) proposent que l'intention, et plus spécialement l'intention comportementale, dépende de deux antécédents. D'abord les attitudes abordées comme les croyances à l'égard du comportement concerné (« utiliser une crème solaire »). Les attitudes sont mesurées soit comme des jugements de valeur directs (« j'aime beaucoup utiliser une crème solaire »), soit comme la combinaison de croyances sur les conséquences positives et négatives attendues (« éviter les coups de soleil », « avoir la peau grasse », etc.) et de la valeur attribuées à ces conséquences (« il est important pour moi d'éviter les coups de soleil », « avoir la peau grasse est désagréable », etc.)[11].

Ensuite le second antécédent de l'intention est l'évaluation des conséquences sociales du comportement. La « norme subjective » renvoie aux croyances attribuées à autrui, et spécialement ceux qui nous sont proches. Dans le modèle, la norme subjective représente l'idée que se fait l'individu de ce que les gens, et spécialement ceux qui comptent pour

11. Ce type de mesure dit « expectation x valeur » est à l'origine des premiers modèles intégrés de prédiction du comportement. Selon un présupposé de rationalité des décisions, les individus estiment les bénéfices et les coûts, et choisissent le comportement qui maximise les avantages.

lui, pensent de ce comportement, par exemple : « Mes meilleurs amis apprécieraient que j'utilise une crème solaire. » Cette norme subjective représente donc une appropriation personnelle de l'approbation ou du rejet que suscite ce comportement auprès des groupes et des personnes importantes pour l'individu. Ces personnes forment le milieu de vie de l'individu et contribuent à son identité dans le domaine du comportement considéré (selon le domaine, la norme subjective renvoie aux amis, aux parents, aux membres d'une même association, etc.). Cette norme subjective est une croyance (ce que je crois des autres), elle ne reflète pas les jugements de valeur d'autrui. Ainsi à certaines occasions, on peut être lucide mais à d'autres trop conservateur ou trop optimiste quant au rejet par autrui du comportement. La norme subjective constitue ainsi le versant moral du modèle. D'autres auteurs ont désigné cette formulation comme une norme *injonctive* (ce qui est attendu de moi) à l'opposé d'une norme *descriptive* (ce que les autres font), (Kallgren, Reno & Cialdini, 2000; Cialdini, Reno & Kallgren, 1990; Cialdini, 2003). Aujourd'hui la norme subjective recouvre les deux types de normes.

Cette première mouture du modèle, dans laquelle l'attitude et les normes subjectives sont seules prédictrices de l'intention, a été initialement développée par Fishbein (1967, cité par Ajzen & Fishbein, 1970) mais n'a été dénommée que tardivement « théorie de l'action raisonnée » (Ajzen & Fishbein, 1980). Le modèle a eu un succès important du fait de son caractère explicite, facile à mettre en œuvre, et relativement facile à communiquer à des non-experts, et bien sûr du fait de son succès en matière de prédiction du comportement. Ce premier modèle était toutefois limité à des comportements non seulement raisonnés et délibérés mais encore qui sont sous le contrôle de l'individu. Or nombre de situations échappent entièrement ou partiellement à notre contrôle[12]. Nous sommes parfois placés dans des situations où il est difficile de contrôler ce qui nous arrive. Ainsi choisir des aliments moins salés ou moins gras, obtenir une prime, conduire par temps de brouillard, etc. ne sont que partiellement sous notre contrôle. À tort ou à raison, on a l'impression que la situation nous échappe ou à l'inverse que l'on est capable de répondre correctement aux exigences de la situation. Nous savons intuitivement que notre intention est impuissante dans certains contextes. Le dernier prédicteur introduit par Ajzen (1985) est donc le « contrôle comportemental perçu ». La psychologie avait depuis longtemps distingué la contrôlabilité objec-

12. Le modèle de l'action raisonnée a en effet montré ses limites dans la prédiction de comportements nécessitant des ressources, de la coopération et des compétences spécifiques (Liska, 1984).

tive (une action est susceptible de modifier la situation) et le contrôle perçu (la situation est jugée comme plus ou moins amendable) (Weary, Gleicher & Marsh, 1993). Le contrôle comportemental perçu est dans le modèle un prédicteur direct à la fois de l'intention et du comportement lui-même sans médiation de l'intention (cf. figure 1). Aujourd'hui le contrôle comportemental perçu est séparé en deux construits : les croyances concernant le caractère contrôlable du comportement et l'auto-efficacité. Les croyances concernant le caractère contrôlable sont de nature générale et relativement impersonnelle. Ainsi on peut croire que prendre l'avion est objectivement contrôlable (acheter un billet, aller jusqu'à l'aéroport, faire les formalités, se présenter à l'embarquement, monter dans l'avion, etc.). Cependant, le contrôle perçu sera évidemment augmenté chez ceux pour qui les facilités de transport sont accessibles alors que les habitants d'une zone moins bien desservie pourraient trouver difficile d'accéder à un avion. De manière complémentaire, l'auto-efficacité (inspirée du concept développé par Bandura, 1997-2002) renseigne plus sur les croyances relatives à ses propres capacités à mettre en œuvre ce comportement. Ceci dit on peut s'estimer incapable de prendre l'avion faute de connaissances, ou encore suite à une peur insurmontable devant laquelle on est impuissant (voir Meyer & Verlhiac, 2004 pour un développement). Le modèle ainsi complété du contrôle comportemental perçu a été désigné comme modèle du « comportement planifié ». Dans des situations très facilement contrôlables, la version d'origine, le modèle de l'« action raisonnée » demeure valable.

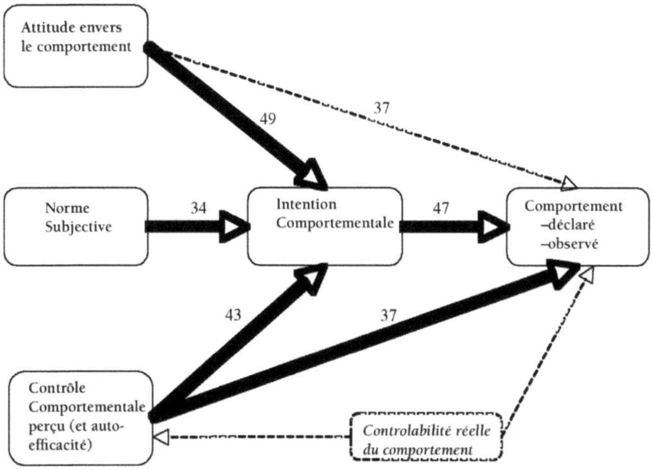

(En gras les relations prises en compte dans le modèle, et corrélations moyennes entre les variables, d'après la méta-analyse d'Armitage et Conner, 2001).

Figure 1. – *Représentation schématique du modèle du comportement planifié.*

Au total, et pour reprendre l'ensemble des variables du modèle, les individus ont d'autant plus de chances de s'engager dans un comportement, qu'ils en ont l'intention, qu'ils évaluent favorablement ce comportement, qu'ils croient que les autres jugent favorablement ce comportement, et qu'ils estiment maîtriser ce comportement. Tel que posé le modèle a été mis en œuvre dans de très nombreux domaines, et notamment ceux qui sollicitent le plus de recherches sur les attitudes : la consommation, la santé, les transports, l'environnement, les choix politiques ou encore l'éducation (cf. tableau 2).

Domaine	Source
Intention d'utiliser l'espace réservé aux fumeurs	Boissoneault & Godin, 1990
Abandon de poste (turnover) dans les entreprises	Van Breukelen *et al.*, 2004
Motivation à l'activité physique chez des patients atteints d'un cancer colorectal	Courneya *et al.*, 1999
Utilisation du préservatif masculin	Albarracin *et al.*, 2001
Comportement des internautes dans une libraire en ligne	Wu, 2006
Respect des limitations de vitesse chez les conducteurs	Letirand & Delhomme, 2003
Recherche par les élèves d'informations sur leur orientation	Millar & Shevlin, 2003
Consommation de poisson	Verbecke & Vaquier, 2005
Consommation de sodas chez les adolescents	Kassem & Lee, 2004
Recyclage des déchets ménagers chez les habitants de Glasgow	Knussen & Yule, 2008

Tableau 2. – *Exemples de domaines d'application du Modèle du Comportement Planifié.*

Le modèle atteint son objectif s'il permet une prédiction des intentions comportementales ou des comportements. Cette prédiction est bien sûr très variable selon les domaines. Une méta-analyse, basée sur 185 études indépendantes trouve que le modèle explique 27 % du comportement, et 39 % des intentions comportementales, avec une forte variabilité selon les champs d'application considérés et selon que le comportement est observé ou auto-rapporté (Armitage & Conner, 2001). Ces tailles d'effet peuvent paraître modestes mais elles doivent être confrontées à d'autres modèles, et surtout aux besoins de la recherche. L'autre apport du modèle est d'apprécier le poids relatif de chaque facteur dans la prédiction du comportement. On trouvera que soit l'attitude, soit la norme subjective, soit le contrôle perçu prédit l'intention de se comporter, et au-delà le comportement lui-même. De manière générale, l'attitude prédit mieux l'intention que la norme subjective et plus encore que le contrôle subjectif (la figure 1 donne les corrélations moyennes). Toutefois cette hiérarchie est variable selon les domaines et dans certains d'entre eux, seule l'attitude contribue à l'intention, alors que dans d'autres c'est plutôt le contrôle perçu.

Mise en œuvre pratique du modèle

Le modèle du comportement planifié est indépendant d'un domaine d'application (gestion du personnel, santé publique, consommation, etc.) (cf. tableau 2). La connaissance dudit domaine d'application est évidemment nécessaire et préalable à la mise en place du modèle. Une rencontre avec les acteurs de terrain, une recherche sur base de données, etc. permettront à celui qui est peu familier du domaine d'acquérir des bases. Le modèle est aussi utilisé par ceux qui possèdent une véritable expertise dans le domaine d'application.

Les procédures de construction du modèle sont maintenant bien établies[13]. Le modèle formalise les croyances sur le comportement qui sont à la source des intentions. La première phase de la démarche est donc d'identifier ces croyances. Au-delà de la bibliographie, une phase qualitative est nécessaire (Ajzen, 2002a; Ajzen & Fishbein, 2004) appuyée par des méthodes ouvertes (entretiens, observations, etc.). De ce point de vue, il s'agit bien de travailler sur des croyances et des valeurs. En particulier, il s'agit de saisir, de manière inductive, ce qui vient à l'esprit d'une personne lorsque tel ou tel objet est évoqué et plus spécialement tel comportement précis (par exemple « utiliser une crème solaire »). Rappelons ici que le fait de pouvoir récupérer une attitude en mémoire augmente fortement le lien entre les attitudes et le comportement (Olson & Fazio, 2009). Plusieurs méthodes sont disponibles (Dean *et al.* 2006) :

- poser des questions comme par exemple demander les inconvénients et avantages à « utiliser une crème solaire » ;
- demander des associations spontanées de mots relatives au fait d'« utiliser une crème solaire » ;
- demander de lister toutes les idées, actions, émotions, etc. qui viennent à l'esprit, puis demander de juger chaque élément selon une échelle de valeur. Par exemple, l'observation « avoir la peau grasse » sera notée par le participant lui-même de manière positive, indifférente ou négative (Esses & Maio, 2002).

13. Ajzen (2002a) propose une méthodologie sur son site internet. On y trouve – en anglais – une bibliographie ainsi que des procédures pratiques pour développer une recherche basée sur le modèle du comportement planifié.

Cette précaution permet d'éviter au chercheur de prêter aux participants des cognitions qu'ils ne partagent pas (Ogden, 2003 ; Ajzen & Fishbein, 2004). Ce travail, le plus souvent réalisé sur un petit échantillon, fait apparaître un nombre limité de croyances partagées en conformité avec les attendus du modèle selon lesquels nos intentions et comportement reposent sur un nombre limité de variables. Ces croyances et spécialement les croyances sur les conséquences du comportement peuvent être hiérarchisées par ordre de fréquence de sorte de dégager des croyances modales (ou saillantes). Dans un deuxième temps, un échantillon plus large, auquel il est demandé à chacun d'apprécier dans quelle mesure chacune de ces croyances est importante, permettra de valider cette hiérarchie. Sur cette base, il sera possible d'élaborer un questionnaire qui comprendra toutes les variables du modèle du comportement planifié. Dans l'utilisation courante du modèle, l'attitude est mesurée de manière directe par des items du type « utiliser une crème solaire » est pour vous : « agréable », « difficile », « déplaisant », etc. Elle est mesurée aussi comme le produit entre une croyance relative aux conséquences du comportement ou attente (expectation), par exemple : « avoir la peau grasse », et les valeurs attribuées à cette croyance, par exemple : « je déteste avoir la peau grasse » (mesure de type Expectation x Valeur). Pour les normes subjectives, on mesure les croyances attribuées à autrui, par exemple : « mes enfants apprécieraient que j'utilise une crème solaire » et l'importance attribuée à cet avis : « L'avis de mes enfants est important pour moi. » Il va de soi aussi que les versions des questionnaires demandent à être pré-testées de sorte de s'assurer qu'elles soient comprises (Delhomme & Meyer, 2002). La validité psychométrique des échelles demande à être vérifiée. De ce point de vue, la démarche est conforme aux standards méthodologiques de mise au point d'un questionnaire et de passation par des voies adaptées aux objectifs de la recherche. Les conditions de recueil des données auront évidemment un impact essentiel sur la valeur des données et leur interprétation. La sophistication d'un modèle ne saurait pallier à des biais liés aux modalités de recueil des réponses (téléphone, face à face, etc.).

Pour interpréter les résultats, un minimum de savoir et de savoir-faire en analyse des données est indispensable. Un premier niveau d'analyse est l'observation attentive des résumés statistiques (statistiques descriptives des variables du modèle et corrélations entre les variables). L'analyse du modèle repose ensuite sur une combinaison des variables fournie par une analyse de régression linéaire multiple. Les régressions hiérarchiques permettent d'examiner l'apport de variables supplémentaires et donc leur contribution relative à l'intérieur du modèle[14]. Enfin des méthodes basées sur des modèles structuraux permettent de tester plus complètement le modèle, et notamment que l'intention est bien médiatrice entre ses antécédents et le comportement (cf. figure 1). Bien évidemment, le modèle permet la comparaison entre des groupes distincts (utilisateurs fréquents ou occasionnels de crème solaire), ou encore entre des étapes de mesure différentes (3 mois avant/6 mois après une campagne de prévention par exemple).

À quels besoins répond le modèle du comportement planifié ?

Les recherches sur les attitudes, et la modélisation des liens entre attitudes et comportement répondent à des besoins exprimés par des institutions, des entreprises privées, des services publics, etc. Beaucoup investissent dans ce domaine. À vrai dire on voit mal quel secteur pourrait s'en désintéresser pour orienter ses choix (cf. tableau 2) : la santé publique, l'éducation, l'énergie, les transports, les assurances, l'industrie touristique, l'industrie automobile, l'industrie agro-alimentaire, etc. avec des objectifs très différents (évaluation de programmes, prospective stratégique, marketing, recherche/développement, gestion de personnel, etc.). Nombre de programmes financés par les grandes institutions, par exemple à l'échelle de l'Europe, portent sur la prévision des comportements par les attitudes. Les besoins varient bien sûr du point de vue de la précision demandée ou encore de l'importance de l'entreprise (études locales ou enquêtes nationales et internationales représentatives).

Le modèle du comportement planifié s'adresse d'abord aux demandes qui sont focalisées sur un objectif délimité susceptible de s'exprimer sous la forme d'une classe de comportements préalablement identifiée et validée. La santé publique recommande ainsi de manger des brocolis (protection contre le cancer), d'utiliser de la crème solaire ou de faire de l'exercice régulièrement. Le gestionnaire souhaite connaître l'intention de rester en poste d'ici deux ans, le responsable des transports souhaite convaincre les habitants d'un quartier à utiliser les transports en commun plutôt que leur voiture, etc.

Tentons une typologie de ces besoins. Ils peuvent être d'ordre descriptif ou prévisionnel. Ils impliquent ou non de mettre en œuvre des changements, et d'évaluer ces changements. Dans quelle mesure le modèle du comportement planifié peut-il y pourvoir ?

14. La variance partagée entre deux variables est alors attribuée à celle qui est entrée en premier dans la régression, c'est pourquoi cette méthode est parfois contestée (Trafimow, 2004).

La description et la mesure

Ce qui est demandé c'est de connaître les attitudes et les antécédents des intentions et du comportement à propos de tel ou tel objet d'attitude. En pratique il s'agit d'abord de qualifier les croyances en termes de contenu. Par exemple, chez des malades atteints d'une pathologie du rein, le fait de s'engager dans une activité physique de loisir fait-il l'objet d'attitudes favorables ? À quel degré l'exercice physique est-il perçu comme maîtrisable ? C'est en soi un programme important de travail que le modèle du comportement planifié peut remplir. Dans un second temps le modèle permet d'apprécier le poids respectif de chaque variable dans la prédiction des intentions et des comportements. L'intention de s'engager dans une activité physique est prédite par le contrôle comportemental perçu mais pas par les attitudes ou la norme subjective. En revanche, c'est l'intention qui est le meilleur prédicteur du comportement et pas le contrôle comportemental perçu (Eng & Martin Ginis, 2007).

La prévision quantitative et la prévision basée sur des processus

Ce qui est demandé c'est une prévision valable des changements d'attitude et des comportements. Mesurer des intentions comportementales à un niveau spécifique devrait permettre de prédire des comportements spécifiques. On s'intéressera à la portée du modèle, exprimée en pourcentage de variance expliquée (rappelons qu'en moyenne le modèle du comportement planifié explique environ 30 % de la variance des comportements). Selon les domaines (accidentologie, marketing, etc.), une taille d'effet petite peut s'avérer d'une très grande portée pratique. La qualité de cette prévision ne peut néanmoins reposer que sur la comparaison entre des phases de mesures se succédant dans le temps selon un intervalle plus ou moins grand.

La prédiction peut se faire sur des bases qui renseignent finalement peu sur les processus qui expliquent le changement attendu. Au-delà de la prévision, il s'agit ici d'approcher les processus qui amènent à un jugement de valeur (une préférence) ou à un comportement. Autrement dit il s'agit de rendre plus intelligibles les raisons du changement. Cette préoccupation, d'abord réservée au monde académique, intéresse de plus en plus des domaines d'application dans la mesure où elle est susceptible d'apporter une prévision plus fiable. Le modèle du comportement planifié décrit-il des processus psychologiques plausibles ? Du côté des comportements délibérés, il est plausible que le modèle reflète un processus de prise de décision. C'est beaucoup moins sûr du côté des comportements peu intentionnels.

La modification des attitudes et des comportements

La modification des attitudes et des comportements implique deux problèmes, celui des cibles de l'action et celui des moyens de l'action. Dans un premier temps, il s'agit ici d'identifier des points d'appui pour modifier les attitudes et les comportements. Quelles sont les cibles pour l'action ? Avec prudence, le modèle du comportement planifié peut donner des indications : si la cible doit plutôt être les antécédents de l'intention (attitudes, normes subjectives ou contrôle comportemental perçu) ou l'intention elle-même. Identifier si le fait de s'adonner à des exercices physiques dans un but de santé est le fait d'attitudes, de normes subjectives, de contrôle perçu ou de croyances sur ses propres capacités, ou encore d'habitudes permet de déterminer des cibles pour l'action. De manière plus fine, on peut même savoir si la question relève des croyances sur les conséquences du comportement (par exemple : « faire de l'exercice physique prend du temps »), ou sur l'importance perçue de ces conséquences (par exemple : « le temps est important pour moi »).

Dans un second temps, il s'agit de fournir des moyens pour induire ce changement. Que faut-il faire pour espérer un changement ? Si le modèle repose sur l'idée que les cognitions sociales sont malléables et perméables à des tentatives de changement (Fishbein, 1997), il ne donne pas de moyen d'intervention ou de « technique » psychosociale particulière. Cependant, les moyens de changer, ou techniques d'influences, sont nombreux et font l'objet d'une importante littérature qui fournit des listes de plusieurs dizaines de techniques adaptées à tel ou tel contexte depuis une campagne d'information jusqu'à des apprentissages organisés en passant par le feedback sur le comportement (Susie, Johnston, Francis, Hardeman & Eccles, 2008). Au-delà des approches basées sur l'argumentation persuasive (campagnes de prévention dans les médias par exemple), ces techniques d'intervention portent de manière directe sur l'intention, l'implémentation d'action (Gollwitzer, 1996) ou le comportement lui-même, plus que sur les antécédents de l'intention. De fait, chercher à changer directement l'intention se traduit par des changements proportionnels de comportements (Webb & Sheeran, 2006).

Le développement et l'évaluation des interventions

Pour développer et évaluer l'effet d'une intervention (une campagne de prévention par exemple), il est nécessaire de disposer d'indicateurs, si possible sur les processus qui ont engendré ces résultats. Le modèle du comportement planifié constitue une entrée intéressante du fait qu'il présente des mesures clairement définies, qui sont de fait devenues au fil des années une forme de standard de mesure d'effet. On pourra ainsi constater que les changements affectent positivement seulement les attitudes et aucune autre variable. De manière plus générale, il est aujourd'hui admis que les programmes d'intervention fondés sur des théories ou des modèles fournissent des résultats supérieurs aux programmes d'intervention de nature empirique (Noar, Benac & Harris, 2007).

Extensions du modèle : ajouter des prédicteurs ?

Dans quelle mesure le modèle du comportement planifié représente-t-il une formalisation suffisante au regard de ses objectifs assignés pour telle ou telle étude ? Y a-t-il lieu d'introduire d'autres variables qui permettent des prédictions plus précises ? Pour les tenants du modèle les autres variables potentielles sont médiatisées par les prédicteurs déjà présents. Par exemple, les différences entre hommes et femmes se traduisent au plan des attitudes, normes subjectives, contrôle comportemental perçu et intentions, et il n'y a donc pas lieu d'introduire dans le modèle lui-même cette variable. On pourra cependant choisir de comparer les résultats des hommes et des femmes. De même pour d'autres variables de personnalité dont on sait qu'elles peuvent affecter la qualité des raisonnements ou la sincérité des déclarations dans les questionnaires.

De nombreuses tentatives sont faites pour ajouter des composantes (voir Conner & Armitage, 1998 pour une revue), ou proposer des modèles plus ou moins dérivés du modèle du comportement planifié. Nous évoquerons brièvement quelques directions de développement du modèle : les habitudes, le continuum intentionnel, les motivations morales, les bases non cognitives des attitudes, et les attitudes implicites.

Comportement passé et habitudes

Le comportement passé est mesuré en termes de fréquence (nombre d'occurrences du comportement dans un temps donné) ou de récence (temps écoulé depuis la dernière occurrence du comportement). Faut-il prendre en compte le comportement passé dans le modèle ? Après tout le comportement passé est un bon prédicteur du comportement futur. Ajzen (2002b) réfute cet argument. Pour lui, le comportement passé s'exprime de manière résiduelle à travers les attitudes, les normes subjectives et le contrôle perçu. Il serait donc superflu de le prendre en compte, d'autant que le comportement passé présente peu d'intérêt comme explication du comportement présent. Pourtant, l'introduction du comportement passé dans le modèle est souvent fortement contributive, comme par exemple dans le domaine des expériences d'ivresse alcoolique épisodique (« *binge drinking* ») chez les étudiants (Norman & Conner, 2006). Dans le cadre de recherches portant sur le changement de comportement (impliquant donc des phases de mesure avant et après), le comportement passé rend compte en moyenne de 26 % du comportement, alors que les autres variables du modèle n'expliquent que 7 % de la variance (Skår *et al.*, 2008). De ce point de vue le modèle du comportement planifié permet de prédire des comportements dans un contexte stable sur la base d'une méthodologie corrélationnelle prospective. Il n'est pas une bonne théorie du *changement* de comportement (Hardeman *et al.*, 2002).

Au-delà du comportement passé, une autre voie consiste à intégrer les processus impliqués par le caractère répétitif d'un comportement. Dans la plupart des cas, les habitudes sont simplement mesurées sur la base de déclarations rétrospectives (« utilisez-vous la climatisation de votre voiture tous les jours en été », par exemple). Ici la mesure de fréquence n'est pas suffisante car des comportements peu fréquents peuvent être associés à une habitude forte (comme par exemple ne jamais utiliser sa climatisation). Les habitudes possèdent les propriétés de l'automaticité de l'action (Verplanken & Aarts, 1999; Chen, Gärling & Kitamura, 2004) : l'intentionnalité (les habitudes sont orientées vers un but), la contrôlabilité (on peut s'en défaire une fois les habitudes installées, par exemple : décider de faire régulièrement de l'exercice physique), le caractère non-conscient (la décision est prise sans que les autres options éventuelles soient examinées) et l'efficience (elles demandent peu de ressources cognitives pour être pleinement réalisées). D'autre part, les habitudes se produisent dans un contexte stable et ne nécessitent pas d'intentions pour impulser un comportement. Quand le contexte change, les habitudes sont remises en question (mais peuvent éventuellement se maintenir) et le changement implique un registre délibéré (Danner, Aarts & de Vries, 2008). Enfin, les habitudes sont fonctionnelles dans la mesure où seules les choses agréables peuvent devenir habituelles volontairement. De fait une mesure fine des habitudes permet d'expliquer le comportement, et ne se confond pas avec le comportement passé. Par exemple Honkanen, Olsen et Verplanken (2005) mesurent les intentions de consommer du poisson chez une population nordique, l'habitude s'avère un prédicteur unique et intéressant des intentions de consommer, et clairement distinct du comportement passé, alors que les attitudes ne présentent pas de valeur prédictrice. Un autre intérêt à introduire les habitudes dans le modèle est qu'elles permettent de mieux rendre compte des liens entre intention et comportement. Ceux qui ont des habitudes fortes engagent leur comportement sur une base non intentionnelle selon des routines fortement liées au contexte. C'est seulement chez ceux qui ont des habitudes faibles qu'on peut attendre une relation entre intention et comportement. C'est ce qu'observent De Bruijn *et al.* (2008) à propos d'un programme d'éducation à la santé visant à diminuer la consommation de graisses saturées. Pour autant des habitudes fortes restent malléables et des méta-analyses (Aarts, Verplanken & Van Knippenberg, 1998 ; Ouellette & Wood, 1998) permettent d'envisager des possibilités de changer les habitudes par des voies multiples : conséquences à court terme du changement d'habitude, facilitation du nouveau comportement désiré et complication du comportement habituel, réflexion sur les motivations du choix habituel. Certains auteurs, (Wood *et al.*, 2005 ; Verplanken & Wood, 2006) proposent aussi d'intervenir sur les clés contextuelles qui sont les précurseurs du comportement habituel ou encore d'agir préventivement pour empêcher la formation d'habitudes indésirables dans le domaine de la santé et de l'environnement auprès d'une population qui n'a pas encore formé d'habitudes (chez les enfants notamment) en promouvant les comportements socialement plus désirables.

Continuum intentionnel

L'originalité du modèle du comportement planifié est de mettre au premier plan un antécédent volitionnel du comportement sous la forme de l'expression d'une intention à propos d'un comportement spécifique (intention comportementale). Une voie classique d'extension du modèle est de considérer l'intention comportementale comme une étape dans un continuum intentionnel depuis une phase pré-intentionnelle à une phase post-intentionnelle. D'abord l'intention comportementale a elle-même des antécédents. Ensuite l'intention comportementale est loin d'être une condition suffisante pour exprimer un comportement. Passer de l'intention aux actes est un chemin qui comprend beaucoup d'obstacles, au point que l'on parle couramment du « gouffre » (« *gap* ») intention-comportement.

Du côté des antécédents de l'intention, le désir est préalable à l'intention dans le sens où, par exemple, « faire régulièrement de l'exercice physique » peut-être désirable sans pour autant se traduire par une intention comportementale « j'ai l'intention de faire l'exercice physique ». Le désir est ressenti comme moins réalisable que l'intention, moins connecté à l'action et temporellement plus distant[15]. Perugini et Bagozzi (2001) proposent un modèle (Théorie du Comportement Dirigé vers un But) dans lequel le désir donne l'impulsion à l'intention. Les attitudes sont reliées au désir et non à l'intention. Le désir est associé à des affects positifs et à des affects négatifs. Les émotions anticipées négatives, comme le regret anticipé augmentent par exemple l'intention d'utiliser un préservatif (Richard, van der Pligt & de Vries, 1995). D'autre part, la fréquence du comportement est un prédicteur du désir, de l'intention et du comportement ; alors que la récence du comportement est uniquement un prédicteur direct du comportement.

Quand bien même l'intention comportementale serait présente, elle n'implique pas nécessairement de mettre en œuvre des plans d'action précis. On peut avoir l'intention de perdre du poids sans jamais mettre en œuvre les actions concrètes (où, quand, comment, faire de l'exercice physique). Et ce quand bien même on connaîtrait parfaitement les conséquences bénéfiques de ces actions. L'intention serait ainsi une phase préalable qui implique d'être ensuite « implémentée » pour être réalisée, s'être à dire de former et de poursuivre des buts et des sous-buts dans un cadre particulier (Gollwitzer, 1996). De nombreux programmes d'intervention sont basés sur les phases post-intentionnelles les plus proches de l'action.

Motivations morales

Celles des attitudes qui présentent une dimension morale ont un statut original distinct des « normes subjectives » relatives à une pression sociale externe. Les convictions morales concernent les croyances en ce qui est juste et injuste à propos d'un comportement indépendamment des conséquences de ce comportement. Ainsi pour les personnes qui présentent des attitudes fortes dans le domaine écologique, utiliser des sacs jetables en plastique non biodégradable ne contribue pas seulement à détériorer l'environnement (aspect utilitaire), c'est aussi enfreindre une obligation morale, voire ressentir une émotion morale (dégoût, colère, honte, culpabilité). Nombre de recherches suggèrent que quand le comportement est associé au sentiment de faire quelque chose de moralement acceptable selon un standard interne, la consistance entre attitudes et comportements est accrue (Skitka, Bauman & Sargis, 2005). Par exemple Arvola *et al.* (2008) comparent les prédicteurs de la consommation de nourriture naturelle

15. Dans ce cadre, le désir est défini comme « un état d'esprit dans lequel un agent a une motivation personnelle à réaliser une action ou à atteindre un but » (Perugini & Bagozi, 2004, p. 71).

(des pommes) à une nourriture préparée (des pizzas). L'introduction dans le modèle de normes morales (conscience de faire quelque chose de bien et pas seulement quelque chose qui a des conséquences positives sur la santé) améliore substantiellement le modèle, avec cependant de fortes variabilités selon les pays observés (Angleterre, Italie, Finlande).

Bases non cognitives des attitudes

Le modèle du comportement planifié est adossé à une approche principalement cognitive et une conception unidimensionnelle de l'attitude. Pourtant, la distinction de dimensions de l'attitude peut s'avérer précieuse. Par exemple, séparer une facette plus affective et une facette plus cognitive présente un intérêt dans des domaines où l'expérience affective est importante comme dans le domaine de la santé par exemple. Les attitudes relatives à un examen de dépistage de cancer ne relèvent pas seulement d'évaluations cognitives (« bénéfique », « coûteux », etc.) mais aussi d'expériences affectives (« angoissant », « ennuyeux », etc.). Par exemple Lawton, Conner & Parker (2007) trouvent que les comportements (observés indépendamment des déclarations des participants) comme l'excès de vitesse en voiture ou la consommation de tabac sont mieux prédits par les attitudes affectives que cognitives. On aura donc intérêt à séparer des mesures d'attitudes basées sur l'évaluation cognitive et affective. Par ailleurs, le caractère raisonné des bases du modèle du comportement planifié peut sous-estimer le fait que les attitudes servent des fonctions multiples. Les individus poursuivent des buts non seulement instrumentaux (conséquences du comportement en termes du ratio avantages/coût), mais encore d'ordre identitaire dans le sens où le comportement contribue à marquer les catégories qui définissent le soi, ou encore dans le sens de s'ajuster tactiquement aux demandes sociales (Maio & Olson, 2000). Par exemple « renoncer à utiliser la voiture pour une ligne de bus » a des conséquences non seulement en termes utilitaires (temps, confort, coût financier), mais aussi identitaires chez ceux pour qui la voiture représente aussi une manière d'exprimer leur statut social à leurs propres yeux et aux yeux d'autrui.

Attitudes implicites

Nous avons insisté ici sur le versant explicite des attitudes à propos de comportements qui impliquent une décision délibérée. Comme toutes les mesures déclaratives, on peut soupçonner que les réponses sont orientées en fonction de ce qu'il paraît souhaitable de répondre[16]. L'attitude envers un objet peut être abordée par un procédé qui ne demande pas une déclaration explicite de valeur. On trouve des recherches avancées qui approchent les attitudes par des méthodes indirectes (temps de réponse, enregistrement de l'activité musculaire du visage, imagerie cérébrale, etc.). Par exemple Perugini (2005) a montré que la consommation de fruits plutôt que d'un « snack » (proposée à l'issue d'une séance de test) est mieux prédite par les attitudes implicites (Test d'Association Implicite[17]) que des attitudes explicites. Le débat est ouvert sur le caractère additif ou non additif des attitudes explicites et implicites. Certains penchent pour une influence additive sur l'intention et le comportement (Conner *et al.*, 2007). Cette idée est par ailleurs en phase avec une conception de la cognition humaine comme balancée entre des processus automatiques, approchés par les attitudes implicites, et des processus délibérés, approchés par les croyances comportementales, les attitudes explicites et les intentions comportementales (Ajzen & Fishbein, 2000 ; Cunningham & Zelazo, 2007). Si l'on admet avec Kahneman (2003) que le système cognitif est composé d'une part d'un système rapide, non conscient, ne demandant pas d'effort et d'autre part d'un système lent, délibéré et coûteux en termes d'effort cognitif, alors les attitudes peuvent servir les deux systèmes (Chaiken & Trope, 1999). Toutefois aujourd'hui la mesure des attitudes implicites est encore peu usuelle dans des champs professionnels avérés. Ces méthodes ne sont souvent applicables que dans des conditions limitatives de laboratoire impliquant un protocole coûteux et un personnel hautement spécialisé. Actuellement, il n'y a pas de consensus pour assurer que les mesures implicites présentent des prédictions supérieures aux mesures explicites auto-rapportées, et mesurées selon les règles de l'art (règle de compatibilité avec le comportement notamment), au moins pour les comportements qui impliquent un certain degré de délibération.

Bilan : un compromis pragmatique adapté à des objectifs spécifiques

Au final, l'idée de prédire le comportement à partir des attitudes et des intentions n'est peut-être pas si mauvaise. À tout le moins si l'on

16. On déclarera par exemple une attitude favorable à la consommation de fruits du fait que l'on sait ce comportement est aujourd'hui socialement désirable car il fait régulièrement l'objet de campagnes de santé publique.
17. Le site https://implicit.harvard.edu/implicit/france donne une illustration du test d'association implicite.

travaille sérieusement à la rendre moins naïve. Les modèles sociocognitifs en psychologie sociale sont aujourd'hui la forme la plus courante pour investir des questions pratiques. Plus précisément le modèle du comportement planifié est devenu un des principaux modèles de référence de la psychologie sociale à l'échelle internationale[18]. Aujourd'hui il est donc indispensable de connaître la modélisation socio-cognitive, d'autant que celle-ci s'est largement diffusée au-delà du cercle des psychologues (santé publique, communication, marketing, gestion, etc.). Le modèle du comportement planifié continue donc d'attirer l'attention. De fait, il présente un caractère parcimonieux (peu de variables à mesurer et l'apport de variables supplémentaires présente une forte variabilité selon les domaines), les variables sont définies de manière claire. Le fait que les mesures soient standardisées est particulièrement utile pour une recherche comparative et cumulative. Il est enfin, et surtout, formulé de manière indépendante d'un domaine d'application particulier. De ce point de vue le modèle du comportement planifié est souvent suffisant pour répondre à de nombreuses demandes à partir du moment où une classe de comportements a été identifiée. Il peut être utile à toutes les étapes d'un programme d'intervention depuis la qualification des attitudes et des comportements, jusqu'à l'évaluation d'une intervention.

Pont aux ânes des apprentis psychologues comme des professionnels peu inspirés devant un problème difficile, le modèle du comportement planifié est critiqué par sa simplicité, ou le caractère tautologique du lien entre intention et comportement engendré par l'exigence extrême de compatibilité entre les deux concepts (Giger, 2008). Toutes les demandes n'appellent pas un degré considérable de sophistication et il est utile de disposer d'un instrument qui répond de manière suffisante à une question. Après tout ce qui est demandé au psychologue prospectiviste, c'est de faire une recommandation basée sur une démarche scientifique explicite. Il convient toutefois de rester raisonnablement critique. Un avantage et un défaut de cette méthodologie est qu'elle constitue un « prêt à penser » qui peut masquer certaines variables d'importance. Le modèle peut être enrichi par des construits, recherches et mesures soutenues par la réflexion ou l'observation. À côté d'une solution routinière – l'application du modèle –, des formulations plus sophistiquées sont possibles : combinaison avec d'autres variables ou hybridation avec

18. L'article intitulé « The theory of planned behavior » publié par Ajzen en 1991 dans *Organizational behaviour and human decision processes* pour proposer son modèle a été cité 1949 fois dans d'autres articles c'est-à-dire une publication tous les 3 jours environ (source : PsycINFO, consultée le 5 décembre 2008).

d'autres modèles qui prennent en compte les antécédents et les étapes postérieures à l'intention comportementale. L'esprit de recherche exclut toute utilisation mécanique d'un modèle, et *a fortiori* la recherche appliquée. S'il aide à penser un problème, le modèle du comportement planifié reste un outil et ne se substitue pas à la réflexion.

Le succès des modèles socio-cognitifs et plus spécialement du modèle du comportement planifié ne repose pas que sur des considérations scientifiques. Il doit beaucoup à une demande croissante de programmes et d'interventions « basées sur la preuve », capables de présenter des résultats standardisés et évaluables (c'est typiquement le cas en santé publique). L'accent mis sur la dimension intentionnelle va par ailleurs dans le sens d'une plus grande responsabilisation et autonomisation des individus dans des domaines aussi différents que le travail, l'éducation ou la santé.

Enfin, le modèle du comportement planifié ne présume pas de l'usage que l'on peut en faire (technocratique, humaniste, pragmatique, etc.), ni de la position que l'on adopte comme chercheur ou intervenant en psychologie appliquée. Prédire le comportement sur la base des attitudes explicites rejoint une préoccupation qui se rattache à une double racine de la psychologie. D'un côté un secteur académique travaille à la production de connaissances générales selon le modèle de la démarche scientifique. De l'autre côté un secteur appliqué s'implique dans des démarches d'intervention et de changement avec de fortes contraintes écologiques. En effet, la psychologie appliquée s'intéresse à des problèmes pratiques, dans un cadre temporel limité, qui concernent des personnes exerçant des choix dans un environnement complexe non contrôlé par le chercheur. Par ailleurs le chercheur répond à une demande qui a ses propres contraintes (délai, budget, etc.). L'intervention sur des problèmes réels est aujourd'hui largement relayée par des sous-disciplines définies par un domaine (psychologie de la santé, de la prévention, de l'environnement, des organisations, de la consommation, du travail, du sport, etc.) qui s'adossent à un champ d'expertise propre. Un des apports du modèle du comportement planifié est de maintenir le lien avec une psychologie sociale générale qui répugne à créer des modèles *ad hoc* pour chaque circonstance de la vie.

La plupart des exemples cités dans ce chapitre ont été puisés dans des domaines d'intérêt public qui ont fait l'objet de publications scientifiques (promotion de la santé, protection de l'environnement, sécurité routière, etc.), mais il est bien sûr appliqué à des domaines plus confidentiels et dont le bénéfice collectif est moins évident. En effet, les modèles psychosociaux et en particulier les modèles sociocognitifs n'ont pas intrinsèquement vocation à ne servir que des causes vertueuses. Le modèle du comportement planifié peut tout autant contribuer à mieux comprendre le dépassement du taux d'alcoolémie légal au volant des jeunes conducteurs qu'à promouvoir des boissons alcoolisées chez les mêmes devenus consommateurs dans une discothèque. C'est la responsabilité du chercheur que de s'engager ou non. Le chercheur n'est ni un missionnaire, qui ne sert que des causes au service de sa communauté, ni un mercenaire prêt à servir toutes les causes. Il aura, s'il accepte de se confronter à son temps, à gérer des tensions parfois difficiles entre les demandes qui lui sont adressées (pouvoirs publics, associations, industriels, etc.), les personnes qui acceptent de collaborer (des consommateurs, des malades, des étudiants) et sa propre communauté de recherche. L'éthique de la recherche sera alors un guide utile.

Références

AARTS H., VERPLANKEN B. & VAN KNIPPENBERG A. (1998), « Predicting behavior from actions in the past: Repeated decision making or a matter of habit? », *Journal of Applied Social Psychology*, 28, p. 1355-1374.

AIKMAN S. & CRITES S. (2005), « Hash browns for breakfast, baked potatoes for dinner: Changes in food attitudes as a function of motivation and context », *European Journal of Social Psychology*, 35, p. 181-198.

AIKMAN S., CRITES S. & FABRIGAR L. (2006), « Beyond affect and cognition: Identification of the informational bases of food attitudes », *Journal of Applied Social Psychology*, 36, p. 340-382.

AJZEN I. (1985), « From intentions to actions: A theory of planned behavior », *in* J. KUHL & J. BECKMAN (dir.), *Action-control: From cognition to behavior*, Heidelberg, Springer, p. 11-39.

AJZEN I. (1991), « The theory of planned behavior », *Organizational Behavior & Human Decision Processes*, 50, p. 179-211.

AJZEN I. (2002a), « Constructing a theory of planned behavior questionnaire: Conceptual and methodological considerations », site Internet de l'université du Massachusetts (http://www.people.umass.edu/aizen/pdf/tpb.measurement.pdf), consulté le 9 septembre 2008.

AJZEN I. (2002b), « Residual effects of past on later behavior: Habituation and reasoned action perspectives », *Personality and Social Psychology Review*, 6, p. 107-122.

AJZEN I. (2005), *Attitudes, personality, and behavior*, 2e. édition, Milton-Keynes, England, Open University Press/McGraw-Hill.

AJZEN I. & FISHBEIN M. (1980), *Understanding attitudes and predicting social behavior*, Englewood Cliffs, NJ, Prentice-Hall.

AJZEN I. & FISHBEIN M. (2000), « Attitudes and the attitude-behavior relation: Reasoned and Automatic Processes », *European Review of Social Psychology*, 11, p. 1-33.

AJZEN I. & FISHBEIN M. (2004), « Questions raised by a reasoned action approach: Comment on Ogden (2003) », *Health Psychology*, 23, p. 431-434.

AJZEN I. & FISHBEIN M. (2005), « The influence of attitudes on behavior », *in* D. ALBARRACÍN, B. JOHNSON & M. ZANNA (dir.), *The handbook of attitudes*, Mahwah, NJ, US, Lawrence Erlbaum Associates Publishers, p. 173-221.

AJZEN I., ALBARRACÍN D. & HORNIK R. (2007), *Prediction and change of health behavior: Applying the reasoned action approach*, Mahwah, NJ, Lawrence Erlbaum Associates Publishers.

ALBARRACÍN D., JOHNSON B. & ZANNA M. (2005), *The handbook of attitudes*, Mahwah, NJ, US, Lawrence Erlbaum Associates Publishers.

ALBARRACÍN D., JOHNSON B., FISHBEIN M. & MUELLERLEILE P. (2001), « Theories of reasoned action and planned behavior as models of condom use: A meta-analysis », *Psychological Bulletin*, 127, p. 142-161.

ALLPORT G. (1935), « Attitudes », *in* C. MURCHISON (dir.), *A Handbook of Social Psychology*, Worcester, MA, Clark University Press, p. 798-844.

ARMITAGE C. & CONNER M. (2001), « Efficacy of the Theory of Planned Behaviour: A meta-analytic review », *British Journal of Social Psychology*, 40, p. 471-499.

ARVOLA A., VASSALLO M., DEAN M., LAMPILA P., SABA A., LAHTEENMAKI L. & SHEPHERD R. (2008), « Predicting intentions to purchase organic food: The role of affective and moral attitudes in the Theory of Planned Behaviour », *Appetite*, 50, p. 443-454.

BANDURA A. (2002), *Auto-efficacité : Le sentiment d'efficacité personnelle* (traduction de J. Lecomte), Liège, De Boeck, (original publié en 1997).

BOHNER G. & WÄNKE M. (2002), *Attitude and attitude change*, Londres, Open University Press.

BOISSONEAULT E. & GODIN G. (1990), « The prediction of intention to smoke only in designated work site areas », *Journal of Occupational Medicine*, 32, p. 621-624.

BRÄNSTRÖM R., ULLÉN H. & BRANDBERG Y. (2004), « Attitudes, subjective norms and perception of behavioural control as predictor of sun-related behavior in Swedish adults », *Preventive Medecine*, 39, p. 992-999.

CHAIKEN S. & TROPE Y. (1999), *Dual-process theories in social psychology*, New York, US, Guilford Press.

CHEN C., GÄRLING T. & KITAMURA R. (2004), « Activity rescheduling: Reasoned or habitual? », *Transportation Research Part F*, 7, p. 351-371.

CIALDINI R. (2003), « Crafting normative messages to protect the environment », *Current Directions in Psychological Science*, 12, p. 105-109.

CIALDINI R., RENO R. & KALLGREN C. (1990), « A focus theory of normative conduct: Recycling the concept of norms to reduce littering in public places », *Journal of Personality and Social Psychology*, 58, p. 1015-1026.

CONNER M. & ARMITAGE C. (1998), « Extending the Theory of Planned Behavior: A Review and Avenues for Further Research », *Journal of Applied Social Psychology*, 28, p. 1429-1464.

CONNER M. & NORMAN P. (2005), *Predicting Health Behavior. Search and Practice with Social Cognition Models* (2e édition), Open University Press, Ballmore, Buckingham.

CONNER M., PERUGINI M., O'GORMAN R., AYRES K. & PRESTWICH A. (2007), « Relations between implicit and explicit measures of attitudes and measures of behavior: evidence of moderation by individual difference variables », *Personality & Social Psychology Bulletin*, 33, p. 1727-1740.

COURNEYA K., FRIEDENREICH C., ARTHUR K. & BOBICK T. (1999), « Understanding exercise motivation in colorectal cancer patients. A prospective study using the theory of planned behavior », *Rehabilitation Psychology*, 44, p. 68-84.

CRANO W. D. & PRISLIN R. (2008), *Attitudes and attitude change*, New York, Psychology Press.
CUNNINGHAM W. & ZELAZO P. (2007), « Attitudes and evaluations: A social cognitive neuroscience perspective », *Trends in Cognitive Sciences*, 11, p. 97-104.
DANNER U. N., AARTS H. & DE VRIES N. K. (2008), « Habit *versus* intention in the prediction of future behaviour: The role of frequency, context stability and mental accessibility of past behaviour », *British Journal of Social Psychology*, 47, p. 245-265.
DEAN M., ARVOLA A., VASSALLO M., LAMPILA P., LAHTEENMAKI L., RAATS M. M., SABA A. & SHEPHERD R. (2006), « Comparison of elicitation methods for moral and affective beliefs in the Theory of Planned Behaviour », *Appetite*, 47, p. 244-252.
De BRUIJN G., KROEZE W., OENEMA A. & BRUG J. (2008), « Saturated fat consumption and the Theory of Planned Behaviour: Exploring additive and interactive effects of habit strength », *Appetite*, 51, p. 318-323.
DELHOMME P. & MEYER T. (2002), *La recherche en psychologie sociale : Projets, méthodes et techniques*, Paris, Armand Colin.
EAGLY A. & CHAIKEN S. (1993), *The psychology of attitudes*, Forth Worth (TX), Harcourt Brace Janovich Publ.
EAGLY A. & CHAIKEN S. (2007), « The advantages of an inclusive definition of attitude », *Social Cognition*, 25, p. 582-602.
ENG J. & MARTIN GINIS K. (2007), « Using the theory of planned behavior to predict leisure physical activity among people with chronic kidney disease », *Rehabilitation Psychology*, 52, p. 435-442.
ESSES V. & MAIO G. (2002), « Expanding the assessment of attitude components and structure: the benefits of open-ended measures », *in* W. STROEBE & M. HEWSTONE (dir.), *European Review of Social Psychology*, vol. XII, p. 699-718.
FAZIO R., SANBONMATSU D., POWELL M. & KARDES, F. (1986), « On the automatic activation of attitudes », *Journal of Personality and Social Psychology*, 50, p. 229-238.
FISHBEIN M. (1997), « Predicting, understanding and changing socially relevant behaviors: Lessons learned », *in* C. MCGARTY & S. A. HASLAM (dir.), *The message of social psychology: Perspectives on mind in society*, Oxford, Blackwell, p. 78-91.
FISHBEIN M. & AJZEN I. (1975), Belief, « Attitude, Intention, and Behavior: An Introduction to Theory and Research », *Reading*, MA, Addison-Wesley.
GIGER J.-C. (2008), « Examen critique du caractère prédictif, causal et falsifiable de deux théories de la relation attitude-comportement : la théorie de l'action raisonnée et la théorie du comportement planifié », *L'Année Psychologique*, 108, p. 107-131.
GLASMAN L. & ALBARRACIN D. (2006), « Forming attitudes that predict future behavior: A meta-analysis of the attitude-behavior relation », *Psychological Bulletin*, 132, p. 778-822.
GOLLWITZER P. (1996), « Planning and coordinating action », *in* P. M. Gollwitzer & J. A. BARGH (dir.), *The psychology of action: Linking cognition and motivation to behaviour* , New York, Guilford, p. 283-312.
HARDEMAN W., JOHNSTON M., JOHNSTON D., BONETTI D., WAREHAM N. & KINMONTH A. (2002), « Application of the Theory of Planned Behaviour in behaviour change interventions: A systematic review », *Psychology & Health*, 17, p. 123-158.
HONKANEN P., OLSEN S. O. & VERPLANKEN B. (2005), « Intention to consume seafood – the importance of habit », *Appetite*, 45, p. 161-168.
KAHNEMAN D. (2003), « A perspective on judgment and choice: Mapping bounded rationality », *American Psychologist*, 58, p. 697-720.

KAISER F., SCHULTZ P. & SCHEUTHLE H. (2007), « The theory of planned behavior without compatibility? Beyond method bias and past trivial associations », *Journal of Applied Social Psychology*, 37, p. 1522-1544.

KALLGREN C., RENO R. & CIALDINI R. (2000), « A focus theory of normative conduct: When norms do and do not affect behavior », *Personality and Social Psychology Bulletin*, 26, p. 1002-1012.

KASSEM N. & LEE J. (2004), « Understanding soft drink consumption among male adolescents using the theory of planned behavior », *Journal of Behavioral Medicine*, 27, p. 273-296.

KNUSSEN C. & YULE F. (2008), « I'm not in the habit of recycling », *Environment & Behavior*, 40, p. 683-702.

KRAUS S. (1995), « Attitudes and the prediction of behavior: A meta-analysis of the empirical literature », *Personality and Social Psychology Bulletin*, 21, p. 58-75.

LAWTON R., CONNER M. & PARKER D. (2007), « Beyond cognition: predicting health behaviors from instrumental and affective beliefs », *Health Psychology*, 26, p. 259-267.

LETIRAND F. & DELHOMME P. (2003), « Augmenter la valeur prédictive de la théorie du comportement planifié par l'évaluation de plusieurs options comportementales : Une application du comportement de vitesse sur route », *Nouvelle Revue de Psychologie Sociale*, 2, p. 319-331.

LISKA A. (1984), « A critical examination of the causal structure of the Fishbein/Ajzen attitude-behavior model », *Social Psychology Quarterly*, 47, p. 61-74.

MAIO G. & OLSON J. (2000), *Why we evaluate: functions of attitudes*, Mahwah, New Jersey, Lawrence Erlbaum Associates Publishers.

MEYER T. & VERLHIAC J.-F. (2004), « Autoefficacité : quelle contribution aux modèles de l'exposition au risque et la préservation de la santé? », *Savoirs : Revue Internationale de recherches en éducation et formation des adultes*, hors-série : « Autour de l'œuvre d'Albert Bandura », p. 116-134.

MEYER T. (2005), *Psychologie sociale*, Paris, Hachette.

MILLAR R. & SHEVLIN M. (2003), « Predicting career information-seeking behavior of school pupils using the theory of planned behavior », *Journal of Vocational Behavior*, 62, p. 26-42.

NOAR S., BENAC C. & HARRIS M. (2007), « Does tailoring matter? Meta-analytic review of tailored print health behavior change interventions », *Psychological Bulletin*, 133, p. 673-693.

NORMAN P. & CONNER M. (2006), « The theory of planned behaviour and binge drinking: Assessing the moderating role of past behaviour within the theory of planned behaviour », *British Journal of Health Psychology*, 11, p. 55-70.

OGDEN J. (2003), « Some problems with social cognition models: A pragmatic and conceptual analysis », *Health Psychology*, 22, p. 424-428.

OLSON M. & FAZIO R. (2009), « Implicit and explicit measures of attitudes: The perspective of the MODE model », *in* R. Petty, R. Fazio, & P. BRIÑOL (dir.), *Attitudes: Insights from the new implicit measures*, New York, Psychology Press, p. 19-63.

OOSTERHOF N. & TODOROV A. (2008), « The functional basis of face evaluation », *Proceedings of the National Academy of Sciences of the United States of America*, 105, p. 11087-11092.

OUELLETTE J. & WOOD W. (1998), « Habit and intention in everyday life: The multiple process by which past behavior predicts future behavior », *Psychological Bulletin*, 124, p. 54-74.

PERUGINI M. (2005), « Predictive models of implicit and explicit attitudes », *British Journal of Social Psychology*, 44, p. 29-45.

Perugini M. & Bagozzi R. (2001), « The role of desires and anticipated emotions in goal-directed behaviours: Broadening and deepening the theory of planned behaviour », *British Journal of Social Psychology*, 40, p. 79-98.

Perugini M. & Bagozzi R. (2004), « The distinction between desires and intentions », *European Journal of Social Psychology*, 34, p. 69-84.

Petty R. & Krosnick J. (1995), *Attitude strength: Antecedents and consequence*, Hillsdale, NJ, England, Lawrence Erlbaum Associates, Inc.

Richard R., Van der Pligt J. & De Vries N. (1995), « Anticipated affective reactions and prevention of AIDS », *British Journal of Social Psychology*, 34, p. 9-21.

Skår S., Sniehotta F., Araújo-Soares V. & Molloy G. (2008), « Prediction of behaviour *versus* prediction of behaviour change: The role of motivational moderators in the theory of planned behaviour », *Applied Psychology: An International Review*, 57, p. 609-627.

Skitka L., Bauman C. & Sargis E. (2005), « Moral conviction: Another contributor to attitude strength or something more? », *Journal of Personality and Social Psychology*, 88, p. 895-917.

Susie M., Johnston M., Francis J., Hardeman W. & Eccles M. (2008), « From theory to intervention: mapping theoretically derived behavioural determinants to behavior change techniques », *Applied Psychology: An International Review*, 57, p. 660-680.

Thurstone L. (1931), « The measurement of social attitudes », *The Journal of Abnormal and Social Psychology*, 26, p. 249-269.

Trafimow D. (2004), « Problems with change in R^2 as applied to theory of reasoned action research », *British Journal of Social Psychology*, 43, p. 515-530.

Van Breukelen W., Van der Vlist R. & Steensma H. (2004), « Voluntary employee turnover: Combining variables from the 'traditional' turnover literature with the theory of planned behavior », *Journal of Organizational Behavior*, 25, p. 893-914.

Van Harreveld F. & Van der Pligt J. (2004), « Attitudes as stable and transparent constructions », *Journal of Experimental Social Psychology*, 40, p. 666-674.

Verbecke W. & Vaquier I. (2005), « Individual determinants of fish consumption: application of the theory of planned behavior », *Appetite*, 44, p. 67-82.

Verplanken B. & Aarts H. (1999), « Habit, attitudes, and planned behaviour. Is habit an empty construct or an interesting case of goal-directed automaticity? », *in* W. Stroebe & M. Hewstone (dir.), *European Review of Social Psychology*, vol. X, Chichester, Wiley, p. 101-134.

Verplanken B. & Wood W. (2006), « Interventions to break and create consumer habits », *Journal of Public Policy and Marketing*, 25, p. 90-103.

Visser P., Bizer G. & Krosnick J. (2006), « Exploring the latent structure of strength-related attitude attributes », *in* M. Zanna (dir.), *Advances in Experimental Social Psychology*, 38, San Diego, CA, Academic Press, p. 1-67.

Weary G., Gleicher F. & Marsh K. (1993), *Control motivation and social cognition*, New York, Springer-Verlag.

Webb T. & Sheeran P. (2006), « Does changing behavioral intentions engender behavior change? A meta-analysis of the experimental evidence », *Psychological Bulletin*, 132, p. 249-268.

Wicker A. (1969), « Attitudes versus actions: The relationship of verbal and overt behavioral responses to attitude objects », *Journal of Social Issues*, 25, p. 41-78.

Wood W., Tam L. & Witt M. (2005), « Changing circumstances, disrupting habits », *Journal of Personality and Social Psychology*, 88, p. 918-933.

Wu S. (2006), « A comparison of the behavior of different customer clusters towards Internet bookstores », *Information Management*, 43, p. 986-1001.

Nicolas GUÉGUEN & Robert-Vincent JOULE

L'ENGAGEMENT : DE LA TECHNIQUE DU PIED-DANS-LA-PORTE À LA COMMUNICATION ENGAGEANTE

Faire preuve d'autorité peut se révéler efficace pour modifier le comportement d'autrui mais ce changement n'a lieu que durant le temps de la pression exercée, car il ne s'accompagne guère d'un changement d'état d'esprit. Les recherches montrent même que l'autorité favorise plutôt la réactance, avec comme conséquence la production de comportements contraires à ceux qui étaient initialement désirés (Joule & Beauvois, 2002). Avoir recours à la persuasion consiste à peser sur les cognitions (attitudes, jugements et croyances) des individus dans le but, le plus souvent, de peser sur les comportements. Mais cette approche classique voit son efficacité amoindrie par différents facteurs de résistance et surtout le passage non automatique d'une idée à un acte : un individu peut partager des opinions émises par un message, y adhérer totalement (par exemple, dans le champ de la santé publique, un message comme « le tabac est dangereux pour la santé, la mienne comme celle d'autrui » n'est généralement pas problématique) et adopter des comportements contraires à ceux que le message vise à faire adopter (fumer, exposer la santé de ses proches en fumant en leur présence). Les recherches synthétiques et les méta-analyses montrent combien l'approche de la communication persuasive conduit à des effets positifs en matière d'apport d'informations et de changement d'attitude. Mais elles montrent également les limites de cette approche, lorsqu'il s'agit de promouvoir de nouveaux comportements (pour synthèse, Joule, Girandola & Bernard, 2007).

À côté de l'autorité et de la persuasion, dont nous venons de rappeler les contours, les chercheurs en psychologie sociale disposent d'un concept théorique et pratique fort : l'engagement et son arsenal de procédures d'influence susceptible de conduire un individu à adopter, de manière plus ou moins durable, un comportement donné. L'approche de l'engagement renvoie à un présupposé différent. Il ne s'agit plus d'utiliser de moyen de pression comme l'autorité ou de recourir exclusivement à des messages persuasifs pour obtenir le comportement attendu mais, plutôt, d'induire un processus interne débouchant sur l'établissement d'un lien entre l'individu et le comportement recherché. Pour Kiesler (1971) l'engagement est, précisément, le lien qui unit un individu à son acte. Sur le plan théorique, deux différences fondamentales apparaissent. La première relève du mécanisme cognitif sous-tendant le processus d'influence sociale : induction par une variable externe du changement du lien causal entre l'individu et l'acte recherché. La seconde différence provient du mécanisme de persistance du changement initial induit : l'engagement exerce un cercle vertueux dans la mesure où la première production de l'acte recherché génère une pression ultérieure à produire un autre acte qui induit, à nouveau, un renforcement du lien entre l'individu et le comportement, ce qui, du coup, augmente la probabilité de répéter l'acte et donc renforce le lien et ainsi de suite…

Il va sans dire que, dans une salle de classe, vous pouvez induire un comportement de tri des déchets ou de ramassage des papiers en tablant sur l'autorité (un ordre de la maîtresse ou du maître, éventuellement assorti d'une menace de punition). Toutefois, si la maîtresse ou le maître tourne le dos ou relâche la pression, le comportement de tri, ou de ramassage, a de fortes probabilités de s'arrêter. Avec l'engagement, cet arrêt a moins de chances de survenir car c'est l'acteur lui-même (ici l'élève) qui en arrive à considérer qu'il est dans sa nature d'adopter ce type de comportement. De fait, il y a même de plus fortes probabilités qu'il adopte le même comportement dans un autre contexte alors que plus personne ne le lui demande : mettre, par exemple, ses papiers dans une poubelle alors qu'il se promène dans la rue. Ici, le sujet ne considère pas qu'il est obligé de faire ce qu'il faut qu'il fasse (autorité), il considère qu'il est le genre de personne qui se préoccupe de l'environnement (engagement).

Fondements historiques de l'engagement

Historiquement, Kurt Lewin (1947) est le premier chercheur à avoir montré l'efficacité de stratégies engageantes pour obtenir des changements de comportement. Sa recherche visait à inciter des ménagères, en période de pénurie alimentaire (Seconde Guerre mondiale), à cuisiner des abats et les pièces moins nobles de boucherie. Plutôt que de favoriser les techniques de contrainte ou de conviction, ce chercheur a utilisé une procédure aboutissant à la concrétisation d'une décision en un acte librement consenti (création de recettes originales lors de groupes de rencontre, valorisation publique des abats…) que l'individu s'engage à accomplir, décision qui va modifier ce qu'il pense et comment il agit. Les résultats montreront que, effectivement, par rapport à un groupe de ménagères ayant été informées de la valeur des abats, celles qui ont accompli des actes en groupe ont consommé dans des proportions très supérieures les abats que l'on cherchait à valoriser. Kurt Lewin appellera cet effet le « gel cognitif », effet qui sera ultérieurement théorisé (cf. Kiesler, 1971) en termes d'engagement. Aussi, cette recherche de Kurt Lewin peut être considérée comme le point de départ de la formalisation du concept d'engagement et de sa première opérationnalisation sur le terrain, avec l'efficacité que l'on sait en matière de santé publique. Près de vingt années seront, néanmoins, nécessaires pour obtenir une avancée méthodologique et théorique du concept d'engagement. L'année 1966 est, en psychologie sociale, marquée par la publication de deux articles qui feront date dans l'histoire de la discipline. Ces deux articles ont été publiés dans la célèbre revue *Journal of Personality and Social Psychology*. Pour l'un, il s'agit du travail expérimental de Freedman et Fraser (1966) qui présente, pour la première fois, la technique du pied-dans-la-porte. Pour l'autre, il s'agit d'une recherche expérimentale que l'on doit à Kiesler et Sakumura (1966) et qui pose les bases de la théorie de l'engagement. L'impact de ces deux articles sera fondamental dans la littérature psychosociale consacrée aux changements d'attitudes et de comportements car ils vont asseoir les bases théoriques et méthodologiques d'une théorie qui est considérée aujourd'hui, par de nombreux auteurs, comme l'une des plus puissantes du changement comportemental (Cialdini, 2004 ; Guéguen, 2004 ; Joule & Beauvois, 1998, 2002 ; Pratkanis, 2007).

L'objectif de la première recherche expérimentale de Freedman et Fraser (1966) était d'obtenir de ménagères qu'elles acceptent que des enquêteurs viennent chez elles pendant deux heures afin de répertorier les produits qu'elles utilisaient dans leur maison (requête cible). Ces personnes prises au hasard dans le bottin téléphonique d'une ville américaine étaient sollicitées, par téléphone, par un enquêteur d'un soi-disant organisme privé dont le nom était inventé pour la circonstance. Après s'être présenté, il demandait à la personne si elle accepterait de répondre à un court questionnaire composé de huit questions sur ses produits de consommation courante (acte préparatoire). En cas d'acceptation, le questionnaire était alors administré et, au terme de l'échange, l'enquêteur remerciait chaleureusement son interlocutrice, lui souhaitait une bonne journée puis raccrochait. Trois jours plus tard, il téléphonait à nouveau aux mêmes ménagères et leur demandait si celles-ci accepteraient de recevoir la fameuse équipe d'enquêteurs chez elles. À des fins de comparaison, un groupe contrôle avait été constitué, lequel était directement confronté à la requête finale. En outre, deux autres conditions expérimentales étaient introduites. Dans un 3e groupe, on procédait comme dans la condition de pied-dans-la-porte mais le questionnaire préparatoire n'était pas administré aux sujets. Dans ce cas, l'enquêteur précisait qui reprendrait contact avec eux ultérieurement. Dans un dernier groupe, enfin, il n'était fait aucunement allusion au questionnaire et l'enquêteur se contentait de téléphoner pour présenter l'organisation à laquelle il appartenait et ce qu'elle faisait. Les résultats obtenus sont présentés dans le tableau 1 :

Pied-dans-la-porte			Contrôle
Passation du questionnaire	Pas de passation du questionnaire	Simple présentation	Aucune interaction préalable
52,8 %	33,3 %	27,8 %	22,2 %

Tableau 1. – *Taux d'acceptation de la requête finale.*

Le premier groupe (passation du questionnaire) se différencie statistiquement des autres groupes. Ces résultats, d'une part, attestent de l'efficacité de la technique et, d'autre part, permettent de commencer à comprendre les conditions qui affectent son efficacité : 1) la familiarité entre la ménagère et l'enquêteur ne joue pas puisque l'on observe une différence entre le premier et le troisième groupe alors que l'interaction entre les deux personnes a été de même durée ; 2) l'efficacité de la technique diminue lorsque l'acte préparatoire n'est pas effectivement réalisé.

Pour autant, certaines questions restaient en suspend : l'acceptation de la requête finale dépendait-elle de l'acceptation de la première requête ou d'un engagement initial de faire quelque chose auprès d'un enquêteur devenu familier ? Afin de mieux cerner les processus en jeu, Freedman et Fraser vont effectuer une autre expérience. Ici, la requête cible est plus exorbitante encore que la précédente : obtenir de résidents de maisons individuelles qu'ils acceptent la pose, dans leur jardin, d'un grand panneau portant la mention « Conduisez prudemment » et cela, pour le compte d'un supposé service public d'information de sécurité routière.

L'expérience a été réalisée auprès de propriétaires de pavillons d'une banlieue d'une petite ville. Quatre conditions expérimentales combinant deux facteurs ont été utilisées. Comme précédemment, il fallait concevoir une requête préparatoire qui soit facilement acceptée par les sujets. Deux types de requêtes ont été élaborés. Elles consistaient soit à demander aux sujets de mettre un autocollant sur leur fenêtre, soit à leur demander de signer une pétition (actes préparatoires). La pétition ou l'autocollant portait, selon le cas, sur la sécurité routière (message d'incitation à conduire avec prudence) ou sur l'écologie (incitation à garder sa région propre). Cette sollicitation, contrairement à l'expérience précédente, ne se faisait pas par téléphone mais en face-à-face, directement, chez les personnes. Ainsi, deux semaines après, un autre expérimentateur se présentait au domicile de ces mêmes personnes (il était ignorant de la manipulation expérimentale) pour formuler la requête cible. Un groupe complémentaire de personnes, non sollicitées pour signer la pétition ou mettre un autocollant, était également introduit afin de constituer le groupe contrôle. À l'ensemble de ces personnes, l'expérimentateur demandait si elles accepteraient la pose d'un panneau en faveur de la prévention routière dans leur jardin (requête cible). Ce panneau étant de grande taille, une photographie représentant celui-ci à proximité d'un pavillon standard était présentée aux sujets afin qu'ils puissent se rendre compte du caractère fortement inesthétique de l'implantation d'un tel panneau dans un jardin. Les différents taux d'acceptation de la requête cible sont présentés dans le tableau 2.

	Type de requête préparatoire	
Justification	Mettre autocollant	Signer pétition
Sécurité routière	76,0 %	47,8 %
Préservation de la nature	47,6 %	47,4 %

Tableau 2. – *Taux d'acceptation de la requête cible (en %).*

En condition contrôle, c'est-à-dire lorsque les personnes n'ont pas été préalablement sollicitées, le taux d'acceptation de la mise en place du panneau a été de 16,7 % et s'avère statistiquement différent de tous les autres taux. On confirme donc, à nouveau, l'efficacité de la technique du pied-dans-la-porte. Comme on peut le voir, lorsqu'il y a convergence entre le thème et les caractéristiques des deux requêtes (condition autocollant pour la sécurité routière), les personnes acceptent en plus grand nombre la requête cible. Ces résultats nous permettent d'affiner notre compréhension de l'engagement en montrant que le resserrement du lien entre l'acte préparatoire et le comportement attendu a son importance et que sa manipulation par le biais de la proximité entre les deux (ici la conjonction du support et du thème) a également son importance.

Ce premier travail expérimental de Freedman et Fraser a constitué le premier point d'ancrage théorique et méthodologique à la fois de la technique du pied-dans-la-porte mais également de la théorie de l'engagement. On confirmait, ainsi, que la production d'un acte coûteux (requête cible) était favorisée par la réalisation antérieure d'un acte de moindre coût (requête préparatoire).

Le second article à la base de la réflexion théorique sur l'engagement est signé par Kiesler et Sakumura. Il fut publié la même année que celui de Freedman et Fraser. Dès 1964, Kiesler entrevoit que la focalisation sur le changement d'attitude qui est au cœur de la théorie de la dissonance cognitive conduit les chercheurs à négliger le comportement pourtant au cœur des paradigmes classiques de cette théorie (paradigme de la soumission forcée ou induite notamment) et, surtout, le lien attitude-comportement. Pour lui, l'engagement va permettre de relier un individu à ses comportements et les comportements produits par cet individu seraient eux-mêmes reliés aux attitudes.

Kiesler et Sakumura (1966) avanceront alors l'idée qu'il y a une relation positive entre le degré d'engagement et le changement d'attitude et, surtout, identifieront un ensemble de facteurs susceptibles d'affecter l'engagement. Ce degré d'engagement pouvant être manipulé de différentes façons : nombre de comportements réalisés, l'importance du comportement, le caractère explicite du comportement (public, non-ambigu), son caractère irrévocable, le libre-choix, l'absence de pressions externes, etc. Pour ces chercheurs, tous ces éléments seraient susceptibles d'affecter le lien que le sujet établit entre le comportement qu'il a produit et les attitudes qu'il a concernant cet acte.

L'ENGAGEMENT : UNE THÉORIE PUISSANTE DU CHANGEMENT COMPORTEMENTAL

Si 1966 constitue une année charnière dans la conceptualisation de la théorie de l'engagement et du début de son opérationnalisation, les deux articles que nous venons d'évoquer n'auront pas le même impact. En effet, seul le pied-dans-la-porte de Freedman et Fraser (1966) suscitera un fort intérêt de la part des chercheurs. Avec cette technique, on vient de le voir, on fait produire un premier comportement (l'acte préparatoire) qui va prédisposer le sujet à accomplir un second acte plus coûteux et donc plus difficile à obtenir. Les recherches ultérieures montreront qu'en obtenant deux actes préparatoires – et non plus un seul – on augmente l'efficacité de la technique du pied-dans-la-porte, comme la théorie de l'engagement le donne à attendre. Cette façon de procéder a reçu le nom de double pied-dans-la-porte. Ainsi, Goldman, Creason et McCall (1981) avaient pour objectif d'amener des personnes à accepter de répertorier, sur un papier prévu à cet effet, tous les disques qu'ils écouteraient durant les six semaines suivantes puis d'expédier ce papier, dûment complété, en le glissant dans une enveloppe timbrée mise à leur disposition. En condition de pied-dans-la-porte, les sujets étaient préparés par une question : on leur demandait de donner le nom des deux stations de radio qu'ils écoutaient le plus souvent (acte préparatoire). En condition de double pied-dans-la-porte, cette première requête était d'abord adressée aux sujets. Les réponses à la question obtenues (premier acte préparatoire), ils étaient sollicités afin d'écouter la radio pendant une demi-heure, afin de répondre ensuite à certaines questions sur le programme. Sitôt l'accord obtenu (second acte préparatoire), l'expérimentateur faisait savoir aux sujets qu'ils seraient sollicités ultérieurement pour cela, avant de formuler la requête-cible. Ainsi, si le simple pied-dans-la-porte (un seul acte préparatoire) est efficace pour augmenter la probabilité de voir les gens faire ce qu'on leur demande de faire, le double pied-dans-la-porte (deux actes préparatoires successifs) l'est davantage encore.

Une recherche plus récente de Dolinski (2000) confirmera la plus grande efficacité d'un double pied-dans-la-porte dans une situation d'aide plus banale. Ici, l'objectif était d'amener des personnes dans la rue à surveiller un sac volumineux de quelqu'un (en fait l'expérimentateur) qui prétendait avoir oublié quelque chose chez lui. En condition de simple pied-dans-la-porte, le sujet était sollicité, une minute auparavant, par un compère qui le priait de bien vouloir lui indiquer une direction, tandis qu'en condition de double pied-dans-la-porte, le sujet était préalablement sollicité par deux compères : le premier avait pour consigne de lui demander de signer une pétition et le second de lui demander la même direction que dans la condition précédente. On observera que 46 % des sujets ont surveillé le sac en condition de double pied-dans-la-porte contre 36 % en condition de simple pied-dans-la-porte et, enfin, 18 % en condition contrôle où seule la requête cible a été formulée. À nouveau, deux requêtes préparatoires induisent un taux d'acceptation de la requête cible plus élevé qu'une seule requête. En d'autres termes, en faisant produire 2 comportements préparatoires, on augmente l'efficacité de la technique du pied-dans-la-porte. Toutefois, une explication théorique alternative est envisageable, pour peu qu'on se limite à l'interprétation des effets de cette technique : celle de l'auto-perception activée par la requête préparatoire.

Historiquement, cette explication théorique est, d'ailleurs, la première a avoir été mise en avant par les chercheurs pour rendre compte de l'effet du pied-dans-la-porte. C'est elle qui a été initialement avancée par Freedman et Fraser (1966). Elle puise sa légitimité dans les travaux de Bem (1972). Pour Bem, l'individu infère ses attitudes de ses comportements. Aussi, appliquée au pied-dans-la-porte, la première requête, dès lors qu'elle est acceptée par le sujet, le conduirait à inférer qu'il est le type de personne qui aide autrui, qui soutient les bonnes causes, comme celle impliquée par la requête à laquelle il vient librement d'accepter de satisfaire. Aussi, ultérieurement, lorsque le sujet se trouve confronté à la requête cible, il se conforme à cette auto-perception initiale, auto-perception le rendant plus enclin à accepter une nouvelle sollicitation allant dans le sens de la première. De fait, une telle interprétation théorique, reste valide avec le double pied-dans-la porte. Dans cette perspective, deux actes préparatoires favoriseraient encore plus l'activation de cette auto-perception, ce qui aurait pour effet d'augmenter l'efficacité de cette technique. Cette option théorique a fait l'objet d'importantes tentatives de validation dans la littérature psychosociale et, exceptions faites de certains auteurs (Joule & Beauvois, 1988; Cialdini, 2004), l'effet de la technique du pied-dans-la-porte n'a, curieusement, que rarement été interprété à la lumière de la théorie de l'engagement.

Deux séries de travaux fournissent de solides appuis empiriques à la théorie de l'engagement. On doit la première à Moriarty (1975). Elle illustre l'efficacité de l'engagement pour transformer un observateur passif en acteur téméraire. Dans une première expérience, Moriarty va choisir la plage comme terrain d'observation et d'expérimentation. Un premier compère plaçait sa serviette sur le sable à un mètre et demi du sujet, s'allongeait et branchait une radio portable. Après deux minutes, il se levait et s'entretenait avec le sujet. En situation d'engagement, il lui disait qu'il devait retourner sur la route du bord de plage pour quelques minutes et demandait au sujet de jeter un coup d'œil, en son absence, sur ses affaires. En situation de non-engagement, ce compère demandait au sujet s'il avait du feu pour allumer sa cigarette. Puis, dans les deux conditions, le compère s'éloignait. Quelques minutes plus tard, un second compère s'approchait de l'emplacement où se trouvait le premier compère et « volait » la radio. Il s'en allait alors avec celle-ci sous le bras dans la direction opposée à celle prise par le premier compère. On observait alors la réaction des sujets. Les résultats montreront que si 12,5 % des personnes sont intervenues en condition de non engagement pour empêcher le vol, elles ont été 95 % en condition d'engagement.

Une seconde recherche de cet auteur menée dans un restaurant où, cette fois, une jeune femme demandait à des clients de jeter un coup d'œil sur un sac de luxe, durant son absence, confirmera ces résultats : 100 % des sujets sont intervenus en condition d'engagement de surveillance contre 12,5 % en condition de non engagement. Des taux d'intervention, tout aussi élevés, ont été observés dans de nombreuses réplications de cette expérience (Harris & Samerotte, 1976 ; Schwarz, Jennings, Petrillo & Kidd, 1980 ; Shaffer, Rogel & Hendrick, 1975 ; Stewart & Cannon, 1977). On obtint des résultats tout aussi spectaculaires dans une situation moins problématique. Ainsi, Guéguen, Pascual et Lader (2003) ont demandé à un compère, à la caisse d'un supermarché, de solliciter des sujets afin qu'ils surveillent son chariot le temps qu'il se procure un produit prétendument oublié dans un rayon quelque peu éloigné. Peu de temps après, un second compère qui attendait derrière ce chariot sans son propriétaire, se plaçait devant pour gagner une place et ne pas attendre inutilement. Résultats : les sujets sont intervenus dans 95 % des cas en situation d'engagement contre 15 % des cas lorsqu'aucun engagement préalable n'avait été sollicité. La quasi-totalité des sujets sont donc intervenus, alors que l'acte du second compère n'était pas, à proprement parler, répréhensible et était même, à certains égards, légitime. Tout se passe comme si, les sujets engagés à surveiller le chariot d'un inconnu, se sentaient « responsable » de ce qui pouvait arriver à ce chariot en l'absence de son propriétaire. S'engager à faire quelque chose, même dans le cas d'un engagement obtenu par un quidam, favorise donc très fortement la production du comportement attendu. Rappelons que les taux de production du comportement cible avoisinent dans ces recherches les 100 %, ce qui est une quasi-exception dans la littérature.

On doit la seconde série de travaux fournissant de solides appuis empiriques à la théorie de l'engagement à Cialdini, Cacioppo, Bassett et Miller (1978). Ces chercheurs souhaitaient étudier à quel point nos décisions initiales persistent, quand bien même un certain préjudice personnel est attaché au maintien de cette décision. Ils testeront une procédure qu'ils appelleront la technique du *low-ball*[1]. Cette technique consiste à obtenir, dans un premier temps, la décision de faire quelque chose, avant de révéler au sujet, dans un second temps, les inconvénients de cette décision. Sur la base de la théorie de l'engagement, on attend une persistance de la décision initiale. L'objectif de la recherche de ces auteurs, était d'amener des étudiants à accepter de participer à une expérience de psychologie qui se tiendrait de très bonne heure le matin (requête cible). L'expérimentateur se présentait dans des salles de

1. Traduit par « amorçage » par Joule et Beauvois (2002).

cours et disait avoir besoin d'étudiants pour participer à une étude sur les processus cognitifs dont la participation était censée rapporter un crédit de cours. En situation contrôle, l'expérimentateur disait tout de suite toute la vérité. Il précisait que l'expérience était programmée à 7 heures du matin. En condition de *low-ball*, l'expérimentateur demandait s'il y avait des volontaires pour participer à la même étude de psychologie. L'acceptation obtenue, l'expérimentateur informait les sujets qu'elle était programmée à 7 heures du matin, puis il leur redemandait s'ils consentaient toujours à y participer. Dans les deux conditions, on précisait aux sujets le lieu et la date du rendez-vous. La veille de ce rendez-vous, chaque sujet était appelé au téléphone. On lui rappelait alors qu'il était attendu le lendemain au laboratoire. On mesurait, d'une part, le taux d'acceptation de la requête cible et, d'autre part, le comportement effectif des sujets, c'est-à-dire le nombre de personnes s'étant effectivement présentées à 7 heures du matin devant la porte du laboratoire. En ce qui concerne les taux d'acceptation de la requête cible, 31 % des sujets en condition contrôle ont accepté de participer à l'étude, ils ont été 53 % en condition de *low-ball*. En ce qui concerne le comportement effectif, on observera que, en condition contrôle, 24 % sont venus contre 53 % en condition de *low-ball*.

D'autres travaux ont montré que l'on pouvait obtenir, en tablant sur la même technique, des comportements particulièrement coûteux. Joule (1987) a, par exemple, montré que l'on pouvait conduire des fumeurs à se priver de tabac durant une soirée et une matinée (en fait de 18 heures à 12 heures le lendemain, soit 18 heures) pour une faible rémunération (cinq euros). Les sujets, des étudiants, étaient tous fumeurs et avouaient une consommation journalière d'au moins 15 cigarettes. Dans ce dispositif expérimental, trois variantes d'un pied-dans-la-porte et trois variantes d'un *low-ball* ont été testées. En condition de pied-dans-la-porte, l'expérimentateur commençait par formuler une première requête. Selon le cas, il s'agissait de demander au sujet de répondre à un petit questionnaire (pied-dans-la-porte avec questionnaire), d'exécuter une tâche de concentration de quelques minutes (pied-dans-la-porte avec test sans privation de tabac), de faire la même tâche après s'être privé de tabac pendant deux heures (pied-dans-la-porte avec test de privation de tabac). La requête cible consistait à demander au sujet de se priver de tabac pendant 18 heures moyennant une rémunération de cinq euros.

En condition de *low-ball*, l'expérimentateur demandait au sujet, s'il accepterait de participer à une expérience pour laquelle il serait payé 8,50 euros. Lorsque le sujet acceptait, divers renseignements pour pouvoir le joindre lui étaient alors demandés. Quelques jours après, le sujet était à nouveau sollicité par l'expérimentateur qui lui demandait s'il acceptait toujours de participer à la recherche, sachant que la rémunération était passée de 8,50 à 5 euros (une restriction budgétaire était invoquée) et, surtout, qu'il faudrait qu'il arrête de fumer pendant 18 heures. En condition de *low-ball* avec information directe, la demande était faite avant que la date de rendez-vous au laboratoire ne soit fixée, tandis qu'en *low-ball* avec information indirecte, la demande était faite après que la date de rendez-vous au laboratoire ne soit fixée. Enfin, dans une troisième condition dite de *low-ball*/fait accompli, la demande était faite au moment où le sujet arrivait au laboratoire, pour prendre part à la recherche sur la base des seules informations qui lui avaient été communiquées lors du recrutement. Dans une condition contrôle, la requête cible était formulée directement.

On mesurait la soumission verbale, c'est-à-dire le taux d'acceptation de la requête (pourcentage de sujets acceptant de participer à l'expérience impliquant une privation de tabac de 18 heures pour 5 euros) et la soumission comportementale, c'est-à-dire le comportement effectif de privation des sujets (pourcentage de sujets qui se sont effectivement privés de tabac pendant 18 heures). Les résultats obtenus sont synthétisés dans le tableau 3.

	Type de soumission	
	Verbale	Comportementale
Pied-dans-la-porte avec questionnaire	25,0 %	10,0 %
Pied-dans-la-porte avec test sans privation de tabac	50,0 %	16,7 %
Pied-dans-la-porte avec test de privation de tabac	50,0 %	44,4 %
Low-Ball avec information directe	85,0 %	65,0 %
Low-Ball avec information indirecte	91,3 %	69,6 %
Low-Ball/fait accompli	95,2 %	90,5 %
Contrôle	12,5 %	4,2 %

Tableau 3. – *Taux de soumission verbale ou comportementale à la requête.*

Les résultats obtenus attestent de toute l'efficacité de la technique du *low-ball*. On notera que cette technique s'avère bien plus efficace que la technique du pied-dans-la porte. Le même constat a d'ailleurs été effectué dans d'autres travaux (Wang, Brownstein & Katzev, 1989). Rien de surprenant. Ces résultats sont strictement conformes aux prédictions de la théorie de l'engagement. Rappelons que, l'engagement a pour conséquence l'établissement d'un lien entre l'individu à son acte. Force est de constater que la prise de décision sur laquelle repose la technique du *low-ball* est un facteur plus engageant que le séquençage de comportements, tel qu'il est opérationnalisé avec le pied-dans-la-porte par le biais de la succession requête-préparatoire suivi de la requête-cible.

Une autre procédure reposant, elle aussi sur *l'effet de gel* engendré par une première décision a reçu le nom de leurre (Joule & Beauvois, 2002). Elle consiste à faire prendre une décision à une personne, décision sur un comportement qui possède certains avantages. Puis, les circonstances ayant changé, la personne est informée que le comportement en question n'est plus réalisable. On lui propose alors un comportement de substitution, qui ne présente pas les mêmes avantages. Cette procédure ressemble à la technique du *low-ball,* car elle conduit le sujet à prendre successivement deux décisions, en mettant en avant des avantages fictifs pour favoriser le premier choix. La technique du leurre se distingue toutefois de la technique du *low-ball* par le fait que les décisions portent sur des objets différents pour le leurre, alors qu'elles concernent le même objet pour le *low-ball.*

On doit les premières réalisations expérimentales du leurre à Joule, Gouilloux et Weber (1989). Le comportement attendu était la participation à une expérience d'une demi-heure, peu attrayante et non rémunérée, sur la mémoire. En condition de leurre, à la fin d'un cours, un expérimentateur disait à des étudiants qu'il cherchait des volontaires pour participer à une recherche sur les émotions. La tâche était plutôt attrayante puisqu'elle consistait à visionner un film de vingt-cinq minutes, puis à répondre à quelques questions sur des scènes du film. La participation à cette expérience était récompensée de 5 euros. Un rendez-vous au laboratoire était donné aux étudiants intéressés. Le jour du rendez-vous, l'expérimentateur les informait qu'il n'avait plus besoin d'eux, sa recherche étant terminée. Il les informait aussi qu'il réalisait une autre expérience d'une demi-heure sur la mémoire. Il s'agissait, cette fois de visionner des diapositives présentant des nombres, tout en écoutant la bande sonore diffusant d'autres chiffres. Il fallait se rappeler des nombres vus et entendus. Le chercheur demandait alors aux étudiants s'ils étaient d'accord pour accomplir cette tâche, incontestablement plus fastidieuse que la précédente, et non rémunérée. En condition contrôle, l'expérimentateur proposait directement aux sujets de participer à la recherche sur la mémoire, lors de son passage dans les classes, et donnait rendez-vous aux étudiants intéressés. En condition contrôle, seulement 15,4 % des sujets participèrent à l'expérience sur la mémoire. Ils furent trois fois plus nombreux en condition de leurre : 47,4 %. Il est à souligner que tous les étudiants qui se sont rendus au laboratoire pour la recherche sur les émotions ont effectué l'exercice sur la mémoire. Ainsi, les sujets persévèrent dans leur décision initiale de prendre part à une expérience, alors que le gain financier attendu n'existe plus. Cette procédure, dont l'efficacité est attestée dans plusieurs autres recherches (cf. notamment, Marchand et Joule, 2008) et montre que l'individu à tendance à poursuivre dans le cours d'action dans lequel il est inscrit. Guéguen & Jacob, (sous presse) ont, pour leur part, montré que la technique du leurre s'avère également efficace pour induire de la part d'un consommateur un acte d'achat pour un produit plus cher, alors que la motivation initiale l'ayant poussé à entrer dans le magasin était l'acquisition d'un produit bon marché mais non disponible (ici une paire de chaussures en promotion mais qui n'existait pas dans la pointure du client).

L'ENGAGEMENT ET SES APPLICATIONS

Les travaux que nous venons de présenter, et qui constituent le panel des recherches princeps en matière d'engagement, montrent que l'on peut affecter la probabilité d'obtenir un comportement donné en tablant sur différentes procédures. De fait, la théorie de l'engagement a permis aux psychologues sociaux de développer une véritable ingénierie du changement comportemental et a donné lieu à de très nombreuses applications. L'objectif n'est, bien sûr, pas ici de toutes les énumérer. Il est simplement d'illustrer quelques champs d'application de cette théorie.

L'un de ces champs concerne la protection de l'environnement et, plus particulièrement, l'adoption de comportements écologiques : économiser de l'énergie, trier les ordures, pratiquer le co-voiturage, etc. Une recherche de Wang et Katzev (1990) a été faite auprès de personnes âgées, résidant dans une institution de retraite, mais qui disposaient d'une certaine autonomie pour faire leurs courses, recevoir des personnes. L'expérimentation comprenait trois phases. Durant la première phase, des brochures étaient distribuées aux sujets, brochures les informant sur la façon de recycler, trier le papier et où le stocker. Une phase d'engagement de groupe avait lieu 22 jours après. Au terme d'une discussion en groupe, un formulaire d'engagement collectif à trier les papiers pendant quatre semaines était remis à chaque personne, ce formulaire les engageant collectivement. Il s'agissait d'un énoncé proche d'une profession de foi : « Nous, résidents du 2e étage, avons décidé de participer à un programme de recyclage du papier sponsorisé par... Il est convenu que tout papier recyclable sera placé dans une poubelle de recyclage. Nous nous engageons à participer à ce projet de recyclage durant les quatre semaines à venir. » Après ces quatre semaines, une lettre les informait qu'ils n'étaient plus tenus de continuer le tri. On précisait, toutefois, que pendant encore quatre semaines, il leur serait possible de recycler le papier, comme précédemment, puisque les infrastructures le permettant étaient maintenues. À la fin de chacune des périodes, on mesurait le poids moyen de papiers recyclés par chacun des résidents. Les résultats montreront qu'à partir de la phase 2, le poids moyen de papiers recyclés a augmenté significativement, de 63 % puis de 108 % en phase 3. Ainsi, en phase 3, les résidents se trouvent plus engagés, encore, dans la démarche qu'en phase 2. Il faut dire, qu'au terme de la phase 2, on leur avait signifié qu'ils n'étaient plus tenus de poursuivre leur effort et ce faisant les chercheurs avaient habilement joué sur un puissant facteur d'engagement : le *libre* choix.

D'autres travaux ont montré ces effets positifs de l'engagement sur l'adoption de comportements écologiques. Ainsi, Joule (1994) a pu obtenir une réduction de 25 % de la consommation d'énergie dans des services hospitaliers en demandant aux différents personnels (infirmières, puéricultrices, personnels administratifs, etc.) lors d'une série de courtes réunions, de trouver des idées de réduction, de les exprimer publiquement, de tester ces idées et de revenir une semaine après pour en parler. Dans cette recherche, tout était fait pour que chacun se sente le producteur de ses décisions et s'engage vis-à-vis de ses pairs (caractère public de l'acte). Des effets cognitifs de l'engagement ont pu aussi être mis en évidence, les personnels hospitaliers concernés en arrivant à considérer que de tels comportements « économes » étaient plus légitimes, plus aisés à produire et moins gênants au quotidien qu'ils ne le pensaient auparavant.

L'adoption de comportements sécuritaires sur le lieu de travail est un autre champ d'application de la théorie de l'engagement. Joule et Beauvois (1998) ont, ainsi, pu montrer l'intérêt qu'il y avait à recourir à ce cadre théorique pour inciter des ouvriers à utiliser leurs protections auditives dans un environnement de travail très bruyant. Dans un premier temps, chaque ouvrier était sollicité, sur son lieu de travail, par un enquêteur se présentant comme extérieur à l'entreprise, pour répondre à un petit questionnaire sur la santé en usine. Après avoir répondu, l'ouvrier se voyait demander s'il accepterait de participer à une réunion d'une heure prévue quelques jours plus tard pour parler justement de la sécurité à l'usine. Au cours de cette réunion, les ouvriers étaient incités à donner, publiquement, leur avis et surtout à émettre publiquement un engagement d'accomplir un ou plusieurs actes concrets destinés à se prémunir du bruit, par exemple en ayant toujours à sa disposition, sur le poste de travail, les protections disponibles, en essayant plusieurs méthodes pour choisir, en connaissance de cause, celle qui lui convenait le mieux. Par la suite, et durant dix jours, le comportement des ouvriers a été discrètement observé. On constata que le taux d'ouvriers portant leurs protections au moins une fois durant la période d'observation est passé de 47 % à 88 %. Le nombre moyen de jours où les ouvriers étaient vus avec leur protection est passé, quant à lui, de 3,9 jours à 6,5 jours. Guéguen (sous presse a), dans une recherche récente, montre également que le port du casque de protection de travailleurs affectés au concassage de pierres est plus important si, au préalable, ces personnes ont été conduites à choisir la couleur de ce dernier parmi une gamme de 3 couleurs que dans des groupes où ces couleurs étaient imposées. Cette marge de liberté laissée aux travailleurs a, ainsi, favorisé l'engagement.

La santé est également un domaine qui a fait l'objet d'application de la théorie de l'engagement. C'est le cas tout particulièrement de l'observance thérapeutique et de la prévention de certaines maladies. Kulik et Carlino (1987) ont, ainsi, utilisé une approche engageante afin d'inciter des patients à respecter les prescriptions médicamenteuses formulées par leur médecin. Ces chercheurs ont mené une expérimentation auprès de parents de 89 enfants âgés de 2 et 8 ans, admis en service de pédiatrie, et souffrant d'une otite. Après l'examen et le diagnostic de l'otite posé, le pédiatre informait les parents de la maladie et de son traitement (par administration d'antibiotiques essentiellement). Deux médicaments considérés par le médecin comme ayant la même efficacité, et de même coût, étaient prescrits pour une même durée afin d'enrayer l'infection (10 jours). À la moitié des parents, le médecin demandait de promettre de donner toutes les doses. Cette promesse était uniquement verbale. Il demandait également à la moitié des parents de choisir l'un ou l'autre des médicaments adaptés au cas de leur enfant. Lors de la contre-visite ayant lieu 9-11 jours après, l'expérimentateur demandait aux parents de bien vouloir accepter de participer à une enquête prétendument destinée à mettre au point une technique favorisant la prise d'antibiotiques. Ce questionnaire permettait, par le biais de questions posées de manière détournée, d'estimer le respect par les parents des recommandations données par leur médecin. On notait les cas de non-respect de la prescription afin de pouvoir estimer précisément les doses non administrées (date d'arrêt, les oublis...). Dans le même temps, une analyse destinée à évaluer la concentration de l'agent infectieux de l'otite était pratiquée, de même qu'un examen médical destiné à évaluer l'évolution de la maladie et l'état de l'enfant. Les résultats montreront que l'état de santé de l'enfant était meilleur en condition d'engagement. Ici la liberté de choix du médicament et l'engagement verbal d'apparence anodine vis-à-vis du médecin sont donc les deux facteurs d'engagement sur lesquels les chercheurs se sont appuyés avec succès.

Les champs d'application de l'engagement que nous venons de rappeler ne sont que quelques champs parmi de nombreux autres. D'autres travaux ont montré que l'on peut efficacement tabler sur une procédure engageante pour inciter des personnes à utiliser des préservatifs (Joule & Beauvois, 1998), à recourir au dépistage préventif du cancer (Dolin & Booth-Butterfield, 1995) ou à faire appel à un taxi pour rentrer chez elles plutôt que de prendre leur voiture personnelle après avoir bu (Taylor & Booth-Butterfield, 1993) ou encore à s'abstenir de boire pour ramener des camarades de discothèque à la maison (Fointiat, 2008). On a également montré l'efficacité de l'engagement pour induire une diminution des dépassements de vitesse de la part de conducteurs (Delhomme, Kreel & Ragot, 2008). Par ailleurs, l'engagement s'avère plus efficace, comparativement à d'autres stratégies d'influence, pour impliquer des personnes au chômage dans la recherche d'emploi (Joule & Beauvois, 1998; Ollivier & Ruellan, 1993; Pascual, Castra & Guéguen, 2006) ou pour inciter des enfants à faire leurs exercices scolaires à la maison (Guéguen, sous presse b).

VERS LA COMMUNICATION ENGAGEANTE

Les premiers travaux sur l'engagement ont porté sur la mise au point de procédures destinées à favoriser l'établissement d'un lien entre l'individu et son acte ou ses actes. De fait, ces procédures reposaient sur un face-à-face expérimentateur-sujet et impliquaient une focalisation sur le comportement en négligeant, peu ou prou, les contenus langagiers des requêtes (requête initiale et requête cible). Ainsi, avec le pied-dans-la porte, on amène un sujet à réaliser un acte préparatoire pour le prédisposer à accepter la requête cible, sans vraiment se soucier de la façon de formuler les requêtes. Ainsi, encore, avec le *low-ball*, on fait prendre une décision préparatoire avantageuse au sujet pour le prédisposer à la maintenir lorsqu'il est ultérieurement informé de ses inconvénients, sans vraiment se soucier de la façon de formuler ses demandes. On observe depuis une dizaine d'années une évolution de la recherche sur l'engagement qui se focalise davantage sur les composantes verbales et qui cherche à mettre en lumière certains déterminants sémantiques engageants. Cette orientation de recherche est assez illustrative d'une approche que les chercheurs ont qualifiée sous le terme de communication engageante (Joule, Girandola & Bernard, 2007), car c'est aussi dans le message que les déterminants engageants peuvent se trouver.

L'évocation sémantique de la liberté

Le sentiment de liberté du sujet est une condition favorisant l'engagement. En effet, lorsque ce sentiment est activé, l'individu ne peut guère associer la production d'une décision ou d'un acte à une cause externe ; et ne pouvant associer la production d'une décision ou d'un acte à une cause externe, il va établir un lien étroit entre lui-même et ce qu'il a pu décider de faire ou faire. Nous avons vu que ce sentiment de liberté était activé par le simple fait de ne pas assortir la demande portant sur le comportement attendu d'obligations et en laissant le sujet décider de produire ou pas cet acte. Partant de ce constat, certains chercheurs ont fait l'hypothèse que la simple évocation sémantique de la liberté pourrait induire ce sentiment de liberté et déboucher sur les effets que donne à attendre la théorie de l'engagement. Pour Joule et Beauvois (1998) « rien de plus facile que de créer un contexte de liberté. Il suffit d'assortir la requête faite à l'acteur d'une phrase affirmant qu'il est libre de faire ou de ne pas faire ce qu'on attend de lui » (p. 71). Ainsi, pour ces auteurs une simple évocation de la liberté suffirait. Les résultats montreront la pertinence d'une telle assertion, assertion qui constituera l'assise des travaux sur les activations engageantes sémantiques.

Joule (1994, pour synthèse : Joule et Beauvois 1998) fut le premier à tabler sur la liberté décisionnelle pour obtenir des effets cognitifs et comportementaux. L'objectif était d'impliquer plus fortement des chômeurs de longue durée dans un dispositif de formation afin de favoriser la réinsertion professionnelle (trouver un emploi). Lors de la présentation d'un stage de formation, un formateur précisait les objectifs et le contenu du stage et les modalités de contrôle des présences qui accompagnait cette formation. Dans un cas (groupe témoin), le formateur précisait que la présence serait contrôlée (appel quotidien) et que toute absence non justifiée se traduirait par une sanction financière (retrait sur le salaire). Dans un autre cas (groupe expérimental), le formateur précisait qu'il était normalement tenu de vérifier quotidiennement la présence de chacun et qu'une absence injustifiée entraînait normalement des sanctions financières. Puis il mentionnait que, personnellement, il était contre cette façon de procéder. Il disait alors qu'il ne ferait pas l'appel et qu'il noterait systématiquement tout le monde présent. Après cette formation, aux contenus strictement identiques dans les deux groupes, les stagiaires la jugeaient à l'aide d'un questionnaire permettant d'évaluer l'intérêt éprouvé et la satisfaction ressentie. Les stagiaires devaient bien sûr, aussi et surtout, s'efforcer de trouver un emploi. On a donc noté, dans les deux conditions, le taux de placement à l'issue de la formation et trois mois après. Ces taux, ainsi que les évaluations par les stagiaires de la formation, sont présentés dans le tableau 4.

	Groupe expérimental	Groupe témoin
Évaluation		
Intérêt de la formation	10,87 %	9,25 %
Satisfaction à l'égard de la formation	11,95 %	9,75 %
Comportement		
Placement à la sortie du stage	56,0 %	26,0 %
Placement à trois mois	69,0 %	35,0 %

Tableau 4. – *Moyenne des évaluations de la formation (plus le chiffre est élevé, plus l'évaluation est positive) et taux de placement des stagiaires.*

Comme on le voit, les résultats sont nets. Pourtant l'engagement a été suscité de manière extrêmement simple : on a activé le sentiment de liberté et de responsabilité personnelle chez le sujet en le déclarant libre de suivre ou pas tout ou partie de la formation. Cette activation s'est faite en employant quelques mots et en adoptant une position de principe pour le formateur, position de principe consistant à ne pas faire d'appel au lieu de le faire. Il reste – et à la surprise des commanditaires – que, dans les deux groupes, le taux d'absentéisme fut le même (15 %). Joule observa également que dans le groupe engagement, les stagiaires prévenaient le formateur de leur absence alors qu'il était mis devant le fait accompli dans le groupe contrôle.

On obtient donc ici des résultats assez spectaculaires de l'induction de liberté. Bien entendu, dans cette recherche, ce n'est pas seulement la verbalisation de la liberté qui a été manipulée puisque, dans les faits, le formateur ne réalisait pas cet acte quotidien consistant à faire l'appel dans le groupe expérimental alors qu'il le réalisait dans le groupe témoin. En procédant ainsi, chaque jour, les personnes étaient donc confrontées à leur responsabilité personnelle : venir ou ne pas venir en formation. On ne peut donc pas parler exclusivement de déclaration de liberté puisqu'une dimension comportementale (l'absence d'appel) est associée dans cette recherche à cette déclaration. Il convenait donc de tester plus directement les effets d'une déclaration de liberté.

En 2000, Guéguen et Pascual ont mis en évidence l'influence d'une simple déclaration de liberté pouvait avoir sur le comportement pro-social des individus. Dans leur expérience, un compère demandait à des passants de la monnaie pour prendre le bus. En condition expérimentale, il ajoutait la phrase « mais vous êtes libre d'accepter ou de refuser ». Cette simple évocation de la liberté augmenta non seulement le taux de réalisation du comportement d'entraide (passage de 10 % en condition contrôle à 44 % en condition expérimentale), mais elle conduisit également à une augmentation significative du montant moyen de la somme donnée. Dans une série de recherches complémentaires (Pascual & Guéguen, 2002) l'efficacité de cette évocation sémantique de la liberté, qui prendra le nom de technique du « vous êtes libre de... », sera observée pour de multiples sollicitations. Dans une de ces recherches, la procédure utilisée était la même que précédemment mais la déclaration sémantique de liberté était formulée avant la requête et non après. La même efficacité sur la soumission à la requête fut obtenue.

D'autres recherches ont montré que la présence de ces quelques mots, « vous êtes libre de... », sous forme écrite favorisaient acceptation du comportement attendu. Guéguen, Pascual, Jacob et Morineau (2002) ont ainsi montré que la technique du « vous êtes libre de... » était efficace sur Internet. Un e-mail invitant les sujets à visiter un site humanitaire et contenant une déclaration de liberté (« Vous êtes libre de cliquer ici ») a permis d'accroître le trafic sur ce site, comparativement au même message ne contenant pas cette déclaration de liberté du sujet (« Cliquer ici »). Guéguen, Joule, Fischer-Lokou, Halimi-Falkowicz, Dufourcq-Brana & Pascual (en cours de soumission) ont montré que cette déclaration de liberté dans un courrier accompagnant une demande de réponse à une enquête débouchait sur un taux de retour plus important.

De plus, de récents travaux ont montré l'efficacité de la technique pour amener des individus à répondre à un questionnaire dans la rue (Guéguen & Pascual, 2005), ainsi que pour favoriser le don d'argent en faveur des victimes du tsunami du 26 décembre 2004 (Pascual, Dagot, Vallée & Guéguen, sous presse). La technique du « vous êtes libre de... » a également été testée auprès de personnes âgées, résidant en maison de retraite, afin de les inciter à participer à des activités sociales et, ainsi, à sortir de leur isolement (Halimi-Falkowicz, Quaderi & Joule, 2007). Des effets à plus long terme liés à cette technique ont pu aussi être observés, Dufourcq-Brana (2007) ayant montré que cette évocation favorisait la persistance d'un comportement pendant la durée de 1 mois. Cette chercheuse a, en effet, montré que l'évocation sémantique de la liberté accompagnant une requête consistant à demander à des personnes de tenir un cahier de tris des ordures ménagères pendant un mois, conduit à l'issue de ces 30 jours d'évaluation, à un respect plus important de l'engagement initial à le faire que lorsque la demande n'était pas assortie de cette évocation.

Il est à noter que la formulation sémantique (« vous êtes libre de ») utilisée dans ces travaux n'est pas la seule qui soit efficace. Guéguen, Joule, Fischer-Lokou, Halimi-Falkowicz, Dufourcq-Brana & Pascual (en cours de soumission) ont, en effet, montré que des expressions telles que « c'est à vous de voir », « je ne veux pas vous obliger » « vous faites comme vous voulez » s'avèrent tout aussi efficaces que le classique « vous êtes libre de... ». En outre, ces chercheurs ont observé que lorsque le solliciteur en appelle par deux fois à cette liberté du sujet de se comporter ou pas comme il le lui est demandé (par exemple en disant « vous êtes libre de... » avant de formuler sa requête et en ajoutant « mais je ne veux pas vous obliger » après avoir formulé sa requête), le taux d'acception de la requête est plus élevé que lorsqu'il n'en n'appelle qu'une seule fois à cette liberté.

La communication engageante : le renouveau de l'engagement

Les résultats qui viennent d'être rappelés montrent l'intérêt qu'il y a à recourir à l'évocation sémantique de la liberté dans les démarches de communication engageante. On a, en effet, ici, *via* le canal langagier, une composante engageante (l'activation du sentiment de liberté décisionnelle de la cible), l'engagement passant par un contenu sémantique – et donc par le contenu du message, contenu qui pour certains chercheurs (cf. notamment, Pratkanis, 2007) constitue le facteur le plus important dans l'efficacité d'une communication persuasive.

Les premiers travaux sur l'engagement portaient sur des procédures engageantes qui nécessitaient un face-à-face solliciteur-sollicité. Ces procédures sont, certes, efficaces, mais elles ont un coût de mise en place relativement important. Les travaux postérieurs ont montré que l'on pouvait obtenir des effets engageants, avec des groupes de personnes – et donc à moindre coût. D'ailleurs, la présence d'un groupe est parfois essentielle, par exemple, lorsque l'on souhaite que la procédure engageante repose sur le caractère public d'un comportement ou d'une intention comportementale (pour synthèse : Joule, Girandola & Bernard, 2007). Il reste que le travail sur ces contenus verbaux et écrits (appel à la liberté, mais aussi à des niveaux d'identification de l'action élevés, cf. Vallacher & Wegner,

1985 ; Joule, Bernard & Halimi-Falkowicz, 2008) peut permettre d'envisager de recourir à l'engagement dans le cas d'une démarche de communication à grande échelle comme, par exemple, une campagne de prévention à l'échelle d'une région ou d'un pays. Guéguen, Joule, Fischer-Lokou, Dufourcq-Brana, Halimi-Falkowicz & Pascaul (en cours de soumission) ont, ainsi, pu montrer qu'une communication engageante reposant sur un contenu verbal écrit s'avérait efficace dans le cas d'envoi de courriers électroniques ou de courriers postaux. Dans ces travaux, plusieurs milliers d'individus ont pu être sollicités en quelques minutes seulement. L'efficacité de signatures de formulaires d'engagement que l'on peut diffuser à grande échelle a été mise en évidence par des travaux expérimentaux, que ce soit pour le tri des déchets (Wang & Katzev, 1990), l'incitation à faire de l'exercice physique ou à opter pour des modes de transports qualifiés de « doux » (vélo, marche à pied) pour se rendre à l'école (Girandola, 2007). On a également montré que des panneaux publicitaires utilisant une formulation sémantique engageante favorisaient les comportements de tris des ordures sur des aires d'autoroutes (Blanchard & Joule, 2006). Dans cette recherche il s'agissait de permettre aux automobilistes d'identifier, à un niveau élevé, le comportement de tri. La formulation choisie était la suivante : « MOI, JE TRIE. Pour la planète, pour mes enfants et pour les enfants de mes enfants. » Cette façon de procéder découle directement de l'option défendue par Joule et Beauvois (1998), option selon laquelle, il convient de considérer la théorie de l'identification de l'action (Vallacher et Wegner, 1985), comme une théorie locale de la théorie de l'engagement. En effet, pour Joule et Beauvois (1998, p. 91 et suivantes), un acte engage le sujet à un niveau d'identification donné.

Conclusion

La communication engageante[2], dans le champ de la psychologie sociale, repose sur deux spécificités. La première concerne les actes préparatoires en jeu, la seconde concerne la construction du message. Il s'agit donc, d'une part, d'inciter les personnes dont on recherche le concours à réaliser un ou plusieurs actes préparatoires « engageants » avant de les soumettre au message persuasif et, d'autre part, de jouer sur le contenu sémantique du message afin de le rendre le plus engageant possible. Les actes préparatoires, pour être « engageants » doivent être obtenus dans un contexte tel que les sujets ne puissent les expliquer *a posteriori* que

2. Dans le champ des sciences de l'information et de la communication, elle implique d'autres dimensions que nous n'évoquerons pas ici (cf. notamment, Bernard, 2007).

par ce qu'ils sont (leur personnalité, leurs valeurs, etc.) et non pas par des causes externes (promesses de récompense, menaces de punition).

Quant au contenu sémantique du message, il doit, en tant que tel, contribuer à l'engagement du sujet. Ici, on ne peut guère faire l'économie de deux questions au moins. La première concerne la meilleure façon de doter les personnes dont on recherche le concours d'un statut de sujet libre. Nous venons de voir l'intérêt qu'il y a à recourir à des formulations comme « vous êtes libres de... » ou « c'est à vous de décider » ou encore « ne vous sentez pas obligé de... ». La seconde concerne le niveau d'identification de l'action recherché. Il importe de favoriser l'appropriation d'un niveau d'identification élevé, une identification de niveau élevé présentant plusieurs avantages : 1) elle concerne un périmètre comportemental plus étendu ; 2) elle est porteuse de valeurs sociales élevées ; 3) elle possède un fort potentiel pour la définition du soi et, conséquemment, elle à plus de chance de s'accompagner d'effets, notamment comportementaux, pérennes.

Si dans le paradigme de la communication engageante les bonnes questions à traiter restent, notamment, comme dans le cadre de la persuasion : « Quelles sont les bonnes informations à transmettre ? Quels sont les arguments à mettre en avant ? Quels sont les meilleurs canaux, outils, médias ? », il convient aussi de traiter les questions suivantes : « Quels actes préparatoires doit-on obtenir ? Avec quelle évocation sémantique de la liberté ? Et à quel niveau d'identification de l'action ? » En d'autres termes aux questions canoniques « qui, dit quoi, par quel canal, à qui, et avec quel effet ? » (Lasswell, 1948), doivent être ajoutées trois nouvelles questions : 1) « En lui faisant faire quoi ? » 2) « Avec quel degré de liberté » 3) « À quel niveau d'identification de l'action ? »

Cette démarche de communication engageante qui implique une articulation, dans un même paradigme de base, des travaux sur la communication persuasive et les travaux sur l'engagement, revient, par la prise en compte de ces trois dernières questions, à considérer le destinaire, non plus comme un récepteur passif, mais comme un acteur « libre et responsable », idéalement un partenaire se reconnaissant dans une ambition partagée.

Nous avons vu l'intérêt pratique de cette démarche, des résultats significatifs ayant été obtenus dans différents domaines : économie d'énergie, réduction de la pollution, adoption de comportements préventifs en matière de santé, éducation et formation... Elle a aussi de notre point de vue un intérêt théorique, car elle ouvre, l'espérons-nous, des perspectives de recherches stimulantes : Comment l'engagement affecte-t-il le traitement de l'information persuasive (effort cognitif alloué au traitement du message, réponses cognitives, etc.) ? Quels sont les effets de la réalisation (*versus* non réalisation) d'un acte préparatoire avant la réception d'un message persuasif sur le changement d'attitude, l'attitude implicite, la force de l'attitude, l'implication, la mémorisation des informations contenue dans le message, les intentions comportementales et les comportements effectifs. Les résultats obtenus pour l'heure sont encourageants en ce qui concerne les effets de l'engagement sur :

- l'attitude implicite (Marchioli, Courbet & Joule, 2009) ;
- l'implication (Girandola, Joule & Didelot, 2002) ;
- la mémorisation (Courbet, Joule & Bernard, 2007 ; Goncalves & Joule, 2008) ;
- les intentions comportementales (Girandola, Michelik & Joule, 2008 ; Girandola & Michelik, 2008).

Les années qui viennent nous éclaireront sur la pertinence théorique de ce rapprochement paradigmatique entre communication persuasive et engagement ouvert par la communication engageante.

Références

BAKER S., PETTY R. & GLEITCHER F. (1991), « Persuasion theory and drug abuse prevention », *Health Communication*, 3 (4), p. 193-203.

BEM D. (1972), « Self-perception theory », *in* L. BERKOWITZ (dir.), *Advances in experimental social psychology*, New York, Academic, vol. 6, p. 1-62.

BERNARD F. (2007), « Communication engageante, environnement et écocitoyenneté : un exemple des « migrations conceptuelles » entre SIC et psychologie sociale », *Communication & Organisation*, n° 31.

BLANCHARD G. & JOULE R.-V. (2006), *La communication engageante au service du tri des déchets sur les aires d'autoroutes : une expérience-pilote dans le sud de la France*, 2e Colloque international pluridisciplinaire Eco-citoyenneté : Quels apports des sciences humaines et sociales dans le développement de l'écocitoyenneté et quelles applications dans les domaines touchant à l'environnement, Marseille, 9-10 novembre 2006.

BREHM P. (1966), *A theory of psychological reactance*, New York, Academic Press.

CIALDINI R. (2004), *Influence et manipulation*, Paris, First.

CIALDINI R., Cacioppo J., Basset R. & Miller J. (1978), « Low-Ball procedure for producing compliance: Commitment then cost », *Journal of Personality and Social Psychology*, 36, p. 463-476.

COURBET D., JOULE R.-V. & BERNARD F (2007), *Expérimentation d'un site Internet engageant : conception et analyse de pratiques*. Journée d'étude francophone ANR « Communication environnementale : action, médiation et médias », Aix-en-Provence, 6 décembre 2007.

DELHOMME P., KREEL V. & RAGOT I. (2008), « The effect of the commitment to observe speed limits during rehabilitation training courses for traffic regulation offenders in France », *European Review of Applied Psychology*, 58, p. 31-42.

DOLIN D. & BOOTH-BUTTERFIELD S. (1995), « Foot-in-the-door and cancer prevention », *Health Communication*, 7, p. 55-66.

DOLIŃSKI D. (2000), « On inferring one's beliefs form one's attempts and consequences for subsequent compliance », *Journal of Personality and Social Psychology*. 78 (2), p. 260-272.

DUFOURCQ-BRANA M. (2007), *L'influence d'une déclaration de liberté sur l'efficacité du pied-dans-la-porte et de l'amorçage*, thèse pour le doctorat de psychologie, université de Bretagne-Sud.

FOINTIAT V. (2008), *Peut-on amener des jeunes à ne pas boire quand ils sortent en boite de nuit ?*, rubrique « *Les réponses de la psychologie scientifique aux questions que tout le monde se pose* » de La Société française de psychologie (document disponible sur http://www.sfpsy.org/IMG/pdf/Fointiat-janv2008.pdf).

FREEDMAN J. & FRASER S. (1966), « Compliance without pressure: The foot-in-the-door technique », *Journal of Personality and Social Psychology*, 4, p. 195-202.

GIRANDOLA F. (2007), « Persuasion et engagement : pour une communication engageante », Colloque *trente années de psychologie sociale avec Jean-Léon Beauvois : bilan & perspectives*, Paris, 27 au 28 juin 2007.

GIRANDOLA F., JOULE R.-V. & DIDELOT S. (2002), « Effets de l'engagement sur l'implication persuasive », 4e congrès International de psychologie sociale en langue française, Athènes (Grèce), 2 au 4 septembre 2002.

GIRANDOLA F., MICHELIK F. & JOULE R.-V. (2008), « Promouvoir la pratique physique chez les étudiants : communication et communication engageante », 4e Journées de la prévention INPES, Paris (France), 10 au 10 avril.

GOLDMAN M., CREASON C. & MCCALL C. (1981), « Compliance employing a Two-Feet-in-the-Door procedure », *The Journal of Social Psychology*, 114, p. 259-265.

GONCALVES J. & JOULE R.-V. (2008), « La théorie de l'engagement au service de la lutte contre le tabagisme », 2e congrès de la Société française de tabacologie. Paris, 20 au 22 novembre.

GUÉGUEN N. (sous presse a), « Choice, freedom and commitment: A field experiment on compliance to a security request », *Safety Science*.

GUÉGUEN N. (sous presse b), « Commitment procedure and pupils'compliance to a teacher request: A field experiment », *Social Psychology of Education*.

GUÉGUEN N. (2004), *Psychologie de la manipulation et de la soumission*, Paris, Dunod.

GUÉGUEN N. & JACOB C. (sous presse), « La chaussure-leurre : Une application de la technique du leurre en situation commerciale », *Décision et gestion des entreprises*.

GUÉGUEN N. & PASCUAL A. (2005), « Improving response rate to a street survey: An evaluation of the "but you are free to accept or to refuse..." technique », *The Psychological Record*, 55, p. 297-303.

GUÉGUEN N. & PASCUAL A. (2000), « Evocation of freedom and compliance: The "But you are free of..." technique », *Current Research in Social Psychology*, 5, p. 264-270.

GUÉGUEN N., JOULE R.-V., FISCHER-LOKOU J., HALIMI-FALKOWICZ S., DUFOURCQ-BRANA M. & PASCUAL A. (soumis), « "You are Free... but you are compliant": The effect of the "but you are free to accept of to refuse" technique on compliance to a request », *Journal of Personality and Social Psychology*.

GUÉGUEN N., PASCUAL A., JACOB C. & MORINEAU T. (2002), « Request solicitation and semantic evocation of freedom: An evaluation in a computer-mediated communication context », *Perceptual and Motor Skills*, 95, p. 208-212.

GUÉGUEN N., PASCUAL A. & LADER S. (2003), « L'effet irradiant d'un engagement sur un comportement non directement sollicité : Une évaluation en situation naturelle », *Revue internationale de psychologie sociale*, 16 (4), p. 125-132.

HALIMI-FALKOWICZ S., QUADERI A. & JOULE R.-V. (2007), « La soumission librement consentie au service de la socialisation de l'âgé », *Pratiques psychologiques*, 13 (2), p. 212-225.

HARRIS M. & SAMEROTTE G. (1976), « The effects of actual and attempted theft, need and a previous favor on altruism », *The Journal of Social Psychology*, 99, p. 193-202.

JOULE R.-V. (1987), « Le pied-dans-la-porte : Un paradigme à la recherche d'une théorie », *Psychologie française*, 32, p. 301-306.

JOULE R.-V. (1994), « Trois applications de la théorie de l'engagement », *in* G. GUINGOUAIN & F. LE POULTIER (dir.), *À quoi sert aujourd'hui la psychologie sociale ?*, Rennes, Presses universitaires de Rennes, p. 11-22.

JOULE R.-V. & BEAUVOIS J.-L. (1998), *La soumission librement consentie*, Paris, PUF.

JOULE R.-V. & BEAUVOIS J.-L. (2002), *Petit traité de manipulation à l'usage des honnêtes gens*, Grenoble, Presses universitaires de Grenoble.

JOULE R. V., BERNARD F. & HALIMI-FALKOWICZ S. (2008), « Promoting ecocitizenship: in favor of binding communication », *International Scientific Journal for Alternative Energy and Ecology*, 6 (62), p. 214-218.

JOULE R. V., GIRANDOLA F. & BERNARD F. (2007), « How can people be induced to willingly change their behavior? The path from persuasive communication to binding communication », *Social and Personality Psychology Compass*, 1, p. 493-505.

JOULE R. V., GOUILLOUX F. & WEBER F. (1989), « The Lure: A new compliance procedure », *The Journal of Social Psychology*, 129, p. 741-749.

KIESLER C. (1971), *The psychology of commitment. Experiments liking behavior to belief*, New York, Academic Press.

KIESLER C. (1964), *The relationship between the degree of conflict and the number of choice alternatives*, Doctoral dissertation, Standford University.

KIESLER C. & Sakumura J. (1966), « A test of a model for commitment », *Journal of Personality and Social Psychology*, 3, p. 349-353.

KULIK J. & CARLINO P. (1987), « The effect of verbal commitment and treatment choice on medication compliance in a pediatring setting », *Journal of Behavioral Medicine*, 10, p. 367-376.

LEWIN K. (1947), « Group decision and social change », *in* T. M. NEWCOMB & E. L. HARTLEY (dir.), *Readings in Social Psychology*, New York, Henry Holt & Co.

LASSWELL H. D. (1948), « The structure and function of communication in society », *in* L. BRYSON (dir.), *The communication of ideas: religion and civilization series*, New York, Harper & Row, p. 37-51.

MARCHAND M. & JOULE R.-V. (2008), « Comment expliquer l'effet de leurre ? Test de plusieurs interprétations », 7e congrès international de psychologie sociale en langue française, Iasi (Roumanie), 31 août au 2 septembre.

MARCHIOLI A., COURBET D. & JOULE R.-V. (2009), « La communication engageante numérique au service de la prévention du SIDA : comportement et accessibilité de l'attitude », Colloque psychologie sociale et communication, Tarbes, 22 au 24 juin.

MORIARTY T. (1975), « Crime, commitment and the responsive bystander: Two field experimentents », *Journal of Personality and Social Psychology*, 31, p. 370-376.

OLLIVIER G. & RUELLAN P. (1993), *Efficacité comparée de 2 stratégies psychosociales dans le cadre de la réinsertion professionnelle*, mémoire de maîtrise, sous la direction de F. Le Poultier, non publié, LAUREPS, université Rennes 2.

PASCUAL A. & GUÉGUEN N. (2002), « La technique du « Vous êtes libre de... » : Induction d'un sentiment de liberté et soumission à une requête ou le paradoxe

d'une liberté manipulatrice », *Revue internationale de psychologie sociale*, 15 (1), p. 45-82.
PASCUAL A., CASTRA D. & GUÉGUEN N. (2006), « L'impact des conditions de choix d'un emploi sur l'insertion professionnelle de publics « précaires » : Une application de la théorie de l'engagement », *Psychologie du travail et des organisations*, 12, p. 21-28.
PASCUAL A., DAGOT L., VALLÉE B. & GUÉGUEN N. (sous presse), « Soumission sans pression, médiatisation d'un tsunami et don d'argent : Efficacité comparée de la porte-au-nez et du "vous êtes libre de..." », *Revue européenne de psychologie appliquée*.
PRATKANIS A. R. (2007), *The science of social influence*, New York, Psychology Press.
SCHWARZ L., JENNINGS K., PETRILLO J. & KIDD R. (1980), « Role of commitments in the decision to stop a theft », *The Journal of Social Psychology*, 110, p. 183-192.
SHAFFER D., ROGEL M. & HENDRICK C. (1975), « Intervention in the library: The effect of increased responsability on bystanders' willingness to prevent a theft », *Journal of Applied Social Psychology*, 5, p. 303-319.
STEWART J. & CANNON D. (1977), « Effects of perpetrator status and bystander commitment on responses to a simulated crime », *Journal of Police Science and Administration*, 5, p. 318-323.
TAYLOR T. & BOOTH-BUTTERFIELD S. (1993), « Getting a foot-in-the-door with drinking and driving: A field study of healthy influence », *Communication Research Reports*, 10, p. 95-101.
VALLACHER, R. R. & WEGNER D. M. (1985), *A theory of action identification*, New Jersey, Lawrence Erlbaum.
WANG T., BROWNSTEIN R. & KATZEV R. (1989), « Promoting charitable behaviour with compliance techniques », *Applied Psychology: An International Review*, 38, p. 165-183.
WANG T. & KATZEV R. (1990), « Group commitment and resources conservation: Two field experiments on promoting recycling », *Journal of Applied Social Psychology*, 20 (4), p. 265-275.

Laurent Bègue

LE COMPORTEMENT AGRESSIF[1]

Avez-vous, dans les deux années écoulées, frappé violemment quelqu'un de votre famille à tel point que des soins médicaux ont été nécessaires ? En 2006, 2019 personnes de 18-65 ans résidant en Île-de-France et dans le Nord ont été interrogées de la sorte concernant leurs expériences d'agression et de délinquance comme victimes et auteurs (voir encadré 1). Tandis que 23 % des femmes et des hommes interrogés avaient été victimes d'agression et d'actes de violence[2], de nombreux répondants avaient été personnellement auteurs d'agression. Ainsi, 6,6 % avaient participé à une bagarre dans un lieu public, 3,5 % avaient frappé violemment ou blessé quelqu'un ne faisant pas partie de leur famille, et ce à tel point que des soins médicaux avaient été requis (le pourcentage était de 1,8 % pour des personnes appartenant à leur famille), ou encore 1,1 % avaient arraché à quelqu'un son sac à main, son porte-monnaie ou autre chose en vue de lui prendre son argent. L'agression est également un mode fréquent d'interaction entre groupes depuis des millénaires. Dans les 5 600 dernières années, il y aurait eu environ 15 000 conflits guerriers dans le monde, soit une moyenne de 2,7 par an.

Selon une acception désormais consensuelle en psychologie sociale (Baron & Richardson, 1994 ; Berkowitz, 1993), une agression est définie comme un *comportement destiné à blesser intentionnellement un autre individu, ce dernier étant motivé à en éviter les effets supposés aversifs.* L'objectif de ce chapitre est de présenter les principaux déterminants du comportement agressif en nous appuyant notamment sur un modèle intégrateur, le modèle général de l'agression (Anderson et Bushman, 2002).

1. Certaines sections de ce chapitre reprennent des segments de Bègue (2002, 2003 a, b, c ; 2004 ; 2006) ; Bègue & Subra (2007).
2. Dont injures : 17 % ; menaces verbales : 18,2 % ; menaces pour soutirer de l'argent : 10 % ; agression physique : 43,2 % ; bagarre entre plusieurs personnes : 6,9 %, violence sexuelle : 3,9 %.

Bien qu'il existe une multitude d'entrées théoriques susceptibles d'éclairer le phénomène de l'agression, le modèle général de l'agression est actuellement considéré comme le plus complet et le plus heuristique et mérite donc d'être largement développé dans le cadre de ce texte introductif.

LE MODÈLE GÉNÉRAL DE L'AGRESSION ET SES BASES SOCIALES-COGNITIVES

Le modèle général de l'agression est un modèle intégrateur dont l'ambition est d'articuler les variables situationnelles, individuelles et biologiques impliquées dans le comportement agressif. Il est essentiellement héritier des théories sociales-cognitives et de l'apprentissage social (Bandura, 1977; 1986; Berkowitz, 1993; Huesman, 1998; Mischel & Shoda, 1995). Selon ces perspectives, toute conduite sociale résulte *a*) de la manière dont l'individu interprète les événements auxquels il est exposé, *b*) de ses croyances concernant les modalités typiques de réponse à ces événements, *c*) des compétences qu'il s'attribue pour y répondre selon telle ou telle modalité, et *d*) des conséquences qu'il attend de chacune d'entre elles. La manière dont l'individu appréhende les événements selon les aspects précités constitue une « signature sociale-cognitive » garantissant une certaine stabilité comportementale individuelle à travers les situations tout en permettant des variations significatives selon la spécificité ou le caractère contraignant de la situation.

Un aspect nodal du MGA réside dans l'importance qu'il accorde au développement et à l'utilisation des structures de connaissance. Celles-ci sont des entités cognitives liées aux états affectifs, aux programmes comportementaux et aux croyances de l'individu, et se forment par l'expérience. Elles exercent leur influence sur tous les types de perception (des formes visuelles aux comportements complexes). La mobilisation répétée de ces structures de connaissance permet leur éventuelle automatisation. Celles-ci guident les interprétations et les réponses comportementales dans l'environnement physique et social. Les structures de connaissance comportent d'importants aspects affectifs. Lorsqu'une structure de connaissance est mobilisée et qu'elle renvoie à un élément donné (par exemple, la colère), elle déclenche une expérience affective de même type. Les structures de connaissance comportent également des méta-informations sur la manière dont les émotions doivent être expérimentées, ou encore comment les émotions teintent le jugement et le comportement. Enfin, une structure de connaissance peut contenir des affects ayant un effet d'incitation à l'action. La force des liens établis entre deux

Encadré 1

L'enquête VAMM

L'enquête *Violence Alcool Multi-Méthodes, Volet 1* (VAMM 1, Bègue, Arvers, Bricout, Pérez-Diaz, Roché, Subra, Swendsen & Zorman, 2006) a été réalisée en juin, juillet et août 2006 auprès d'un échantillon de 2019 personnes représentatives de la population des 18-65 ans habitant dans les régions Île-de-France et Nord (méthode des quotas) pour le compte de la Direction Générale de la Santé. Afin de garantir la fiabilité des réponses et de permettre un prélèvement d'information très étendu sur des thèmes sensibles, les questionnaires ont été remplis en auto-passation sur un ordinateur portable doté d'un stylet optique et disposé à l'intérieur d'un fourgon (en ce qui concerne la supériorité du recueil informatisé pour les questions sensibles par rapport aux méthodes classiques comme le questionnaire en auto-passation ou l'entretien oral, voir par exemple Des Jarlais *et al.*, 1999 ; Kissinger *et al.*, 1999 ; Turner *et al.*, 1998). Dans chacun des trois fourgons se trouvaient quatre ordinateurs séparés par des écrans (voir photographies 1 et 2 ci-dessous).

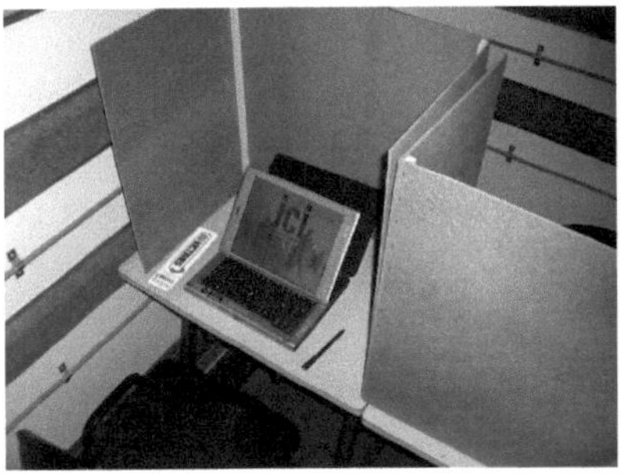

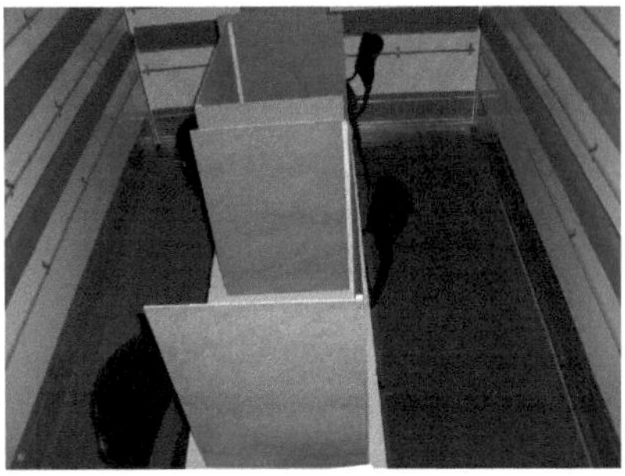

Photographies 1 et 2. – *L'espace individuel de passation de l'enquête.*

Les participants étaient invités à prendre part à une *Grande Enquête Nationale. Modes de vie et comportements sociaux des 18-65 ans* d'une durée de 1 h 30 et pour laquelle ils étaient rémunérés. Les trois véhicules ont stationné de 1 à 4 jours dans des communes de tailles diverses dans les départements concernés.

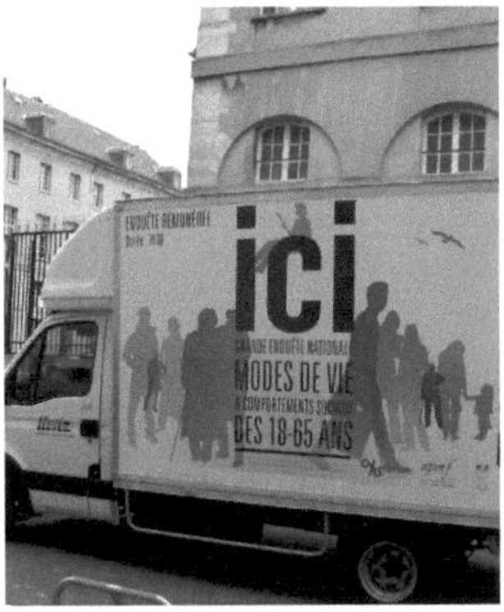

Photographie 3. – *Un véhicule utilisé pour l'enquête.*

concepts *A* et *B* (qui résultent d'une fréquente co-activation de concepts, par exemple colère et arme à feu) détermine la probabilité d'activation automatique du concept B lorsque le concept A est activé par un concept Y. Lorsqu'une configuration sémantique donnée est activée, elle exerce une influence sur les situations auxquelles l'individu est exposé sans que celui-ci n'ait nécessairement conscience de cette influence.

LA SITUATION D'AGRESSION : PROCESSUS

Le modèle général de l'agression offre un cadre d'intelligibilité susceptible de comprendre le déroulement d'un épisode agressif. Pour cela, le modèle distingue analytiquement A. Les composantes d'entrée (individu et situation) ; B. L'état psychologique interne du moment, qui recouvre des phénomènes empruntant une voie cognitive, affective et d'activation physiologique à travers lesquels les variables d'entrée ont un impact ; C. Les résultats du processus d'évaluation et de décision. La figure 1 présente ces différentes étapes.

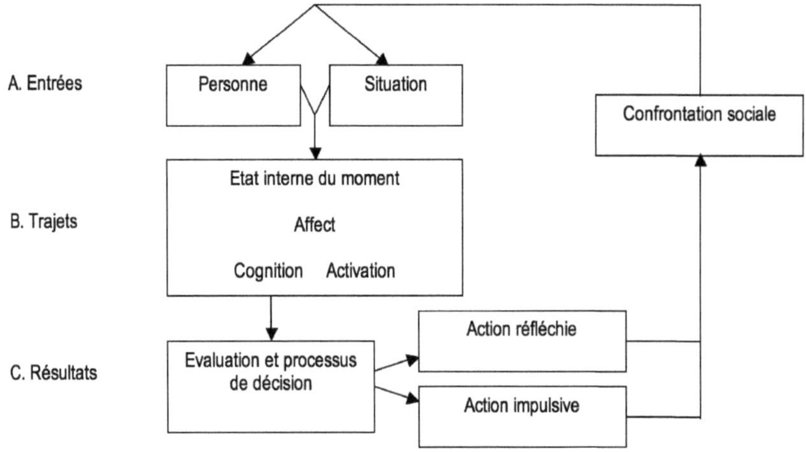

Figure 1. – *Le modèle général de l'agression.*
Source : Anderson et Bushman (2002), reproduit avec l'autorisation des auteurs.

Les composantes d'entrée (A)

Les différences inter-individuelles et la situation sont identifiées comme les deux classes principales auxquelles appartiennent les variables d'entrée pertinentes. La personnalité inclut les attitudes, les croyances, et les tendances comportementales. Les facteurs biologiques (par exemple :

mécanismes hormonaux, héritabilité génétique[3]), sont quant à eux potentialisés par des conditions environnementales et la personnalité. Les variables de personnalité les plus fortement liées à l'agression sont l'impulsivité, la recherche de sensations, l'irritabilité, un haut niveau d'activité, des troubles de concentration, une faible capacité à apprendre après avoir été puni, l'insensibilité à autrui, les croyances favorables à la criminalité et de faibles compétences sociales et dans la résolution de problème (voir la synthèse d'Agnew, 2005a; Farrington & Welsh, 2007). Enfin, les variables situationnelles vont également influencer le comportement agressif par la présence, par exemple, de stimulations aversives (par ex. bruit, chaleur, odeur), activatrices d'idées agressives ou affectant les mécanismes inhibant directement ou indirectement l'agression. Le comportement agressif sera également susceptible d'être rendu plus probable par l'expérience de frustration ou de provocation (voir *infra*).

L'état psychologique du moment (B)

Les variables d'entrée, dont l'effet peut être additif ou multiplicatif, ont un effet sur l'agression en affectant directement l'état interne de l'individu par les affects, les cognitions et l'activation physiologique, qui sont également susceptibles de s'influencer mutuellement. Les travaux de Berkowitz (1989) rendent compte de ce phénomène. Selon Berkowitz, un événement déplaisant (provocation, frustration, stimulus sonore ou thermique désagréable, etc.) cause un affect négatif, lequel induit une accessibilité temporaire de diverses pensées, souvenirs, réactions motrices et réponses physiologiques, rendant l'individu davantage susceptible d'agir de manière agressive par la suite (voir figure 2).

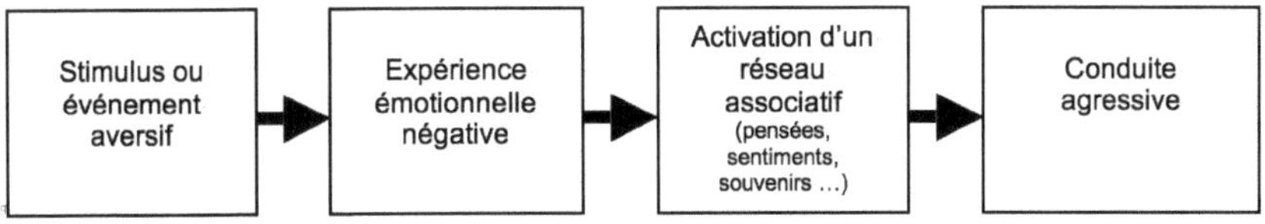

Figure 2. – *Le modèle néo-associationiste de Berkowitz.*

Par exemple, les travaux sur les effets de la température sur l'agression montrent qu'une température élevée augmente directement les affects hostiles et l'activation physiologique (liée à l'agression), et indirectement les

3. En ce qui concerne les déterminants biologiques de l'agression, voir Perusse & Gendreau, 2005; Pihl & Benkelfat, 2005; Van Goozen, 2005; Seguin & Zelazzo, 2005.

Encadré 2

Comportements agressifs et processus automatiques (Baptiste Subra)

En 1967, Berkowitz et LePage démontraient que la simple présence d'un pistolet dans la pièce expérimentale augmentait l'apparition de conduites agressives. Bien que cette étude ait donné lieu à de nombreuses interrogations quant à la validité des résultats, la réplication de l'« effet d'arme » dans de nombreux contextes et avec différents types d'armes, a amplement alimenté ce phénomène (voir Marcus-Newhall & Miller, 1990). Comment expliquer cet effet ? Une tentative de réponse a été apportée par des chercheurs s'intéressant à l'implication des processus automatiques dans les attitudes et comportements. Partant du constat que nous sommes relativement peu en mesure d'expliquer les déterminants de nos propres actions et cognitions, ils ont essayé d'entrevoir les mécanismes rendant compte de cette influence non consciente, basée sur des processus rapides, efficaces, et requérant peu de ressources attentionnelles (Bargh, 1996). Une fois enclenché, un processus automatique s'exécute de lui-même sans besoin d'une supervision consciente. C'est sur ce dernier point que s'attardent le plus les études : on considère que le processus est automatique à partir du moment où l'individu n'est pas conscient de l'influence des signaux perçus sur son comportement. Afin d'étudier ces processus, les recherches en psychologie sociale ont fréquemment utilisé une procédure d'amorçage sémantique consistant à présenter brièvement une amorce (image, mots...) au participant et mesurer ensuite l'influence de cette amorce sur les perceptions et/ou les conduites. Le postulat des chercheurs utilisant l'amorçage est que 1) l'identification d'un stimulus active en mémoire les représentations liées à ce stimulus ; 2) cette activation a pour conséquence d'influer sur les attitudes et comportements qui sont consécutifs à l'identification du stimulus. La première étape implique que la simple perception d'éléments agressifs dans l'environnement va activer en mémoire le concept d'agressivité. En effet, le concept armes et le concept agressivité sont fortement liés en mémoire du fait de leur fréquente association au quotidien ; la mobilisation d'un des concepts va donc, par une diffusion d'activation en mémoire, activer les concepts sémantiquement associés (Collins & Loftus, 1975). Par exemple, une étude réalisée dans le cadre du programme VAMM 1 (voir encadré 1) indique que les individus détectent plus rapidement des mots agressifs lorsque ceux-ci ont été précédés d'une image d'arme ou une image d'alcool par rapport à une image neutre (Subra *et al.*, en préparation ; voir aussi Anderson, Benjamin & Bartholow, 1998 ; Bartholow & Heinz, 2006).

Comment cette activation en mémoire influence-t-elle le comportement ? Pour Srull (Srull & Wiers, 1979), des participants amorcés avec des concepts agressifs ont tendance à juger le comportement ambigu d'un individu comme plus hostile que les participants n'ayant pas été amorcés avec des mots agressifs.

De même, des sujets amorcés de façon subliminale (sans perception consciente de l'amorce) jugent une cible ayant un comportement ambigu comme plus hostile (Bargh & Pietromonaco, 1982) : le concept d'agressivité ayant été activé en mémoire par des stimuli sémantiquement reliés, il va être de façon plus probable utilisé lorsqu'il s'agit d'émettre un jugement sur le comportement des personnes qui nous entoure (« Cet individu m'a bousculé dans la file d'attente, l'a-t-il fait intentionnellement ? »). L'activation automatique en mémoire du concept d'agressivité va donc induire un biais d'attribution hostile (Dodge, 1980). Une perspective plus récente inspirée des travaux de Bargh (*e. g.*, Bargh, Chen & Burrows, 1996) postule un lien direct et automatique entre perception et comportement : la perception d'éléments reliés à l'hostilité va non seulement rendre saillant en mémoire le concept d'agressivité, mais cela va également activer les types de comportements susceptibles d'être utilisé dans ces situations. Il y aurait donc l'activation en mémoire d'un script comprenant les attitudes, émotions et tendances comportementales associées au concept activé (Abelson, 1981 ; Huesman, 1986).

cognitions hostiles (Anderson, Anderson & Deuser, 1996). Dans cet ordre d'idées, des sujets soumis à une situation douloureuse (comme garder les mains dans de l'eau glaciale) seront plus enclins par la suite à administrer des chocs électriques à une personne qui n'a pourtant rien à voir avec la situation qu'ils viennent d'endurer (Berkowitz, Cochran & Embree, 1981). L'activation physiologique, même issue d'une source non agressive – par exemple suite à un exercice physique (voir Zillman, 1988) peut quant à elle stimuler l'agression en renforçant la tendance à effectuer l'action dominante ; elle peut également être étiquetée comme de la colère ou, lorsqu'elle est excessivement faible ou élevée, constituer un affect aversif.

Le résultat du processus (C)

La dernière étape implique un processus d'évaluation et de décision basée sur des mécanismes cognitifs qui peuvent être automatiques (*i. e.* réalisés sans effort, de manière spontanée, et sans que l'individu en soit nécessairement conscient ; voir encadré 2) ou au contraire cognitivement contrôlés. Le comportement qui suivra sera alors impulsif ou au contraire raisonné et calculé (ce qui ne signifie pas qu'il sera nécessairement non-agressif). Ce comportement sera actualisé au terme d'une éventuelle réévaluation de la réponse. Un tel processus de réévaluation ne sera enclenché que si les ressources temporelles ou cognitives sont suffisantes et si l'enjeu du processus d'évaluation est considéré comme important mais que le résultat obtenu est néanmoins jugé insuffisant (voir Anderson & Bushman, 2002, pour une présentation plus détaillée). Le comportement émis précédera ensuite une autre séquence de ce type à l'issue de la confrontation sociale qui en résultera. L'individu va interpréter la situation, évaluer les stratégies possibles de traitement de la situation, considérer les conséquences d'une réponse agressive… etc.

Encadré 3

Des méthodes multiples pour connaître l'agression et la délinquance

Les moyens de connaître les formes, mécanismes et évolutions de l'agression et de la délinquance sont multiples. Il est possible de distinguer au moins six méthodes distinctes. Certaines d'entre elles fournissent des indications sur les volumes et les corrélats de l'agression et de la délinquance. D'autres apportent des éclairages sur leurs contextes sociaux ou leurs mécanismes causaux.

Les statistiques officielles. Les statistiques du ministère de l'Intérieur existent sous une forme qui permet la comparaison dans le temps depuis 1950, sont publiées depuis 1972 sur une base annuelle et rendent compte des actes de délinquance et des personnes mises en cause. Elles se fondent sur les statistiques de la police et de la gendarmerie et offrent une estimation par types d'infractions des volumes de la délinquance détectée. Des statistiques annuelles sur jugements et condamnations ainsi que les personnes incarcérées sont également produites par le ministère de la Justice. Plusieurs limites caractérisent les mesures officielles.

Tout d'abord, elles varient en fonction de la décision des victimes de déposer plainte. Par exemple, dans l'enquête VAMM 1 (voir encadré 1), seules 37 % des victimes d'agression ont déposé plainte. Les statistiques officielles dépendent également du fonctionnement des services qui les enregistrent, elles ne concernent par définition que les infractions qui sont venues à la connaissance de ces services et qui ont été enregistrées comme telles. Une autre limite concerne la possibilité de « biais » susceptibles d'être en œuvre à la fois dans la sélection policière et dans le processus pénal. Lorsque l'on constate par exemple la surreprésentation d'une catégorie donnée de personnes dans les données officielles, le doute subsiste sur son origine : s'agit-il d'une suractivité délinquante de la catégorie concernée ou d'une sursélection et d'une surpénalisation de cette catégorie par les services de la police et de la justice ? Par exemple, Smith et Visher (1982) ont montré que des personnes noires étaient plus fréquemment arrêtées par la police, indépendamment de la gravité du délit (voir aussi Huizinga & Elliott, 1987 ; Gibbens & Krohn, 1986).

Les enquêtes de délinquance auto-déclarée. Dans les enquêtes de délinquance auto-déclarée, les participants sont invités à indiquer dans l'anonymat les infractions dont ils ont pu être les auteurs, généralement à partir d'une liste de conduite portant sur une grande diversité d'actes de gravité très variable. Grâce à cette méthode initiée par Short et Nye (1957), il devient possible de comparer l'incidence (le nombre de délits commis) et la prévalence (le nombre de délinquants) et de connaître la délinquance de divers milieux et groupes sociaux en limitant le risque de ne mesurer que la réaction sociale différentielle aux infractions légale. De nombreux doutes ont été exprimés concernant cette méthode avant que des améliorations significatives ne permettent véritablement de l'accréditer. Tout d'abord, la mesure de la délinquance autodéclarée a été massivement pratiquée dans des milieux scolaires, là où précisément les probabilités de rencontrer des participants fortement engagés dans la délinquance après 16 ans sont les plus faibles. Pour trouver un nombre important d'auteurs de délits atteignant une certaine gravité, des échantillons de très grande taille sont nécessaires. Par exemple, l'échantillon de l'enquête VAMM 1 ne comporte que 19 pyromanes déclarés sur 2019 sujets. Plus fondamentalement, le principe d'une mesure autorapportée de la délinquance implique d'accorder un certain degré de confiance à la mémoire et à la sincérité des participants, même lorsque toutes les précautions sont prises par ailleurs. La validation des questionnaires de délinquance autorapportée s'est basée sur des méthodologies multiples. On a cherché par exemple à évaluer l'indice de corrélation entre un premier questionnaire et un second présenté aux mêmes sujets à plusieurs semaines ou mois d'intervalle (voir par exemple Dentler & Monroe, 1961). Ces études ont généralement mis en évidence de forts degrés de cohérence. On a également cherché à comparer les réponses des sujets à diverses sources externes, comme les statistiques officielles (Erickson & Empey, 1963) ou des informateurs extérieurs comme les amis, les parents ou les enseignants (voir par example Gold, 1970). Les comparaisons contrôlées réalisées entre des sujets judiciarisés et des sujets non-judiciarisés confirment que les premiers ne sont pas arrêtés par hasard : ils commettent beaucoup plus de délits (voir, par exemple, Bègue, 2000 ; Palmer & Hollin, 1998). L'une des études de validité les plus fameuses est celle de Clark & Tift (1966). Ces auteurs ont demandé à des étudiants volontaires de compléter un questionnaire de délinquance composée de 35 items. En soumettant par la suite ces mêmes sujets à un polygraphe, les auteurs ont observé une stabilité des réponses de 81,5 %. Les mesures autorapportées sont considérées aujourd'hui comme une option de recherche valable (voir Hindelang, Hirschi & Weis, 1981) et constituent actuellement une méthode dominante dans la recherche criminologique sur la délinquance au niveau international. Bien que cette méthode soit le plus souvent utilisée auprès d'adolescents scolarisés (Bègue, 2000a & b,

Roché, 2001), elle a également été employée auprès d'adultes (Elliott *et al.*, 1983; Bègue *et al.*, 2007), d'étudiants d'université (Cochran *et al.*, 1998), et même des criminologues professionnels! (Robinson et Zaitezow, 1999). Un type d'étude récent qu'il est possible de rapprocher des enquêtes de délinquance auto-rapportées correspond à la prévalence des idées criminelles chez les individus. Dans une étude interculturelle, David Buss (2005) a interrogé plus de 5 000 personnes en leur demandant si elles avaient déjà considéré l'idée de tuer une personne qu'elles n'aimaient pas, comme un rival amoureux ou quelqu'un les ayant publiquement humiliés. Lorsque la réponse était positive (pour 91 % des hommes et 84 % des femmes), une batterie de questions permettant d'identifier les variables interpersonnelles et situationnelles associées à l'idée d'homicide.

Les enquêtes de victimation. Les enquêtes de victimation s'intéressent aux infractions et aux circonstances de leur réalisation à partir du témoignage des victimes. Bien qu'elles permettent de connaître le profil sociodémographique et le style de vie des victimes ainsi que les contextes matériels et relationnels des actes délinquants, elles n'apportent pas d'informations sur les délinquants eux-mêmes (sauf dans les rares cas où la victime aperçoit ou connaît l'auteur), et leur utilisation est caduque dans certains cas (homicide, délits sans victime, délit envers des entités impersonnelles). Par rapport à la méthode de délinquance auto-rapportée, cette méthode présente certaines limites similaires. Ainsi, s'il semble que les victimes se souviennent mieux d'une infraction que l'auteur de celle-ci (ce qui n'est pas surprenant puisqu'en en général, la perte qu'elles subissent est beaucoup plus importante que le gain qu'en retire l'auteur), elles ne sont pas nécessairement plus objectives que celui-ci lorsque la victimation résulte d'un conflit avec l'auteur de l'acte : dans cette situation, les victimes ont matériellement ou psychologiquement intérêt à exagérer l'intentionnalité de l'acte infligé par l'auteur (voir Baumeister & Bratlavsky, 2000) ou peuvent être réticentes à rapporter un acte dont l'auteur est un proche. Par ailleurs, les enquêtes de victimation ont tendance à sous-échantillonner certains groupes de personnes comme les sans domicile fixe). Initiée aux États-Unis dans les années soixante et introduite en France au milieu des années quatre-vingt (voir Zauberman & Robert, 1995) l'enquête de victimation est aujourd'hui un instrument de mesure routinisé dans de nombreux pays industrialisés. Plusieurs études ont été réalisées en France sur des échantillons représentatifs (voir notamment Bègue *et al.*, 2006; Peretti-Watel, 2000; Pottier, Robert & Zauberman, 2001).

Les observations participantes. Dans certains cas, pour étudier la délinquance, les chercheurs approchent des groupes afin d'étudier leurs pratiques à leur contact et dans leur milieu de vie habituel. Cette méthode a été développée à travers les études pionnières de l'école de Chicago dans les années vingt. Des exemples célèbres comme les études de Becker (1985), Whyte (1943) ou Trasher (1927) illustrent bien la richesse et la plus grande flexibilité de cette méthode par rapport à d'autres, mais aussi les difficultés inhérentes à la méthodologie ethnographique qui la sous-tendent, comme l'accès au groupe, l'objectivité de l'analyse, la construction de l'objet et l'interférence avec celui-ci durant le déroulement de l'étude.

Les analyses secondaires. Les analyses secondaires se basent sur des documents d'archives, des données historiques, des autobiographies de délinquants ou diverses statistiques. Dans son étude sur la délinquance en cols blancs, Sutherland (1949) a exploité divers documents comme par exemple des archives judiciaires afin d'étudier les violations légales de certaines des plus grandes entreprises américaines (publicités mensongères, fraudes, violations des conventions commerciales, etc.), tandis que Cohen et Felson (1979) ont mis en relation des données commerciales sur le poids (décroissant) des postes de télévision entre 1960 et 1970 et l'augmentation parallèle des vols durant la même période.

L'expérimentation. Contrairement aux autres méthodes, l'expérimentation nécessite l'intervention active d'un expérimentateur, qui doit créer différentes conditions dans lesquelles seront affectés aléatoirement les participants, et dont on comparera les effets sur la variable choisie. Pour des motifs pratiques et éthiques, les expérimentations dans le domaine de la délinquance et de l'agression sont moins nombreuses que les enquêtes. Elles requièrent par ailleurs de nombreuses précautions méthodologiques afin d'éviter certains biais susceptibles de ruiner leur portée scientifique (voir Tedeschi & Quigley, 1996 ; 2000 ; Giancola & Chermack, 1998). L'approche expérimentale est pratiquée en laboratoire mais également sur le terrain. Par exemple, Jessness (1971, cité par Farrington, 1979) a assigné aléatoirement des garçons délinquants à leur entrée dans une institution juvénile dans une petite unité bien encadrée, ou une institution plus grande et pauvrement encadrée, en montrant que peu de temps après la sortie, ceux qui avaient bénéficié d'une plus petite unité avaient un taux de récidive significativement inférieur. Comme le souligne Farrington (1979), la recherche criminologique gagnerait à s'appuyer davantage sur l'expérimentation. En effet, des progrès significatifs dans l'élucidation de questions comme celle de l'effet de l'alcool, de l'échec scolaire, ou de la température sur l'agression ont été le plus souvent rendus possibles par la pratique de l'expérimentation.

DÉVELOPPEMENT SOCIAL DE L'AGRESSION

Agression et contextes sociaux du développement

Dans tous les contextes géographiques étudiés, les auteurs et victimes typiques d'agressions graves sont des jeunes hommes (Steffensmeier & Allan, 1996). Dans une méta-analyse de 20 études consacrée aux homicides, Wilson et Daly (1990) ont ainsi montré que 97 % des homicides étudiés impliquaient des hommes comme victimes et auteurs. Ce qui ne veut pas dire que les femmes ou les enfants soient en reste. En réalité, bien que les hommes soient plus agressifs physiquement et verbalement que les femmes envers d'autres hommes (Eagly & Steffen, 1986 ; Hyde, 1984), lorsqu'il s'agit d'agression hétérosexuelle, cette différence tend à s'inverser[4]. En ce qui concerne les enfants, après les premiers signes de colère en réponse à la frustration, perceptibles après 6 mois, les premières formes d'agression physique avec les pairs et les adultes apparaissent durant la deuxième année. Selon les observations de mères, l'agression physique des enfants semble culminer à deux ans puis diminuer avec l'âge, tandis que l'agression verbale augmente. Le niveau global des agressions physiques reste toutefois important.

4. Une méta-analyse de 82 études consacrée à l'agression physique dans les relations hétérosexuelles indiquait que les femmes étaient légèrement plus enclines à avoir recours à l'agression physique que les hommes. Toutefois, les agressions commises par des hommes avaient des conséquences physiques plus graves. Par ailleurs, en ce qui concerne les formes de comportement agressif, on attend généralement des femmes une expression plus indirecte d'agression que des hommes (Bjorkvist, 1994). Enfin, lorsque les pressions situationnelles augmentent (par exemple en présence de provocation), les écarts d'agression entre hommes et femmes sont fortement atténués (Bettencourt & Miller, 1996).

Tremblay (2000) a observé des enfants dans des crèches et a constaté un taux d'agression spectaculaire : pas moins de 25 % des interactions entre enfants impliquaient des composantes d'agression physique. En ce qui concerne les différences liées au genre, celles-ci sont déjà significatives, et ce dans toutes les cultures (Whiting & Whiting, 1975) et milieux économiques (Baumrind, 1971). Les réactions colériques ou agressives sont également différenciées très tôt. Par exemple, une étude auprès d'enfants de 3 et 6 mois indiquait que les réactions de colère des enfants suscitaient de la part de l'entourage un comportement empathique pour les garçons et désapprobateur pour les filles (Malatesta & Haviland, 1982).

La contribution de la personnalité dans les conduites agressives est sensible dès la petite enfance. Selon la perspective sociale-cognitive, la personnalité regroupe des structures de connaissance d'un individu (Mischel & Shoda, 1995) cumulativement élaborées sous l'influence de facteurs biologiques et situationnels à partir d'innombrables expériences à travers la vie. Elle va inclure les croyances et attitudes agressives, les schèmes perceptuels agressifs, les schémas d'attentes agressives, les scripts comportementaux agressifs et la désensibilisation agressive. Ces composantes rendent compte de la stabilité individuelle de l'agression dans le temps (voir Laub & Lauritsen, 1995). Par exemple, une méta-analyse impliquant 16 études consacrées aux conduites agressives chez les garçons montre que la corrélation est de .69 sur une période de 5 ans et de .60 sur une période de 10 ans (Olweus, 1979). Plus récemment, Huesmann, Eron, Lefkowitz & Walder (1984) ont enregistré un coefficient de .50 pour les garçons et de .30 pour les filles entre 8 et 30 ans auprès d'un échantillon de 600 sujets.

Ces structures de connaissance sont construites dans les divers contextes d'interaction des individus et en fonction de variables de personnalité mentionnées plus haut, que l'on peut regrouper sous deux super-facteurs : le faible auto-contrôle et l'irritabilité (Agnew, 2005a). On peut identifier quatre classes de contextes d'interaction pertinents, qui correspondent aux contextes sociaux les plus influents pour l'individu en développement : la famille, l'école, les amis, et plus tard le milieu professionnel. Les variables *familiales* pertinentes liées à l'agression sont le faible attachement entre enfants et parents, les conflits dans la famille, la maltraitance, la faible supervision, la criminalité des parents et des frères et sœurs, le faible soutien social dans la famille, le statut marital des parents, leur attachement réciproque et la criminalité du partenaire (à l'âge adulte). Le domaine des variables *scolaires* comprend les performances scolaires, le faible attachement à l'école, le faible temps consacré aux devoirs, le traitement négatif par les enseignants et de faibles objectifs scolaires ou professionnels et un faible niveau de qualification (à l'âge adulte). Les variables *amicales* recoupent l'attachement à des pairs délinquants, l'appartenance à un gang, le temps consacré à des activités non structurées et non surveillées avec des pairs, ainsi que la victimation. Enfin, les variables relevant du *domaine professionnel* sont les faibles performances professionnelles, le chômage de longue durée, et l'activité professionnelle précaire. Bien que chacune de ces variables soit importante et apporte une contribution distincte à la compréhension du comportement agressif, il serait erroné de les considérer séparément et de manière statique, car non seulement l'effet de ces variables et fréquemment multiplicatif et rétroactif, mais de plus des recherches longitudinales indiquent que le poids relatif de chacune des variables qui le composent évolue avec le temps (voir figure 3).

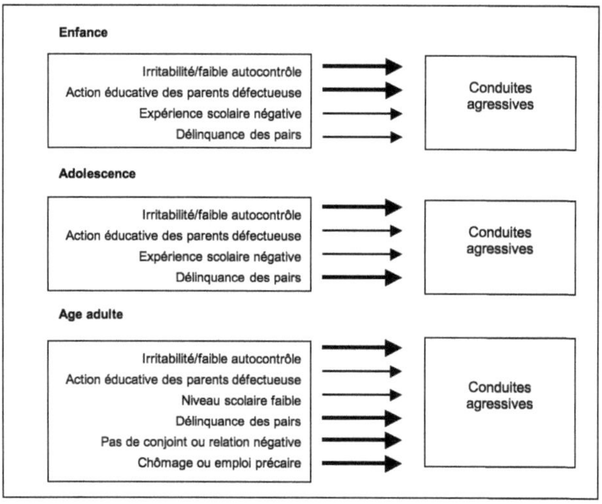

Figure 3. – *L'évolution de l'influence d'une sélection de prédicteurs de l'agression et de la délinquance (d'après Agnew, 2005a, p. 58, les flèches en gras indiquent un effet plus important).*

Un processus majeur : l'apprentissage de l'agression

L'apprentissage par observation et participation sociale est une source déterminante d'acquisition des comportements agressifs (Bandura, 1977). Ainsi, le meilleur prédicteur statistique de la délinquance d'un individu est la délinquance de ses amis adolescents ou adultes. Ce constat n'est pas réductible à la classique tendance homophilique qui veut que l'on s'associe préférentiellement aux personnes qui nous ressemblent (Byrne,

1971). En réalité, la délinquance est véritablement apprise et stimulée au contact des pairs délinquants : c'est ce que démontrent diverses recherches longitudinales (Eliott, Huizinga & Ageton, 1985 ; Gatti *et al.*, 2005 ; Thornberry *et al.*, 2003 ; Warr, 2000). Par exemple, Gordon et ses collègues (2004) ont observé qu'après leur entrée dans un gang, les garçons intensifiaient leur vente et usage de drogue, ainsi que leur violence et les atteintes à la propriété. Un retour au niveau initial était observé lorsque l'adolescent quittait le gang (Battin-Pearson *et al.*, 1998). Le modèle interactionnel de Thornberry et ses collègues (1987, 1991) indique que l'association aux pairs délinquants a une influence directe et indirecte sur la délinquance des adolescents de 15-16 ans (figure 4).

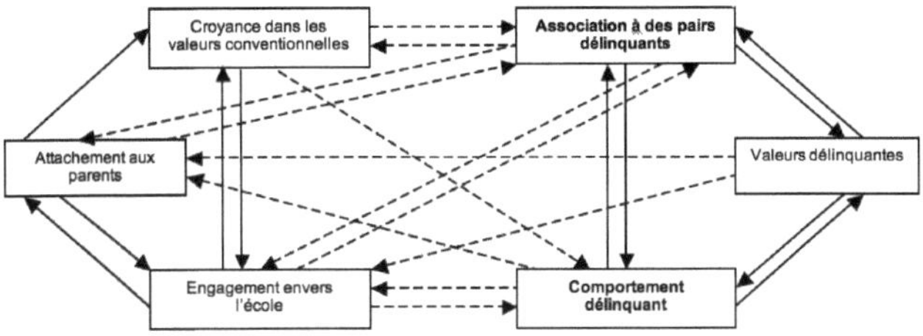

Figure 4. – *Le modèle interactionnel de Thornberry (1987) appliqué aux 15-16 ans.*
Note : les traits en pointillés indiquent des relations négatives entre variables.

Le groupe délinquant initie et renforce la délinquance de ses membres à plusieurs niveaux. Tout d'abord, il est dispensateur de *normes délinquantes* et de *modes de conduite* délinquants. Il fournit en outre des gratifications matérielles ou symboliques aux auteurs d'actes agressifs. Il offre enfin un échantillon de modèles, de modes de conduite et de techniques spécifiques qui seront susceptibles d'être imités. Comme n'importe quel apprentissage, l'acquisition de comportements agressifs est stimulée par les encouragements dispensés par l'environnement. Par exemple, les adolescents joueurs de hockey dont les pères applaudissent lorsque le jeu est plus agressif se montrent plus violents sur la glace que les autres (Ennis & Zanna, 1991, cité par Bédard, Beziel & Lamarche, 1999). Faire personnellement l'expérience d'encouragements ou de désapprobation n'est pas nécessaire à l'acquisition de connaissances et de modes de conduite : l'observation d'autrui est également très efficace (Bandura, 1977). De nombreux travaux montrent que des enfants qui observent incidemment des modèles agressifs, par rapport à des enfants exposés à des modèles neutres, expriment davantage de conduites agressives par la suite, et ce d'autant plus que les modèles observés tirent profit de leurs actes, sont attractifs ou encore ressemblent aux observateurs.

Les effets de l'agression sur l'agression

Lorsque l'on interroge des enfants sur leurs relations avec les autres enfants de leur classe, ils expriment couramment leur antipathie pour les enfants agressifs (Kupersmidt, Burchinal & Patterson, 1995). Cette mise à distance des enfants agressifs est à la fois la résultante des conduites de ces derniers et la cause de futurs problèmes de comportements (Bierman & Wargo, 1995 ; Coie, Terry, Lenox, Lochman & Hyman, 1995 ; Kupersmidt *et al.*, 1995). Dès six ans, les enfants agressifs sont davantage rejetés que les autres par leurs pairs. Ce rejet a des effets similaires à celui de l'ostracisme chez les adultes : il provoque ou alimente leurs propensions agressives (voir Twenge *et al.*, 2001 ; Williams, 2001). À travers une étude sur les fusillades ayant eu lieu dans les écoles entre 1995 et 2001, Leary et ses collègues (2003) ont montré que la quasi-totalité de leurs auteurs faisaient l'expérience de rejet répété par les autres élèves de leur école. De nombreux travaux criminologiques suggèrent que le sentiment d'exclusion interpersonnelle et sociale chronique représente l'un des facteurs de risques les plus couramment associés à la violence extrême, et ce davantage que l'appartenance à un gang, la précarité économique ou l'usage de drogue (Twenge, 2007).

L'un des effets négatifs du rejet est l'affiliation subséquente à des pairs déviants, ce qui renforce les problèmes de conduite (Patterson, Capaldi & Bank, 1991), érode l'adhésion aux normes non-déviantes et rend plus difficile les relations avec les agents de socialisation favorables au respect des lois. Par exemple, Patterson et ses collègues (1992) ont montré à travers une étude longitudinale les effets de la délinquance d'enfants sur les pratiques éducatives de leurs parents. Ces derniers en venaient à être moins attachés à leur progéniture, à moins superviser leurs enfants et à les traiter durement, ce qui avait un effet de renforcement des problèmes de conduite des enfants (voir aussi figure 4).

D'autres processus rendent compte des conséquences d'agressions initiales sur les agressions futures. Ainsi, la réalisation d'actes déviants est susceptible de donner lieu à un étiquetage déviant, dont les effets amplificateurs ont fait l'objet de nombreux travaux classiques (Becker, 1985 ; Lemert, 1967). À l'école, l'assignation d'une identité déviante à un élève qui ne respecte pas les règles qu'il est censé respecter ouvre en effet à ce dernier une résolution identitaire consistant tout simplement à systématiser publiquement son rejet de l'autorité scolaire, ce qui lui permet d'engranger les dividendes d'une réputation sociale déviante (Anderson, 1999 ; Emler & Reicher, 1995). La dégradation des relations entre l'individu, ses proches et les institutions sociales comme l'école ou le monde du travail, tout comme les bénéfices matériels de la déviance (Akers, 1998 ; Brezina, 2000), vont amenuiser l'investissement de temps et d'énergie dans une ligne d'action respectueuse des règles institutionnelles ou légales. Les effets négatifs de la criminalité sur les autres domaines de la vie comme l'école, le mariage ou le monde du travail sont amplement connus (Benson, 2002 ; Moffitt, Caspi, Rutter & Silva, 2001). Enfin, il existe une dernière raison pour laquelle l'agression peut contribuer à renforcer l'agression peut être mentionnée : la réalisation d'actes agressifs peut conduire l'individu à réaliser que le risque d'être soumis à des sanctions externes est extrêmement faible (Pigarsky & Piquero, 2003 ; Stafford & Warr, 1993) ; sa crainte de sanctions externes va donc diminuer. Ces divers processus rendent compte du fait qu'une agression à un temps t1 augmente la probabilité d'occurrence d'une agression par la suite (Akers, 1998 ; Bushway, Brame & Paternoster, 1999 ; Hawkins *et al.*, 2000), et ceci indépendamment des facteurs ayant été à l'origine de l'agression initiale.

L'effet de l'agression sur l'agression est également observable à un niveau macrosocial. Archer et Gardner (1984) ont montré au moyen de données statistiques issues de 110 pays entre 1900 et 1970 que les pays qui venaient de traverser une période de guerre voyaient leur criminalité augmenter. L'explication de ce phénomène la plus conforme aux données étudiées par ces auteurs était la légitimation de la violence consécutive à la guerre.

AGRESSION ET SITUATIONS

L'étude des contextes du comportement agressif indique que toute agression est fortement contrainte par les situations. Les agressions se produisent le plus souvent dans des contextes humains et physiques spécifiques (Clarke, 1997 ; Felson, 2006 ; Goldstein, 1994). À titre d'illustration du rôle du contexte humain, Daly et Wilson (1988) ont observé qu'un beau-parent co-résidant avait une probabilité environ soixante-dix fois supérieure de tuer un enfant de moins de deux ans qu'un parent génétique co-résident. Cette probabilité était encore quinze fois supérieure pour les victimes adolescentes. Concernant les contextes physiques, la possession d'armes à feu explique à elle seule la moitié des écarts dans les taux d'homicides entre les États-Unis et le Royaume-Uni (Zimring & Hawkins, 1997). D'autres contributeurs contextuels comme le stress social (Agnew, 1985, 1992, 1994, 1999 ; 2005b ; Agnew

& White, 1992), la température (Anderson, Anderson, Dorr, de Neve & Flanagan, 2000), le bruit (Geen & Mc Cown, 1984; Gaur, 1988), la pollution atmospherique (Rotton *et al.*, 1979) ou les normes culturelles concernant la violence (Nisbett et Cohen, 1996) représentent des facteurs de risques connus. Par exemple, sur la base de travaux concernant les effets de la température sur l'agression, certains chercheurs vont jusqu'à suggérer qu'un réchauffement de 0,5 degrés centigrades dans les 50 années à venir induirait une augmentation annuelle de 25 000 agressions et homicides (Baumeister & Bushman, 2007).

On se limitera ici à quelques exemples importants comme les contrôles physiques et sociaux, les émotions négatives, l'alcool et l'exposition à des scènes de violence télévisuelle. L'idée principale qui sous-tend une approche situationnelle de l'agression est que celle-ci est plus probable lorsque les contrôles physiques et sociaux qui empêchent l'agression sont absents et lorsque les motivations de l'individu à agresser sont fortes. Par exemple, les motivations à agresser seront plus fortes si l'individu est porteur de croyances favorables à l'agression – ce qui réduit le coût psychologique de l'agression en terme de culpabilité –, en cas de provocation ou de tension, lorsque l'agression est payante. En outre, les contraintes externes éloignant l'individu seront plus faibles si par exemple l'agresseur perçoit de fortes probabilités de ne pas être puni ou blessé durant l'agression, ou encore s'il juge qu'une agression puisse mettre en danger certaines ressources ou attaches sociales prisées.

Les contrôles physiques et sociaux

La surveillance, les contraintes physiques et les sanctions ont un rôle significatif dans les comportements agressifs et les actes de dégradation. La quantité de dégradations et de violences observées dans les lieux publics urbains est ainsi liée à l'importance du contrôle formel ou informel qui y est effectivement exercé, qu'il s'agisse des dégradations dans les bus (vingt fois plus importantes dans l'étage supérieur que l'étage inférieur, où se trouve le chauffeur) ou les espaces scolaires (dont la superficie, indépendamment du nombre d'élèves, est corrélée aux violences et dégradations). Cette idée de contrôle s'applique également à d'autres contextes, comme la famille, où l'on constate que la surveillance parentale est inversement proportionnelle à la délinquance des adolescents (ce résultat résiste au contrôle statistique d'autres facteurs comme le niveau économique du ménage par exemple) ; elle permet de comprendre en partie pourquoi les aînés, les personnes de sexe féminin, ou encore celles issues de fratrie peu nombreuses, sont moins enclins à la délinquance que les autres (Bègue & Roché, 2005). On pourrait citer maints exemples historiques de pillages et violences diverses facilités ici par telle catastrophe naturelle, là par telles grèves des services du maintien de l'ordre, pour alimenter cette idée simple : le relâchement du contrôle direct crée des opportunités déviantes que certains s'empressent de saisir. Bien qu'un contrôle direct excessif puisse avoir des effets contre-productifs en augmentant la frustration et la défiance des agents de l'autorité, l'absence de contrôle direct est fréquemment liée à des comportements socialement indésirables incluant l'agression. Cette idée est très compatible avec les travaux réalisés sur le phénomène de désindividuation induite par la participation collective. Le groupe apporte un anonymat et une désindividuation propices à une baisse du contrôle et à une plus grande réceptivité aux normes violentes du contexte immédiat. L'intensité de la désindividuation étant théoriquement fonction de la taille du groupe lui-même, on doit s'attendre à une plus grande propension à la violence lorsque les groupes sont plus denses. De même, on peut supposer que plus la désindividuation est importante, plus la violence exprimée est intense. Cette dernière hypothèse a été traitée par Watson (1973), qui a étudié des documents archéologiques provenant de 24 cultures et a montré que dans les sociétés où les guerriers cachaient leur identité avant d'aller à la guerre (par exemple en se peignant le visage ou le corps), ceux-ci étaient significativement plus enclins à tuer, torturer ou mutiler des prisonniers captifs que des combattants qui ne cachaient pas leur identité. Concernant le lien entre la taille du groupe et les actes agressifs, une étude basée sur des archives de lynchages sur 50 ans a montré que plus une foule était nombreuse, plus étaient fréquentes des atrocités comme brûler, lacérer et démembrer la victime (Mullen, 1986).

Pour tester de manière expérimentale l'hypothèse voulant que la désindividuation soit génératrice d'agression, Zimbardo (1969) a fait écouter à des participants l'enregistrement d'une personne passant pour une victime et apparaissant comme altruiste et agréable ou au contraire égocentrique et désagréable. Certains participants étaient individués (portant un large badge marqué de leur prénom), d'autres étaient désindividués (portant des vestes de laboratoire et des masques). Les participants apprenaient ensuite que l'étude concernait le conditionnement, et qu'ils auraient à administrer des chocs électriques douloureux à quelqu'un. Les résultats ont montré que les personnes désindividuées administraient des chocs presque deux fois plus longs que les autres (voir aussi Zimbardo, 2007). Une autre étude réalisée en Allemagne est particulièrement intéressante car il s'agit d'une expérimentation de terrain. L'étude a consisté à regrouper aléatoirement par cinq des élèves pour une compétition de handball. Certaines équipes portaient un tee-shirt orange, d'autres n'étaient pas désindividuées de la sorte (chaque membre avait ses vêtements ordinaires). Les résultats du codage des comportements observés durant la compétition ont montré que les équipes en orange jouaient plus agressivement que les autres (Rehm, Steinleitner & Lilli, 1987).

Pourquoi la désindividuation rend-elle plus violent ? Tout d'abord, elle contribue à abaisser le sentiment de responsabilité individuelle. Ensuite, elle altère la conscience de soi en diminuant notamment la capacité de l'individu à vérifier l'adéquation entre des normes personnelles relativement stables et ses comportements en situation, rendant l'individu plus sensible aux normes de la situation immédiate (voir Postmes & Spears, 1998).

La frustration et les émotions négatives

L'agression apparaît également à la suite de frustrations et plus largement d'émotions négatives. Par exemple, des analyses économiques indiquent une corrélation solide entre la réalisation de lynchages de minorités noires dans le Sud des États-Unis et la diminution du prix du coton (Hepworth & West, 1988). Bien que l'expérience de frustrations ou d'émotions négatives ne soit ni nécessaire ni suffisante pour déclencher un comportement agressif (voir *infra*), elle y est fréquemment associée. Dans une ancienne expérience, Barker et ses collègues (1941) ont étudié le jeu spontané d'enfants auxquels des jouets étaient mis à disposition. Certains enfants devaient longuement attendre avant de jouer : ils voyaient les jouets mais ne pouvaient physiquement les atteindre. D'autres enfants pouvaient quant à eux manipuler immédiatement les jouets. L'observation des enfants a montré que ceux qui avaient préalablement été frustrés avaient des comportements plus destructeurs, jetant plus fréquemment les jouets au sol ou sur les murs de la pièce.

De nombreux travaux montrent que l'expérience chronique de frustration est liée à l'agression. Faire l'expérience d'anxiété et de sentiments dépressifs est un bon prédicteur du comportement agressif (Aseltine *et al.*, 2001 ; Krueger *et al.*, 2001). Plusieurs enquêtes attestent d'un lien entre la commission d'actes de délinquance et l'expérience de diverses formes de tension comme se sentir rejeté par les autres, être en conflit avec des pairs, être victime de délinquance, faire l'expérience de conflits ou de rupture familiale, changer de domicile ou être au chômage (voir

Agnew & White, 1992; Aseltine *et al.*, 2000). Une étude réalisée sur un échantillon de lycéens français indique que les élèves insatisfaits de leur orientation scolaire étaient plus enclins à se battre, insulter un adulte de l'établissement ou être auteurs de dégradations (Ballion, 2000; voir aussi Choquet & Ledoux, 1994). Une autre étude en milieu scolaire dans 50 États américains montrait ainsi que le taux de punition corporelle à l'école et le taux de fusillades, fatales ou non, étaient corrélés, et ce compte tenu d'autres facteurs pertinents comme la situation économique et sociale (Arcus, 2002).

Les études consacrées à la frustration permettent de distinguer les frustrations occasionnées par l'impossibilité d'atteindre un but (par exemple démarrer la réalisation d'une tâche donnée et être empêché de la poursuivre) donnent souvent lieu à des réactions moins agressives que celles qui résultent d'une menace pour la valeur de soi, comme c'est le cas lorsqu'un individu est provoqué (Bettencourt, 2006). Ces deux types de frustration peuvent être liés, comme on l'observe dans ce que l'on appelle l'incohérence de statut. Les travaux consacrés aux violences conjugales montrent ainsi que lorsqu'un homme subit un écart entre sa qualification professionnelle et le métier qu'il occupe effectivement (il est par exemple titulaire d'un diplôme élevé mais n'a trouvé qu'un emploi plus faiblement qualifié ou rémunéré qu'il pouvait l'espérer), il est six fois plus enclin que la moyenne à agresser sa femme. Lorsque la valeur que l'on s'attribue à soi-même est menacée par autrui, l'agression verbale ou physique n'est généralement pas très loin. Une très grande proportion d'homicides résultent d'un écart entre la haute opinion que les gens se font d'eux-mêmes et la manière irrespectueuse dont ils s'estiment traités par quelqu'un. Dans une étude expérimentale, des sujets étaient insultés par un assistant de recherche passant lui-même pour un participant, et avaient la possibilité de l'agresser en retour. Il est apparu que par rapport aux sujets qui n'avaient pas été insultés, ceux qui l'avaient été et avaient une haute image d'eux-mêmes (ceci était évalué au préalable au moyen d'un questionnaire psychométrique) avaient une réaction significativement plus agressive (Baumeister, Smart & Boden, 1996; Bushman & Baumeister, 1998, 2002). Ce résultat est conforme aux observations de terrain de Martin Jankowski (1991), sociologue ayant observé la vie de 37 gangs de Boston, New York et Los Angeles pendant plus de 10 ans : individuellement et collectivement, les membres du gang avaient une haute opinion d'eux-mêmes. La fierté est exacerbée lorsque le manque de respect supposé est public; or, dans plus de la moitié des homicides examinés dans une étude de référence (Luckenbill, 1977), une audience est présente, encourageant éventuellement les protagonistes à se battre.

La frustration, on l'a dit, ne mène toutefois pas inéluctablement à l'agression. L'interprétation de la situation apparaît ainsi comme un phénomène important dans l'explication du lien entre la frustration et l'agression. Ainsi, lorsqu'une source de frustration apporte des justifications plausibles à son comportement ou présente des excuses, la réaction agressive est altérée (Ferguson & Rule, 1983 ; Pastore, 1952). À l'inverse, de nombreux auteurs d'agression ont tendance à imputer une intention négative à la source de la frustration même en l'absence d'indice d'hostilité, comme c'est le cas dans le biais d'attribution d'hostilité (Dodge, 1980). Une méta-analyse de 41 études impliquant plus de 6000 participants a montré une relation élevée entre l'attribution d'intentions hostiles et le comportement agressif (Obrio de Castro, Veerman, Koops, Bosch & Monshouver, 2002) ; cette relation est observée chez les adultes comme chez les enfants (Epps & Kendall, 1995). Par ailleurs, le biais d'attribution d'hostilité est modulé par diverses variables comme la croyance en un monde juste (Bègue & Muller, 2006 ; Hafer & Bègue, 2005). Il existe en outre des agressions qui ne résultent pas de frustrations.

Trois stratégies cognitives majeures permettent de diminuer considérablement la frustration : la dévaluation du but visé (minimiser la valeur du but), la minimisation du besoin éprouvé à l'atteindre (se convaincre qu'il n'est pas important d'y parvenir), ou l'autodépréciation (penser qu'on ne mérite pas d'atteindre le but visé). La frustration éprouvée peut également être diminuée par le recours à des stratégies non agressives (se relaxer, s'adonner à un loisir). Divers modulateurs sont à mentionner, concernant tant l'individu faisant l'expérience d'une frustration que le type de frustration elle-même. Les personnes les plus susceptibles de réagir à la frustration par la violence ne disposent généralement pas de ressources et de qualifications leur permettant de la gérer de manière légitime (compétences verbales limitées, ressources intellectuelles et relationnelles faisant défaut). Les ressources financières disponibles constituent également un élément important. Par exemple, De Fronzo a étudié 39 aires métropolitaines américaines et a observé que le niveau moyen d'assistance publique des pauvres était négativement lié aux homicides et ce en contrôlant divers facteurs sociaux et économiques pertinents. Plusieurs autres recherches vont dans ce sens (DeFronzo, 1997) ; Messner & Rosenfeld, 1997 ; Savage & Vila, 1997). La gestion des frustrations par la violence est plus fréquente chez les personnes impulsives ou irritables. Enfin, les types de frustration les plus fortement associés à la violence sont ceux qui sont perçus comme intentionnels, injustes, sont de forte intensité et associés à des incitations à la violence de la part des témoins.

Les réactions à la frustration sont souvent modulées par les imputations d'intention. Toutefois, les émotions négatives suscitées par les frustrations peuvent occasionner une agression envers une personne qui n'est pas elle-même la source de l'agression, comme le suggère le phénomène du déplacement d'agression (Marcus-Newhall *et al.*, 2000 ; Pedersen *et al.*, 2000).

Sentiment d'injustice et agression

Lorsqu'une personne n'obtient pas ce qu'elle estime mériter en vertu de ce qu'elle a fait ou de ce qu'elle est, elle se considère victime d'injustice. Bien que les formes de la justice varient, les conséquences du sentiment d'injustice subie ne sont pas aléatoires. Réactions neurophysiologiques typiques du stress (Mernard, 2006), insomnies (Greenberg, 2006) et troubles de l'humeur sont souvent constatés. Comme le montre une étude réalisée dans 25 pays, une émotion est constamment associée au sentiment d'injustice : la colère (Mikula *et al.*, 1998). Le sentiment d'iniquité accompagne fréquemment des comportements tels que les sabotages et vols dans l'entreprise (Ambrose, Seabright & Schminke, 2002 ; Cropanzano, Goldman & Folfer, 2003 ; Folger & Baron, 1996 ; Greenberg, 1990 ; Tucker, 1993) ainsi que diverses formes d'agression (Bies & Tripp, 2001 ; Miller, 2001 ; Spector, Fox & Domagalski, 2006). Dans cet ordre d'idée, une étude que nous avons réalisée auprès de 1 200 adolescents de 11 à 18 ans indiquait un lien systématique entre la délinquance auto-déclarée et le sentiment de vivre dans un monde injuste : moins les adolescents pensaient que le monde était juste avec eux, plus ils déclaraient avoir commis de conduites déviantes bénignes ou graves (Bègue, 2000, 2001 ; voir aussi Sicot, 2000 ; Dubet, 1987 ; Dubet & Lapeyronnie, 1992 ; Jazouli, 1992 ; Lagrange, 2001 ; Wievorka, 2000). Selon Donald Black (1993), de nombreuses agressions ont une base morale et représentent une forme particulière de justice rétributive (voir aussi Tedeschi & Felson, 1994). L'homicide, le viol ou la destruction des biens sont en de nombreuses sociétés traditionnelles considérés comme des recours appropriés à la restauration de la justice. Black montre que la majorité des homicides intentionnels modernes constituent une réponse à un tort subi. Une recherche de Pettiway (1987) indiquait que près de 60 % de tous les incendies d'une période donnée à Houston étaient des vengeances consécutives à une dispute. De nombreux parricides sont également commis selon leurs auteurs pour punir et protéger leur mère des violences qu'elles subissent de leur conjoint (voir Buss, 2005, p. 184-194). D'autres comportements comme les destructions matérielles sont potentiellement des actes motivés par le sentiment d'injustice. Dans la vie courante, bon nombre de conduites considérées comme injustifiables par l'opinion seraient donc paradoxalement déclenchées par le besoin de ne pas laisser impunie une injustice et auraient une base morale. Une différence de perspective rend certainement encore plus tranchée la différence d'interprétation d'un même acte par son auteur (qui connaît ou croit en connaître les raisons et l'équation situationnelle) et les personnes qui, évaluant en spectateurs la violence et en jaugeant l'immoralité, concentrent généralement leur attention sur l'agent et les déficits de sa personnalité susceptibles d'expliquer ce qui paraît souvent être une conduite irrationnelle. Ces phénomènes relèvent typiquement de ce que l'on désigne par l'effet d'« acteur/observateur » (Jones & Nisbett, 1971), qui consiste en une divergence d'interprétation systématique entre un « acteur » (qui attribue ses conduites aux caractéristiques d'une situation donnée) et un « observateur » (direct ou indirect), qui tendra à associer ces mêmes conduites à des dispositions stables de leur auteur.

Ironiquement, il n'est donc pas rare que les auteurs d'injustices invoquent eux-mêmes la justice pour rationaliser leur comportement. Cette « distorsion cognitive » est bien connue des criminologues (Yochelson & Samenow, 1976). Par exemple, John Gacy, qui a violé, torturé et étranglé 33 jeunes hommes dans le sous-sol de sa maison, se présentait davantage comme une victime que comme un tueur en série. Moins spectaculaires sont les justifications délinquantes ordinaires, qui apparaissent comme autant d'opérations rhétoriques permettant de nier, de rejeter la responsabilité sur d'autres ou de légitimer l'agression (Agnew, 1994; Bandura, 1999; Gabor, 1994; Sykes & Matza, 1957). Le sentiment d'injustice subie est parfois également à l'origine d'agressions « altruistes » ne bénéficiant pas matériellement à leur auteur. Dans une ingénieuse expérience, Lerner (1991) a montré que des individus témoins d'une attaque verbale sévère et injustifiée envers quelqu'un d'autre allaient jusqu'à accepter des pertes monétaires pour venger la personne (pourtant inconnue) ayant essuyé cette attaque. Des travaux plus récents en économie expérimentale vont dans le même sens, montrant qu'une proportion significative de personnes sanctionne ceux qui violent les règles de justice même si cela implique de perdre des ressources personnelles (Fehr & Gachter, 2002). Punir les auteurs d'injustice semble constituer une motivation sociale intense. Lorsqu'un individu est témoin d'une punition administrée à un « tricheur », la région du cerveau qui est activée est celle qui correspond à des expériences personnellement gratifiantes et sources de plaisir (de Quervian *et al.*, 2004 ; voir aussi la synthèse de Gironde, 2008).

L'alcool

L'association entre la consommation d'alcool et l'agression est reconnue depuis des siècles (Hanson, 1995)[5]. Aujourd'hui, l'alcool est considéré comme la substance psychotrope la plus fréquemment liée au comportement agressif (Bachman, 1994 ; Boles & Miotto, 2003 ; Gmel & Rehm, 2003 ; Parker & Rebhun, 1995 ; Pernanen, 1991 ; Fagan, 1990 ; Zhang, Wieczorek & Welte, 1997). Durant les 25 dernières années, des recherches plus systématiques ont été réalisées pour comprendre la corrélation et le processus causal liant la consommation d'alcool et le comportement agressif. Par exemple, dans une étude agrégeant plus de 9 300 cas criminels issus de 11 pays différents, Murdoch, Pihl et Ross (1990) ont montré que 62 % des délinquants violents avaient bu au moment de la commission des actes agressifs ou peu de temps avant. Dans l'étude VAMM 1 (voir encadré 1), parmi ceux qui avaient participé a une bagarre dans un lieu public (6,5 %), 40 % avaient bu de l'alcool dans les deux heures qui avaient précédé (Bègue *et al.*, 2007). En outre, la consommation d'alcool augmentait significativement le risque d'être victime de coups et blessures pour les femmes (Bègue, Perez-Diaz, Subra, Ceaux, Arvers, Bricout, Roché, Swendsen & Zorman, 2010). Actuellement, les liens entre l'alcool et la violence sont amplement étudiés au moyen de méthodologies diverses comme les études historiques (Graham, 2007), les analyses d'archives (Perez, 2000), les séries temporelles (*e. g.*, Elin, 2007), l'analyse géospatiale (*e. g.*, Gorman, Zhu & Hiorell, 2005 ; Lipton & Gruenwald, 2002), les études dans les services d'urgences hospitalières (*e. g.*, Cherpitel, 1997 ; McDonald, Cherpital & De Souza, 2006), ainsi que les approches transversales et longitudinales par questionnaire (*e. g.*, Fals-Stewart, 2003 ; Fothergill & Ensminger, 2006 ; White, 1997). Toutefois, le fait que l'alcool soit fréquemment impliqué dans les épisodes agressifs ne démontre pas qu'il soit causalement ou directement responsable des actes agressifs. Il se peut également

5. Les relations entre diverses substances psychotropes et les violences ne seront pas présentées. Se reporter par exemple à Fagan, 1990 ; Saïas & Gallarda, 2008.

que la tendance à boire de l'alcool et la tendance à l'agression soient conjointement causées par diverses variables individuelles ou situationnelles. Par exemple, les variables relevant des attachements sociaux (Hirschi, 1969) sont reliées chez les adolescents à la commission d'actes de violences (Bègue, 2001) et à l'utilisation excessive d'alcool (Bègue & Roché, 2009). Parmi les variables individuelles, on pourra mentionner le faible contrôle des impulsions (Lara, Pinto & Akiskal, 2006), certains traits génétiques ou du tempérament (Krumm-Merabet & Meyer, 2005), le modelage sur les parents de consommation excessive et de violence (Nicolas & Rassmussen, 2006), de mauvaises relations avec les parents (White, Brick & Hansell, 1993), ou plus largement un profil antisocial (Loeber, Farrington, Stouthamer-Loeber & Van Kammen, 1998). Il y a également de nombreuses variables situationnelles potentiellement génératrices du lien alcool-agression. Tout d'abord, la consommation d'alcool se déroule souvent dans des contextes où plusieurs facteurs liés à la violence apparaissent conjointement : les lieux sont bondés (Homel & Clark, 1994), bruyants (Graham *et al.*, 1980 ; Homel & Clark, 1994 ; Goldstein, 1994) et les normes de conduite conventionnelle peu contraignantes (Graham *et al.*, 1980). Parmi certains groupes, la consommation excessive est elle-même souvent initiée comme un aspect d'un style de vie déviant (Akers, 1992). En plus de ces corrélats situationnels, la violence dans les bars est fréquemment le résultat d'une tentative manquée d'obtenir de l'alcool (Felson, Baccaglini & Gmelch, 1986). En outre, les bouteilles et les verres qui contiennent l'alcool sont parfois utilisés comme des armes : une étude de Budd (2003) montrait qu'une utilisation agressive des bouteilles ou des verres était observée dans 19 % des incidents violents dans les bars. Enfin, les forces de l'ordre détectent plus fréquemment les auteurs de violence qui sont ivres que les autres (Ensor & Godfrey, 1993).

Les études expérimentales sur les relations entre la consommation d'alcool et l'agression confirment le lien mis en évidence par les autres types d'études et attestent de sa nature causale. Plusieurs méta-analyses démontrent que la consommation d'alcool rend les hommes et les femmes plus agressifs (Bushman & Cooper, 1990 ; Bushman, 1993 ; 1997 ; Chermack & Giancola, 1997 ; Chermack & Taylor, 1995 ; Exum, 2006 ; Hull & Bond, 1986 ; Ito, Miller & Pollock, 1996 ; Lipsey, Wilson, Cohen & Derzon, 1997 ; Pedersen, Aviles & Ito, 2002 ; Roizen, 1997 ; Steele & Southwick, 1985). Toutefois, il est également reconnu que l'effet de l'alcool sur les conduites agressives dépend fortement de facteurs individuels et situationnels et est loin d'être aussi direct que l'effet de l'alcool sur l'activité motrice et cognitive (Lipsey *et al.*, 1997, p. 278). Actuellement, trois perspectives majeures rendent compte des effets de l'alcool sur l'agression (voir Bègue & Subra, 2007, pour une revue de question). Selon la perspective de la perturbation cognitive, les propriétés pharmacologiques de l'alcool affectent les processus cognitifs contrôlés en touchant les fonctions cognitives exécutives (Curtin & Fairchild, 2003 ; Hoaken, Assaad & Pihl, 1998 ; Lau, Pihl & Peterson, 1995), dont on connaît par ailleurs l'implication dans les conduites agressives (Paschall & Fishbein, 2002 ; Giancola, 2000, 2004 ; Raine *et al.*, 2000 ; Moffitt, 1993 ; Stevens, Kaplan & Hesselbrock, 2003). Selon le modèle attributionnel, les croyances socialement construites au sujet de l'effet de l'alcool conduiraient d'une part l'individu à consommer de l'alcool pour se donner du courage afin de permettre une agression et de justifier *a posteriori* la réalisation d'actes agressifs ou d'atténuer sa responsabilité (Critchlow, 1983 ; 1986 ; Marlatt & Rohsenow, 1980 ; Mc Andrew & Edgerton, 1968 ; Lang, 1993. En outre, si l'individu pense que l'alcool rend agressif, les effets de la consommation sur le comportement violent peuvent être augmentés (Subra & Bègue, 2009). Enfin, selon le modèle automatique (Bargh, 1994 ; 1996), les significations liées à l'alcool et stockées dans la mémoire à long-terme déclencheraient automatiquement des pensées et des conduites agressives en situation de consommation sans que l'individu en ait nécessairement conscience. Ce dernier modèle, tout comme le modèle attributionnel, permet de comprendre pourquoi le simple fait de croire consommer de l'alcool alors que l'on consomme un placebo suffit à déclencher l'agression (Bègue, Subra, Arvers, Muller, Bricout & Zorman, 2009). Dans une recherche récente, nous avons observé que l'exposition subliminale à des stimuli renvoyant à l'alcool augmentait le comportement agressif (Subra, Muller, Bègue, Bushman & Delmas).

Agressions et télévision : la screaminalité

À la suite de crimes de sang très médiatisés autour du film Scream (Wes Craven), on a pu parler de *Screaminalité* en faisant référence aux homicides et délits apparemment inspirés par des films violents[6]. Après plus de cinquante ans de recherches basées sur des méthodologies corrélationnelles et expérimentales (voir synthèse dans Bègue, 2003), il est possible d'affirmer que la télévision a un impact immédiat et à long terme sur l'agression (Anderson & Bushman, 2002). Les effets des jeux vidéo

6. En ce qui concerne les effets des jeux vidéos, voir Anderson & Dill, 2000.

ont également été bien étudiés (synthèse dans Bègue, 2008). Bien que la taille des effets varie selon les méthodologies employées, ils sont en général d'amplitude modeste (moins de 10 % des violences commises ont pour cause la télévision). Plusieurs mécanismes causaux non exclusifs ont été identifiés.

Éveil physiologique

Lorsqu'une personne est exposée à la violence télévisuelle, les effets physiologiques immédiats sont de même nature que si cette personne était exposée à une situation de violence réelle, à savoir une augmentation du rythme cardiaque et de la pression sanguine. Cette simple activation suffit à déclencher de la violence pour peu que des indices situationnels (présence d'une arme, effet d'une provocation) lui confèrent une signification agressive. Par exemple, Zillman et ses collègues (1972) ont montré que le résidu d'activation découlant d'un exercice physique était lié à l'agression : après avoir pédalé pendant 2 minutes 30, des sujets provoqués par quelqu'un dans une situation sociale différente réagissaient de manière plus agressive que ceux qui n'avaient pas effectué cet exercice.

Amorçage de pensées et de sentiments agressifs

La présence et la tendance à accéder facilement à des pensées et de sentiments agressifs sont renforcées par l'exposition à des scènes de violence. Ainsi, une recherche de Bushman et Geen (1990) indiquait que lorsque l'on demande à des individus de faire librement état de leurs pensées suite à une exposition à un film violent, ceux-ci exprimaient des pensées plus agressives que des sujets exposés à un film neutre. Ce genre d'effet peut également se traduire par un plus haut niveau général d'hostilité envers les autres. L'augmentation de la prégnance de pensées et de sentiments agressifs peut intervenir dans l'interprétation de situations rencontrées par la suite, par exemple en attribuant des intentions agressives aux autres même si leur comportement objectif est dénué d'agressivité.

Acquisition de nouveaux registres de croyances et comportements

Cet effet correspond assez bien à la représentation intuitive que l'on se fait de l'effet des scènes violentes sur les conduites. Au niveau cognitif et à court terme, le spectateur acquiert de manière incidente des connaissances relatives à la violence, qu'il s'agisse de formes verbales, de savoir-faire corporels ou de manipulations techniques. Par exemple, à l'occasion d'une enquête réalisée auprès de 208 détenus nord-américains, 9 sur 10 admettaient avoir appris des « trucs du métier » en regardant des séries policières (Cassel & Bernstein, 2001). Les films pornographiques violents ont également des effets, notamment sur des croyances erronées concernant le viol. Une scène de violence sexuelle typique montre un homme pénétrant une femme de force qui, après avoir résisté, finit par en redemander. Des recherches expérimentales (par exemple Linz, 1989) indiquent que l'exposition même courte à un film présentant une scène similaire suffit effectivement à augmenter l'adhésion à ce que les Anglo-Saxons appellent les « *rape myths* », qui n'ont rien d'anodin : dans un texte classique, Diane Scully et Joseph Marolla (1984) avaient montré que la rhétorique selon laquelle « les femmes veulent dire oui quand elles disent non » était très prégnante dans le discours des auteurs d'agressions sexuelles.

Divers travaux réalisés dans le sillage de la théorie de l'apprentissage social suggèrent que la probabilité de reproduction comportementale d'une scène de violence est d'autant plus élevée que le protagoniste agressif est dépeint de manière *attractive* ; qu'il *ressemble* au spectateur ; qu'il tire une récompense de son acte et non une punition ; que l'acte combine violence *verbale et physique* ; que la scène est présentée de manière *réaliste* ; que ses *conséquences* (notamment la souffrance de la victime) ne sont pas montrées ou sont minimisées (par exemple par l'humour) ; et que le comportement violent est présenté comme *justifié ou ayant un sens moral* (par exemple une vengeance).

Désinhibition

Le spectacle répété de la violence contribue à une désinhibition à l'égard des comportements violents. Dans la mesure où bon nombre d'actes violents sont présentés comme des solutions efficaces à la résolution des conflits, ou encore que la souffrance des victimes est rarement soulignée, les actes violents peuvent se présenter comme des options acceptables. En 1998, une étude réalisée au Royaume-Uni indiquait que dans les fictions, plus de la moitié des épisodes agressifs ne montraient pas les conséquences pour la victime. Dans une recherche classique qui illustre bien l'idée de désinhibition, on a montré à des enfants de 5-6 ans et de 8-9 ans des extraits d'émissions d'une durée de 3 minutes environ présentant soit un programme violent (un extrait de feuilleton populaire à l'époque comprenant entre autres, deux bagarres, un coup de couteau et deux coups de feu), soit un programme sportif excitant (athlétisme). Après avoir vu les films, les enfants étaient conduits dans une autre pièce et placés devant un tableau de bord comprenant deux boutons, l'un étiqueté « blesser » et l'autre « aider », ainsi qu'un signal lumineux étiqueté « prêt ». On leur disait alors que dans une autre pièce se trouvait un autre enfant, en train de tenter de jouer à un jeu afin de gagner un prix, et que chaque fois que le signal « prêt » serait allumé, ils pourraient, en appuyant sur le bouton de leur choix, soit apporter de l'aide à l'enfant dans sa tâche soit le blesser. On les informait en effet que s'ils pressaient le bouton « blesser », cela avait pour conséquence de rendre brûlante une poignée manipulée par l'enfant dans son jeu et donc de lui faire mal. Les sujets étaient ensuite laissés seuls dans la pièce, et le voyant « prêt » s'allumait ensuite à vingt reprises. Les résultats ont montré que les sujets qui avaient vu le film violent, garçons ou filles et quel que soit leur âge, administraient significativement plus de brûlures à la victime (Liebert & Baron, 1973).

Désensibilisation à la souffrance des victimes de violence

L'exposition à la violence contribue à sa banalisation, et à une moindre sensibilité à l'égard des victimes. Plus l'exposition à la violence télévisuelle est fréquente, plus l'activation physiologique qui lui est associée diminue. Certains travaux on montré que les sujets habitués expérimentalement à la violence étaient ensuite moins physiologiquement réactifs à des scènes de violence réelles. D'autres recherches indiquaient que des hommes ayant visionné plusieurs jours de suite des scènes de violence à l'encontre des femmes exprimaient moins de compassion envers une personne victime de viol. Linz et ses collègues (1984) ont montré que des hommes quotidiennement exposés à des films comportant des scènes de violence sexuelle pendant une durée de cinq jours manifestaient moins d'anxiété en voyant des scènes qui généralement font augmenter l'anxiété du spectateur et considéraient au bout du compte que les films étaient moins violents et moins dégradants pour les femmes. En même temps, l'intérêt pour les films avait augmenté durant cette période.

La désensibilisation n'est pas limitée à l'adulte. On a ainsi présenté à des enfants de 8-10 ans un film violent ou un film sportif, les deux films suscitant un même degré d'activation physiologique (mesurée par un physiographe pendant l'émission). Puis l'expérimentateur disait aux participants qu'il devait s'absenter un moment et leur demandait de surveiller de jeunes enfants qui se trouvaient dans une autre pièce en train de jouer, en les observant au moyen d'un écran de télévision.

On faisait comprendre aux sujets qu'ils devaient aller dans le bureau de l'expérimentateur si quoi que ce soit de problématique se passait. En réalité, ce que les sujets voyaient à l'écran était un film dans lequel les deux enfants se mettaient à se battre. Le film se terminait alors par un bruit intense de fracas, juste après que la caméra ait été renversée et que la diffusion ne s'arrête. Les résultats ont montré que les enfants qui avaient été exposés à un film violent, d'une part, après avoir observé ce qu'ils croyaient être une vraie bagarre étaient beaucoup moins activés physiologiquement que les autres, et d'autre part mettaient plus de temps à intervenir pour y mettre fin que ceux qui n'avaient pas été exposés à un film violent (Thomas, 1977).

Développement d'une vision noire du monde et d'une perception erronée de la prévalence et des formes de la délinquance

La présence massive de scènes agressives peut contribuer au développement d'une représentation du monde comme un endroit dangereux. Gerbner et ses collègues ont montré que certaines personnes acculturées à la violence télévisuelle en venaient à sur-estimer leur risque d'être victime d'agression et la prévalence de la violence dans la société, ce qui augmentait leur anxiété et leur sentiment d'insécurité et faisait diminuer la confiance qu'elles accordaient aux gens en général. Certaines études montrent que cette attitude s'accompagnerait également du soutien à des politiques répressives contre la délinquance. Ceci concerne les fictions, mais aussi les informations télévisées. Plusieurs travaux montrent que le poids donné aux événements violents dans le traitement de l'information n'est pas proportionné aux données officielles de la délinquance. À travers l'analyse de diverses sources journalistiques de divers pays, Marsh et ses collègues ont enregistré une sur-représentation globale des délits violents et interpersonnels, ainsi qu'une sous-estimation des délits contre la propriété. En France, le journal *Le Monde* (28 mai 2002) s'est intéressé à la couverture médiatique de la violence sur une période de quatre mois (du 1er janvier au 5 mai 2002 ; cette période correspondait à la campagne présidentielle) et observé que 6 % du temps global d'antenne de toutes les chaînes était consacré aux thèmes de la violence et l'insécurité (plus de 18 000 sujets). Une croissance de 126 % a été enregistrée entre février et mars, alors que les estimations du ministère de l'Intérieur n'indiquaient aucune augmentation significative pour la même période. Dans les fictions, certains chercheurs ont comptabilisé le nombre d'actes de violence (meurtres, agressions, vols à main armée…) rapporté au nombre de personnages, et ceci en fonction de la période (l'étude portait sur 620 émissions en prime-time échantillonnées au hasard entre 1955 et 1986 aux États-Unis) et en comparant ce taux aux informations issues du FBI ou d'enquêtes de victimation. Ces auteurs ont montré un fort et systématique décalage entre ces deux taux. Par exemple, de 1955 à 1964, les délits violents (exceptés les homicides) se situaient à un niveau de 2 pour 1 000 dans les statistiques officielles, tandis qu'ils se produisaient à hauteur de 40 pour 1 000 dans les émissions échantillonnées. On pourrait relativiser ces résultats en soulignant que les mesures officielles sous-estiment systématiquement le volume de la violence, d'où l'importance de cet écart. Néanmoins, les travaux qui se basent sur des mesures non-officielles et permettent de limiter quelque peu ce biais (par exemple : l'enquête de victimation) confirment que les fictions forcent le trait.

Instigation de sentiments de frustration

Un dernier effet de l'exposition à la télévision mérite d'être mentionné, même s'il ne relève pas, à proprement parler, des scènes de violence. Il s'agit de la mise en avant de produits et de mode de vie particuliers, susceptibles de créer ou d'intensifier chez certains un sentiment chronique de décalage et de frustration entre des aspirations matérielles et de réussite soutenues par les contenus diffusés (qu'ils partagent) et des possibilités limitées de les concrétiser par des voies légales (voir Merton, 1938; Agnew & White, 1992).

CONCLUSION

Le modèle général de l'agression permet d'intégrer les travaux majeurs développés dans plusieurs champs théoriques de manière cohérente. Du point de vue des perspectives d'application, l'une des implications la plus évidente du modèle est la nécessité d'envisager la prévention de l'agression à plusieurs niveaux et l'exigence d'exclure les mesures unidimensionnelles dont la portée est trop restreinte. Plusieurs dizaines de méta-analyses sont aujourd'hui disponibles concernant la prévention de la délinquance et de l'agression (voir, pour une synthèse, Farrington & Welsh, 2007; McGuire, 2005) et soulignent l'importance des mesures préventives multimodales. Celles-ci permettent de distinguer les mesures individuelles, communautaires ou situationnelles qui ont un effet significatif dans la prévention initiale de la délinquance ou la récidive de celles qui ont un effet nul voire délétère. La quantité et la diversité de ces méthodes ne rendent pas envisageable leur présentation dans le cadre du présent chapitre. En guise de brève ouverture applicative, les travaux consacrés à la violence scolaire et aux effets établissement apporteront toutefois certains éléments d'illustration (voir encadré 4).

Encadré 4

Violences scolaires et « effets établissement »

Il n'est guère surprenant que lorsque l'on compare des établissements scolaires entre eux des variations apparaissent dans le taux de conduites agressives (voir par exemple l'étude classique de Rutter *et al.*, 1979). La plupart du temps, ces différences reflètent la composition de l'établissement, c'est-à-dire les caractéristiques des élèves. Le principal prédicteur des problèmes de violence scolaire est *extérieur à l'établissement lui-même* : il s'agit du profil social des élèves qui le fréquentent et de la communauté qui l'entoure. Les établissements qui sont localisés et ou recrutent dans des zones urbaines où la pauvreté, le chômage ou la criminalité sont plus élevés enregistrent plus de violence. Carra et Sicot (1997) observent par exemple que les victimes sont moins nombreuses en contexte rural. Ce que l'on observe n'est alors pas un « effet-établissement » mais une situation qui découle du recrutement des élèves. Avant de conclure à un « effet établissement », il est nécessaire de maintenir strictement constantes les diverses caractéristiques des élèves qui le fréquentent. Dans le domaine de la violence scolaire, on ne dispose pas pour le moment en France de travaux qui satisfont à ce critère méthodologique de base.

Comme le précise Gottfrédon (2001, p. 65), et en cohérence avec d'anciens travaux sur la désorganisation sociale, des écoles situées dans un endroit où la criminalité est élevée sont moins efficaces pour quatre raisons : (1) les normes de comportement qui sont dispensées dans les communautés désorganisées sont ambigües, incohérentes ou opposées à l'ordre conventionnel ; (2) peu de ressources matérielles et humaines sont disponibles dans la communauté pour coopérer à l'action éducative de l'école ; (3) les besoins sociaux et émotionnels des élèves sont plus importants, ce qui requiert un effort plus grand de l'encadrement ; (4) les écoles peinent à attirer et à conserver les enseignants les plus talentueux. On peut toutefois concevoir que l'organisation et les modes de fonctionnement internes de l'établissement favorise ou prévienne également les violences. Si l'on se base sur diverses sources comme Agnew, (2005b), Cusson (2002) et Gottfrédon (2001), on peut affirmer que les écoles où la violence scolaire est plus faible sont :

- les écoles de petite taille bénéficiant de bonnes ressources ;
- les écoles où la proportion d'élèves ayant de bonnes capacités intellectuelles et d'élèves ayant des capacités plus faibles est équilibrée (le bénéfice va vers ces derniers) ;
- les écoles où les règles de discipline claires sont appliquées de manière équitable et ne font pas usage de sanctions extrêmes (par ex : pas de punitions corporelles) ;
- les écoles qui fournissent des opportunités de réussite aux élèves (même ceux qui pensent ne pas poursuivre d'études longues) et qui soutiennent véritablement leur réussite (encouragements, appréciations, récompenses) ;
- les écoles qui ont des attentes élevées à l'égard des élèves et qui formulent des exigences rigoureuses tout en restant réalistes ;
- les écoles où les enseignants ont des attitudes positives envers les élèves, les considèrent et favorisent un espace physique plaisant pour travailler ;
- les écoles où les relations entre l'administration et les enseignants sont bonnes, dans lesquelles ces derniers sont informés par l'administration des problèmes disciplinaires et sont soutenus lorsqu'ils en rencontrent ;

– les écoles où l'équipe pédagogique est soucieuse du lien avec les parents et les intègre au projet pédagogique ;
– les écoles qui offrent aux élèves l'opportunité d'assumer des responsabilités dans la classe.
Ces observations suggèrent que l'environnement de l'école n'est pas la seule cause sur laquelle il est nécessaire d'intervenir si l'on souhaite diminuer la violence à l'école (même si le poids de ce facteur reste le plus important). Certaines composantes liées aux établissements eux-mêmes sont également impliquées dans la diminution ou l'augmentation de la violence. Les établissements où l'expérience de tension est faible, où est mis en œuvre un contrôle raisonné des élèves, et qui facilitent le développement d'un respect bien compris des règles collectives diminuent les probabilités d'occurrence de comportements indésirables.
Intervenir sur le fonctionnement de l'école est certainement plus avisé que de se focaliser sur la psychologie des élèves. Comme le souligne Cusson (2002), certaines recherches évaluatives nous apportent des informations sur ce qui ne marche *pas* : le suivi individuel des élèves sans objectif clair, les thérapies de groupe réunissant les adolescents à risque, les programmes de développement de l'estime de soi, les conférences sur le respect de la loi, la rigidification de la discipline ou encore les activités récréatives. De manière générale, la mise en place en France de programmes anti-violence dans les écoles ne saurait être disjointe de la perspective plus vaste des effets positifs de l'école.

Références

ABELSON R. P. (1981), « Psychological status of the script concept », *American Psychologist*, 36 (7), p. 715-729.

AGNEW R. (1985), « Social control theory and delinquency: A longitudinal test », *Criminology*, 23, p. 47-62.

AGNEW R. (1992), « Foundation for a general strain theory of crime and delinquency », *Criminology*, 30, p. 47-87.

AGNEW R. (1994), « The techniques of neutralization and violence », *Criminology*, 32, p. 555-580.

AGNEW R. (1999), « A general strain theory of community differences in crime rates, *Journal of Research in Crime and Delinquency*, 36, 2, p. 123-155.

AGNEW R. (2001), « Building on the foundation of general social strain theory: Specifying the types of strain most likely to lead to crime and delinquency », *Journal of Research in Crime and Delinquency*, 38, p. 319-361.

AGNEW R. (2005a), *Why do criminals offend? A general theory of crime and delinquency*, Los Angeles, Roxbury Press.

AGNEW R. (2005b), *Juvenile delinquency. Causes and Control*, Los Angeles, Roxbury.

AGNEW R., BREZINA T., WRIGHT J. P. & CULLEN F. T. (2002), « Strain, personality traits, and delinquency: Extending general strain theory », *Criminology*, 40, 1, p. 43-71.

AGNEW R. & WHITE H. R. (1992), « An empirical test of general strain theory », *Criminology*, 30, p. 475-499.

AKERS R. L. (1992), *Drugs, alcohol, and society. Social structure, process, and policy.* Belmont, Wadsworth.

AKERS R. (1998), *Social learning and social structure: A general theory of crime and deviance*, Boston, Northeastern University Press.

AMBROSE M. L., Seabright M. A. & Schminke M. (2002), « Sabotage in the workplace: The role of organizational injustice », *Organizational Behavior and Human Decision Processes*, 89 (1), p. 947-965.

ANDERSON C. A., ANDERSON K. B. & DEUSER W. E. (1996), « Examining an affective aggression framework: weapon and temperature effects on aggressive thoughts, affects, and attitudes », *Personality and Social Psychology Bulletin*, 22, p. 366-376.
ANDERSON C. A. & BUSHMAN B. J. (2002), « Human aggression », *Annual Review of Psychology*, 53, p. 27-51.
ANDERSON C. A. & BUSHMAN B. J. (2002), « Media violence and societal violence », *Science*, 295, p. 2377-2378.
ANDERSON C. A., ANDERSON K. B., DORR N., DENEVE K. M. & FLANAGAN M. (2000), « Temperature and aggression », *in* M. ZANNA (dir.), *Advances in Experimental Social Psychology*, 32, New York, Academic Press, p. 63-133.
ANDERSON C. A., BENJAMIN A. J. & BARTHOLOW B. D. (1998), « Does the gun pull the trigger? Automatic priming effects of weapon pictures and weapon names », *Psychological science,* 9 (4), p. 308-314.
ANDERSON E. (1999), *Codes of the street,* New York, Norton.
ARCHER D. & GARDNER R. (1984), *Violence and crime in a cross-national perspective*, New Haven, Yale University Press.
ARCUS D. (2002), « School shooting fatalities and school corporal punishment: A look at the state », *Aggressive Behavior*, 28, p. 173-183.
ASELTINE R. H., GORE S. & GORDON J. (2000), « Life stress, anger and anxiety, and delinquency: An empirical test of general strain theory », *Journal of Health and Social Behavior*, 41, p. 256-275.
BALLION R. (2000), *Les conduites déviantes des lycéens*, Paris, Hachette.
BANDURA A. (1977), *Social learning theory*, New York, Prentice Hall.
BANDURA A. (1986), *Social foundations of thought and action: A social cognitive theory*, Englewood Cliffs, Prentice Hall.
BANDURA A. (1999), « Moral disengagement in the perpetration of inhumanities », *Personality and Social Psychology Review*, 3, 3, p. 193-209.
BARGH J. A. (1994), « The four horsemen of Automaticity: Awareness, intention, efficiency, and control in social cognition », *in* R. S. WYERS & T. K. SRULL (dir.), *Handbook of social cognition* (2e éd.), Hillsdale, NJ, Erlbaum, p. 1-40.
BARGH J. A. (1996), « Automaticity in social psychology », *in* E. T. HIGGINS & A. W. KRUGLANSKI (dir.), *Social psychology: Handbook of basic principles*, New York, Guilford Press, p. 169-183.
BARGH J. A. & PIETROMONACO P. (1982), « Automatic information processing and social perception: The influence of trait information presented outside of conscious awareness on impression formation », *Journal of Personality and Social Psychology,* 43, p. 437-449.
BARGH J. A., CHEN M. & BURROWS L. (1996), « Automaticity of social behaviour: Direct effects of trait construct and stereotype activation on action », *Journal of Personality and Social Psychology,* 71, (2), p. 230-244.
BARKER R., DEMBO T. & LEWIN K. (1941), *Frustration and regression: an experiment with young children*, University of Iowa Studies in Child Welfare, p. 18.
BARON R. A. & RICHARDSON D. R. (1994), *Human aggression*, New York, Plenum.
BARTHOLOW B. D. & HEINZ A. (2006), « Alcohol and aggression without consumption: Alcohol cues, aggressive thoughts, and hostile perception bias », *Psychological Science*, 17, p. 30-37.
BATTIN-PEARSON S. R. *et al.* (1998), *Gang membership, delinquent peers, and delinquent behavior*, Washington, Us Department of Justice.
BAUMEISTER R. & BRATLAVSKY E. (2000), « Victim thinking », *in* J. H. HARVEY & E. D. MILLER (dir.), *Loss and trauma. General and close relationship perspectives*, Philadelphia, Brunner-Routledge, p. 86-101.

BAUMEISTER R. & BUSHMAN B. (2007), *Social Psychology and human nature*, Belmont, Thomson Wadsworth.

BAUMEISTER R., SMART L. & BODEN J. M. (1996), « Relation of threatened egotism to violence and aggression: the dark side of self-esteem », *Psychological Review*, 103, p. 5-33.

BAUMRIND D. (1971), « Current patterns of parental authority », *Developmental Psychology*, 4, p. 1-103.

BECKER H. (1985), *Outsiders*, Paris, Metaillé.

BÈGUE L. (2000a), *Attachements sociaux, croyances conventionnelles et délinquance*, rapport de recherche pour l'Institut des hautes études de la sécurité intérieure (IHESI), ministère de l'Intérieur, p. 181.

BÈGUE L. (2000b), « Conventionnels et déviants: l'autorité du lien social », *Les Cahiers de la Sécurité Intérieure*, 42, 4e trimestre 2000, p. 9-36.

BÈGUE L. (2002), « Le sentiment d'injustice subie et la délinquance », *Futuribles*, 274, p. 61-68.

BÈGUE L. (2003a), « Connaître les délinquances », *in* S. ROCHÉ (dir.), *Sécurité et délinquance : des facteurs aux réponses,* Paris, Armand Colin, p. 35-40.

BÈGUE L. (2003b), « Expliquer la délinquance. Les théories majeures », *in* S. ROCHÉ (dir.), *En quête de sécurité. Causes de la délinquance et nouvelles réponses*, Paris, Armand Colin, p. 81-99.

BÈGUE L. (2003c), « Comportement violent et télévision », *in* S. ROCHÉ (dir.), *Sécurité et délinquance : des facteurs aux réponses*, Paris, Armand Colin, p. 133-147.

BÈGUE L. (2004), « La violence scolaire », *in* M.-C. TOCZEC & D. MARTINOT (dir.), *Le défi éducatif. Des situations pour réussir*, Paris, Armand Colin, p. 307-332.

BÈGUE L. & MULLER D. (2006), « Belief in a just world as moderator of hostile attributional bias », *British Journal of Social Psychology*, 45, p. 117-126.

BÈGUE L. & ROCHÉ S. (2005), « Birth Order and Youth Delinquent Behavior: Testing the Differential Parental Control Hypothesis », *Psychology, Crime and Law*, 11, p. 73-85.

BÈGUE L. & ROCHÉ S. (2009), « Multidimensional Social Control Variables as Predictors of Drunkenness among French Adolescents », *Journal of Adolescence*, 32, p. 171-191.

BÈGUE L. & SUBRA B. (2008), « Alcohol and Aggression: Perspectives on Controlled and Uncontrolled Social Information Processing », *Social and Personality Psychology Compass*, 2, p. 511-538.

BÈGUE L., SUBRA B., ARVERS P., MULLER D., BRICOUT V. & ZORMAN M. (2009), « The Message, not the Bottle: Extrapharmacological Effects of Alcohol on Aggression », *Journal of Experimental Social Psychology*, 45, p. 137-142.

BÈGUE L., ARVERS P., BRICOUT V., PÉREZ-DIAZ C., ROCHÉ S., SUBRA B., SWENDSEN J. & ZORMAN M. (2007), *Étude évaluative sur les relations entre violence et alcool. Direction Générale de la Santé (Convention MA 05 208, VAMM 1), Premier volet relatif à la délinquance, victimation et aux consommations auto-rapportées, description des données*, laboratoire interuniversitaire de psychologie, (personnalité, cognition, changement social), université de Grenoble 2.

BÈGUE L., BUSHMAN B., GIANCOLA P., SUBRA B., ROSSET E. (2010), « There is no such thing as an accident, especially when people are drunk », article soumis à publication.

BÈGUE L. (2008), « Jeux vidéo : l'école de la violence ? » *Cerveau & Psycho*, 28, p. 72-77.

BÉDARD L., DEZIEL J. & LAMARCHE J. (1999), *Introduction à la Psychologie sociale. Vivre, penser et agir avec les autres*, St Laurent, ERPI.

BENSON M. L. (2002), *Crime and the life course*, Los Angeles, Roxbury.

BERKOWITZ L. (1993), *Aggression. Its causes, consequences, and control*, New York, Mc Graw Hill.
BERKOWITZ L. & LEPAGE A. (1967), « Weapons as aggression-eliciting stimuli », *Journal of personality and social psychology*, 7 (2), p. 202-207.
BERKOWITZ L., COCHRAN S. & EMBREE M. (1981), « Physical pain and the goal aversively stimulated aggression », *Journal of Personality and Social Psychology*, 40, p. 687-700.
BERKOWITZ L. (1989), « Frustration-aggression hypothesis: examination and reformulation », *Psychological Bulletin*, 106, p. 59-73.
BETTENCOURT B. A. & MILLER N. (1996), « Gender difference in aggression as a function of provocation: A meta-analysis », *Psychological Bulletin*, 119, p. 422-447.
BIES R. J. & TRIPP T. M. (2001), « A passion for justice: the rationality and morality of revenge », *in* R. CROPANZANO (dir.), *Justice in the workplace. From theory to practice*, Mahwah, Lawrence Erlbaum Associates, p. 197-208.
BJORKQVIST K., OSTERMAN K. & LAGERSPETZ K. (1994), « Sex differences in covert aggression among adults », *Aggressive Behavior*, 20, p. 27-33.
BLACK D. (1993), *The social structure of right and wrong*, New York, Academic Press.
BOLES S. M. & MIOTTO K. (2003), « Substance and violence », *Aggression and Violent Behavior*, 8 (2), p. 155-174.
BREZINA T. (2000), « Delinquent problem-solving: An interpretative framework for criminological theory and research », *Journal of Research in Crime and Delinquency*, 37, p. 3-30.
BUDD T. (2003), *Alcohol-Related Assault: Findings From the British Crime Survey*, Home Office Online Report 35/03, Londres, Home Office Research, Development, and Statistics Directorate.
BUSHMAN B. J. (1993), « Human aggression while under the influence of alcohol and other drugs: An integrative research review », *Current Directions in Psychological Science*, 2 (5), p. 148-152.
BUSHMAN B. (1997), « Effect of alcohol on human aggression: Validity of proposed explanations », *in* M. GALANTER (dir.), *Recent Developments in Alcoholism*, vol. XIII : *Alcoholism and Violence*, New York, Plenum Press, p. 227-243.
BUSHMAN B. J. & BAUMEISTER R. F. (1998), « Threatened egotism, narcissism, self-esteem, and direct and displaced aggression: Does self-love of self-hate lead to violence? », *Journal of Personality and Social Psychology*, 75, p. 219-229.
BUSHMAN B. J. & BAUMEISTER R. F. (2002), « Does self-love or self-hate lead to violence », *Journal of Research in Personality*, 36, p. 543-545.
BUSHMAN B. & COOPER H. M. (1990), « Effects of alcohol on human aggression: An integrative research review », *Psychological Bulletin*, 107, p. 341-354.
BUSHMAN B. & GEEN R. G. (1990), « Role of cognitive-emotional mediators and individual differences in the effects of media violence on aggression », *Journal of Personality and Social Psychology*, 58, p. 156-163.
BUSHWAY S., BRAME R. & PATERNOSTER R. (1999), « Assessing stability and change in criminal offending: A comparison of random effects, semiparametric, and fixed effects modelling strategies », *Journal of Quantitative Criminology*, 15, p. 23-61.
BUSS D. (2005), *The murderer next door. Why the mind is designed to kill*, New York,Penguin Press.
BYRNE D. (1971), *The attraction paradigm*, New York, Academic Press.
CARRA C. & SICOT F. (1997), « Une autre perspective sur les violences scolaires : l'expérience de victimation », *in* B. CHARLOT & J. C. EMIN (dir.), *La violence à l'école : État des savoirs*, Paris, Armand Colin, p. 61-82.
CASSEL E. & BERNSTEIN D. A. (2001), *Criminal Behavior*, Boston, Allyn & Bacon.

CHERMACK S. T. & GIANCOLA P. (1997), « The relationship between alcohol and aggression: An integrated biopsychosocial approach », *Clinical Psychology Review*, 6, p. 621-649.
CHERMACK S. & TAYLOR S. (1995), « Alcohol and human physical aggression: Pharmacological versus expectancy effects », *Journal of Studies on Alcohol*, 56, p. 449-456.
CHOQUET M. & LEDOUX S. (1994), *Adolescents, enquête nationale*, Paris, Les Éditions de l'Inserm.
CLARK J. P. & TIFT L. L. (1966), « Polygraph and interview validation of self-reported deviant behavior », *American Sociological Review*, 31, p. 516-523.
CLARKE R. (1997), *Situational crime prevention. Successful case studies*, Guilderland, Harrow & Heston.
COCHRAN J. K., WOOD P. B., SELLERS C. S., WILKERSON W. & CHAMLIN M. B. (1998), « Academic dishonesty and low self-control: An empirical test of a general theory of crime », *Deviant Behavior*, 19, 3, p. 227-255.
COHEN L. & FELSON M. (1979), « Social change and crime rate trends: A routine activity approach », *American Sociological Review*, 44, p. 588-608.
COLLINS A. M. & LOFTUS E. F. (1975), « Spreading activation theory of semantic processing », *Psychological Review*, 82, p. 407-428.
CRITCHLOW B. (1983), « Blaming the booze: The attribution of responsibility for drunken behavior », *Personality and Social Psychology Bulletin*, 9, p. 451-473.
CRITCHLOW B. (1986), « The powers of John Barleycorn: Beliefs about the effects of alcohol on social behavior », *American Psychologist*, 41, p. 751-764.
CROPANZANO R., GOLDMAN B. & FOLGER R. (2003), « Deontic justice: The role of moral principles in workplace fairness », *Journal of Organizational Behavior*, 24 (8), p. 1019-1024.
CUSSON M. (2002), *Prévenir la délinquance : les méthodes efficaces*, Paris, Presses universitaires de France.
DALY M. & WILSON M. (1988), « Evolutionary social psychology and family homicide », *Science*, 242, p. 519-524.
DEFRONZO J. (1997), « Welfare and homicide », *Journal of Research in Crime and Delinquency*, 34, p. 395-406.
DENTLER R. A. & MONROE L. J. (1961), « Social correlates of early adolescent theft », *American Sociological Review*, 26, p. 733-743.
DES JARLAIS D. C., PAONE D., MILLIKEN J., TURNER C. F., MILLER H., GRIBBLE J., SHI Q., HAGAN H. & FRIEDMAN S. R. (1999), « Audio-computer interviewing to measure risk behavior for HIV among injecting drug users: a quasi randomized trial », *Lancet*, 15, 353 (9165), p. 1657-1661.
DODGE K. A. (1980), « Social cognition and children's aggressive behavior », *Child Development*, 51, p. 162-170.
DUBET F. (1987), *La galère : jeunes en survie*, Paris, Fayard.
DUBET F. & LAPEYRONNIE D. (1992), *Les quartiers d'exil*, Paris, Seuil.
EAGLY A. H. & STEFFEN F. J. (1986), « Gender and aggresive behavior: A meta-analytic review of the social psychological literature », *Psychological Bulletin*, 100, p. 309-330.
ELIN B. K. (2007), « Alcohol and violence: Use of possible confounders in a time-series analysis », *Addiction*, 102, p. 369-376.
ELLIOTT D. HUIZINGA D. & AGETON S. (1985), *Explaining delinquency and drug use*, Beverly Hills, Sage.
ELLIOTT D. S., AGETPN S. S., HUIZINGA D., KNOWLES B. A. & CANTER R. J. (1983), *The prevalence and incidence of delinquent behavior, 1976-1980*, Boulder, Behavioral Research Institute.

Elliott D. S. & Menard S. (1996), « Delinquent friends and delinquent behavior: temporal and developmental patterns », *in* J. D. Hawkins (dir.), *Delinquency and crime*, Cambridge, Cambridge University Press, p. 68-148.
Elliott D. S. (1994), « Serious violent offenders: Onset, developmental course, and termination », *Criminology*, 32, p. 1-22.
Emler N. & Reicher S. (1995), *Adolescence and delinquency*, Oxford, Blackwell.
Ennis R. & Zanna M. P. (1991), « Hockey assault: constitutive *vs* normative violations », *communication présentée au congrès annuel de l'Association canadienne de psychologie.*
Ensor T. & Godfrey C. (1993), « Modelling the interactions between alcohol, crime and the criminal justice system », *Addiction, Buss, A.H. & Oxford, John Wiley,* 88, p. 477-487.
Epps J. & Kendall P. C. (1995), « Hostile attribution bias in adults », *Cognitive Therapy and research*, 19, p. 59-178.
Erickson M. L. & Empey L. T. (1965), « Class position, peers and delinquency », *Sociology and Social Research*, 49, p. 268-282.
Exum M. L. (2006), « Alcohol and aggression: An integration of findings from experimental studies », *Journal of Criminal Justice*, 34 (2), p. 131-145.
Fagan J. (1990), « Intoxication and aggression », *Crime and Justice: A Review of Research*, 13, p. 241-320.
Fals-Stewart W. (2003), « The occurrence of partner physical aggression on days of alcohol consumption: A longitudinal diary study », *Journal of Consulting and Clinical Psychology*, 71, p. 41-52.
Farrington D. P. & Welsh B. C. (2007), *Saving children from a life of crime*, Oxford, Oxford University Press.
Farrington D. P. (1979), « Experiments on deviance with special reference to dishonesty », *Advances in Experimental Social Psychology,* 12, p. 207-252.
Fehr E. & Gachter S. (2002), « Altruistic punishment in humans », *Nature*, 415, p. 137-140.
Felson M. (2006), *Crime and nature*, Thousand oaks, Sage.
Felson R. B., Baccaglini W. & Gmelch G. (1986), « Bar-room Brawls: Aggression and Violence in Irish and American Bars », *in* A. Campbell & J. J. Gibbs (dir.), *Violent Transactions: The Limits of Personality*, Oxford, UK, Blackwell.
Ferguson T. J. & Rule B. G. (1983), « An attributional perspective on anger and aggression », *in* R. G. Geen & E. I. Donnerstein (dir.), *Aggression: Theoretical and empirical reviews*, New York, Academic Press, vol. I, p. 41-74.
Folger R. & Baron R. A (1996), « Violence and hostility at work: A model of reactions to perceived injustice », *in* G. R.Vandenbos & E. Q. Bulatao (dir.), *Violence on the job: Identifying risks and developing solutions*, American Psychological Association, Washington DC, US, p. 51-85.
Fothergill K. E. & Ensminger M. E. (2006), « Childhood and adolescent antecedents of drug and alcohol problems: A longitudinal study », *Drug and Alcohol Dependence*, 82, p. 61-76.
Gabor T. (1994), *Everybody does it! Crime by the public,* Toronto, University of Toronto press.
Gatti U., Tremblay R. E., Vitaro F. & Mc Duff P. (2005), « Youth gangs, delinquency and drug use: A test of the selection, facilitation and enhancement hypothesis », *Journal of Child Psychology and Psychiatry*, 46, p. 1178-1190.
Geen R. G. & McCown E. J. (1984), « Effects of noise and attack on aggression and physiological arousal », *Motivation and Emotion*, 8, p. 231-241.

Giancola P. (2000), « Executive functioning: A conceptual framework for alcohol-related aggression », *Experimental and Clinical Psychopharmacology*, 8, p. 576-597.

Giancola P. & Chermack S. (1998), « Construct validity of laboratory aggression paradigms: A response to Tedeschi and Quigley (1996) », *Aggression and Violent Behavior*, 3, p. 237-253.

Giancola P. R. (2004), « Executive functioning and alcohol-related aggression », *Journal of Abnormal Psychology*, 113, p. 541-555.

Gibbens D. C. & Krohn M. D. (1986), *Delinquent behavior*, Englewood Cliffs, Prentice-Hall.

Gironde S. (2008), *La neuroéconomie*, Paris, Plon.

Gmel G. & Rehm J. (2003), « Harmful Alcohol Use », *Alcohol Research & Health*, 27, p. 52-62.

Gold M. (1966), « Undetected delinquent behavior », *Journal of Research in Crime and Delinquency*, 3, p. 27-46.

Goldstein A. P. (1994), *The ecology of aggression*, New York, Plenum Press.

Gorman D. M., Zhu L. & Horel S. (2005), « Drug "hot-spots", alcohol availability and violence », *Drug and Alcohol Review*, 24, p. 507-513.

Gottfrédon D. (2001), *Schools and delinquency*, Cambridge, Cambridge University Press.

Graham K. (1980), « Theories of intoxicated aggression », *Canadian Journal of Behavioural Science Revue canadienne des Sciences du comportement,* 12, p. 141-158.

Graham K. (2007), « Using historical context to identify confounders, mechanisms and modifiers in aggregate level studies of the relationship between alcohol consumption and violent crime », *Addiction,* 102, p. 348-349.

Greenberg J. (1990), « Employee theft as a reaction to underpayment inequity: The hidden cost of pay cuts », *Journal of Applied Psychology*, 75, p. 561-568.

Greenberg J. (1997), « A social influence model of employee theft: Beyond the fraud triangle », *in* R. J. Lewicki, R. J. Bies & B. H. Sheppard (dir.), *Research on negotiation in organizations*, Greewich, JAI, vol. VI, p. 29-51.

Greenberg J. (2006), « Losing Sleep Over Organizational Injustice: Attenuating Insomniac Reactions to Underpayment Inequity With Supervisory Training in Interactional Justice », *Journal of Applied Psychology*, 91 (1), XX

Hafer C. L. & Bègue L. (2005), « Experimental research on just-world theory: problems, developments, and future challenges », *Psychological Bulletin,* 131, p. 128-167.

Hagan F. E. (2000), *Research methods in criminal justice and criminology*, Boston, Allyn & Bacon.

Hanson D. J. (1995), *Preventing Alcohol Abuse: Alcohol, Culture and Control*, Wesport, CT, Praeger.

Hawkins J. D. *et al.* (2000), *Predictors of youth violence*, Washington, Office of Juvenile Justice and Delinquency Prevention.

Hepworth J. T. & West S. G. (1988), « Lynching and the Economy: a time-series reanalysis of Hovland and Sears » (1940), *Journal of Personality and Social Psychology*, 55, p. 239-247.

Hindelang M., Hirschi T. & Weis J. (1981), *Measuring delinquency*, Beverly Hills, Sage.

Hirschi T. (1969), *Causes of delinquency*, Berkeley, University of California Press.

Hoaken P. N, Assaad J. & Pihl R. O. (1998), « Cognitive functioning and the inhibition of alcohol-induced aggression », *Journal of Studies on Alcohol*, 59, p. 599-607.

Homel R. & Clark J. (1994), « The prediction and prevention of violence in pubs and clubs », *Crime Prevention Studies*, 3, p. 1-46.

Huesmann L. R. (1986), « Psychological processes promoting the relation between exposure to media violence and aggressive behavior by the viewer », *Journal of Social Issues*, 42 (3), p. 125-139.
Huesmann L. R. (1998), « The role of information processing and cognitive schema in the acquisition and maintenance of habitual aggressive behavior », *in* R. G. Geen & E. Donnerstein (dir.), *Human aggression: Theories, research and implications for social policy*, San Diego, Academic Press, p. 73-109.
Huesmann L. R., Eron L. D., Lefkowitz M. M. & Walder L. O. (1984),« Stability of aggression over time and generations », *Developmental Psychology*, 20, p. 1120-1134.
Hull J. G. & Bond C. F. (1986), « Social and behavioural consequences of alcohol consumption and expectancy: A meta-analysis », *Psychological Bulletin*, 99 (3), p. 347-360.
Hyde J. S. (1984), « How large are gender differences in aggression? A developmental meta-analysis », *Developmental Psychology*, 20, p. 722-736.
Ito T., Miller N. & Pollock V. (1994), « Alcohol and aggression: A meta-analysis of the moderating effects of inhibitory cues, triggering cues, and self-focused attention », *Psychological Bulletin*, 120, p. 60-82.
Jankowski M. S. (1991), *Islands in the street: Gangs in American Urban society*. Berkeley, CA, University of California Press.
Jazouli A. (1992), *Les années banlieues*, Paris, Seuil.
Jesness C. F. (1971), « Comparative effectiveness of two institutional treatment programs for delinquents », *Child Care Quarterly*, 1, p. 119-130.
Jessor R. & Jessor S. L. (1998), *New perspectives on adolescent risk behavior*, Cambridge, Cambridge University Press.
Jones E. E. & Nisbett R. E. (1971), *The actor and the observer: Divergent perceptions of the causes of behavior*, Morristown, General Learning Press.
Kissinger P., Rice J., Farley T., Trim S., Jewitt K., Margavio V. & Martin D. H. (1999), « Application of computer-assisted interviews to sexual behavior research », *American Journal of Epidemiology*, 15, 149 (10), p. 950-954.
Krueger R. F., Hicks B. M. & Mc Gue M. (2001), « Altruism and anti-social behaviours: Independent tendencies, unique personality correlates, distincts aetiologies », *Psychological Science*, 12, p. 397-402.
Krumm-Merabet C. & Meyer T. D. (2005), « Leisure activities, alcohol, and nicotine consumption in people with a hypomanic/hyperthymic temperament », *Personality and Individual Differences*, 38, p. 701-712.
Lagrange H. (2000), « Sociabilités et délinquances des jeunes », *Les Cahiers de la Sécurité Intérieure*, 42.
Lagrange H. (2001), *De l'affrontement à l'esquive. Violences, délinquances et usages de drogues*, Paris, Syros.
Lang A. R. (1993), « Alcohol-related violence: psychological perspectives », *in* S. Martin (dir.) *Alcohol and Interpersonal Violence: fostering multidisciplinary perspective*, Rockville, MD, National Institutes of Health, p. 121-148.
Lara D. R., Pinto O. & Akiskal K. (2006), « Toward an integrative model of the spectrum of mood, behavioral and personality disorders based on fear and anger traits: Clinical implications », *Journal of Affective Disorders*, 94, p. 67-87.
Laub J. H. & Lauritsen J. L. (1995), « Violent criminal behavior over the life-course: A review of the longitudinal and comparative research », *in* B. R. Ruback & N. A. Weiner (dir.), *Interpersonal violent behaviours*, New York, Springer, p. 43-61.
Leary M. R., Kowalski R. M., Smith L. & Phillips S. (2003), « Teasing, rejection, and violence: Case studies of the school shootings », *Aggressive Behavior*, 29, p. 202-214.

LEMERT E. (1967), *Human deviance, social problems and social control*, Englewood Cliffs, Prentice Hall.
LIEBERT R. M. & BARON R. A. (1973), « Some immediate effects of televised violence on children's behavior », *Developmental Psychology*, 6, p. 469-475.
LINZ D. (1989), « Exposure to sexually explicit materials and attitudes toward rape: A comparison of study results », *Journal of Sex Research*, 26, p. 50-84.
LINZ D., DONNERSTEIN E. & PENROD S. (1984), « The effects of multiple exposures to filmed violence against women », *Journal of Communication*, 34, p. 130-147.
LIPSEY M. W., WILSON D. B., COHEN A. & DERZON J. H. (1997), « Is there a causal relationship between alcohol use and violence? », *in* M. GALANTER (dir.), *Recent Developments in Alcoholism*, vol. XIII : *Alcoholism and Violence* , New York, Plenum Press, p. 245-281.
LIPTON R. & GRUENEWALD P. (2002), « The spatial dynamics of violence and alcohol outlets », *Journal of Studies on Alcohol*, 63, p. 187-195.
LOEBER R., FARRINGTON D. P. & STOUTHAMER-LOEBER M. (1998), *Antisocial behavior and mental health problems: Explanatory factors in childhood and adolescence*, Mahwah, Lawrence Erlbaum Associates.
LUCKENBILL D. (1977), « Criminal homicide as a situated transaction », *Social Problems*, *25*, p. 176-186.
MACANDREW C. & EDGERTON R. (1969), *Drunken comportment: A social explanation*. Chicago, Aldine.
MACDONALD S., CHERPITEL C. J. & DESOUZA A. (2006), « Variations of alcohol impairment in different types, causes and contexts of injuries: Results of emergency room studies from 16 countries », *Accident Analysis & Prevention*, 38, p. 1107-1112.
MARCUS-NEWHALL A., PEDERSEN W.C., CARLSON M. & MILLER N. (2000), « Displaced aggression is alive ans well: A meta-analytic review », *Journal of Personality and Social Psychology*, 78, p. 670-689.
MARLATT G. A. & ROHSENOW D. J. (1980), « Cognitive processes in alcohol use: Expectancy and the balanced placebo design », *in* N. MELLO (dir.), *Advances in substance abuse*, Greenwich, CT, JAI Press, vol. I, p. 159-199.
MC GUIRE J. (2005), *Understanding psychology and crime*, Berkshire, Open University Press.
MERNAR T. (2006), « Occupation, Stress, and Biomarkers: Measuring the Impact of Occupational Injustice », *Journal of Occupational Science*, 13 (3), p. 209-213.
MERTON R. K. (1938), « Social structure and anomie », *American Sociological Review*, 3, p. 672-682.
MESSNER S. F. & ROSENFELD R. (1997), « Political restraint of the market and levels of criminal homicide: A cross-national application of institutional-anomie theory », *Social Forces*, 75, p. 1393-1416.
MIKULA G, SCHERER K. R. & ATHENSTAEDT U. (1998), « The role of injustice in the elicitation of differential emotional reactions », *Personality and Social Psychology Bulletin*, 24 (7), p. 769-783.
MILLER D. (2001), « Disrespect and the experience of injustice », *Annual Review of Psychology*, 52, p. 527-553.
MISCHEL W. & SHODA Y. (1995), « A cognitive-affective system theory of personality: reconceptualizing situations, dispositions, dynamics, and invariance in personality structure », *Psychological Review*, 102, p. 245-268.
MOFFITT T. (1993), « The neuropsychology of conduct disorder », *Developmental Psychopathology*, 5, p. 135-151.
MOFFITT T., CASPI A., RUTTER M. & SILVA P. A. (2001), *Sex differences in antisocial behaviour*, Cambridge, Cambridge University Press.

MULLEN B. (1986), « Atrocity As a Function of Lynch Mob Composition. A Self Attention Perspective », *Personality and Social Psychology Bulletin*, 12, p. 187-197.
MURDOCH D., PIHL R. & ROSS D. (1990), « Alcohol and crimes of violence: present issue », *International Journal of the Addictions*, 25, p. 1065-1081.
NICOLAS K. B. & RASMUSSEN E. (2006), « Childhood Abusive and Supportive Experiences, Inter-Parental Violence, and Parental Alcohol Use: Prediction of Young Adult Depressive Symptoms and Aggression », *Journal of Family Violence*, 21, p. 43-61.
NISBETT R. E. & COHEN D. (1996), *Culture of honor: The psychology of violence in the South*, Boulder, CO, Westview.
OLWEUS D. (1979), « Stability of aggressive reaction patterns in males: A review », *Psychological Bulletin*, 86, p. 852-875.
OROBRIO DE CASTRO B., VEERMAN J. W., KOOPS W., BOSCH J. D. & MONSHOUWER H. (2002), « Hostile attribution of intent and aggressive behavior: A meta-analysis », *Child Development*, 73, p. 916-934.
PALMER E. J. & HOLLIN C. R. (1997), « The influence of perceptions of own parenting on sociomoral reasoning, attributions for criminal behaviour, and self-reported delinquency », *Personality and Individual Difference*, 23, 2, p. 193-197.
PARKER R. N. & REBHUN L. A. (1995), *Alcohol and homicide: A deadly combinaison of two American traditions*, Albany, State University NY Press.
PASCHALL M. & FISHBEIN D. (2002), « Executive cognitive functioning and aggression : A public health perspective », *Aggression and Violent Behavior*, 7, p. 215-235.
PASTORE N. (1952), « The role of arbitrariness in the frustration-aggression hypothesis », *Journal of Abnormal and Social Psychology*, 47, p. 565-569.
PATTERSON G. R., CAPALDI D. & BANK L. (1991), « The development and treatment of childhood aggression », *in* D. PEPLER & R. K. RUBIN (dir.), *The development and treatment of childhood aggression*, Hillsdale, Erlbaum, p. 139-168.
PEDERSEN W. C., AVILES F. E. & ITO T. A. (2002), « Psychological experimentation on alcohol-induced human aggression », *Aggression and Violent Behavior*, 7, p. 293-312.
PEDERSEN W. C., GONZALES C. & MILLER N. (2000), « The moderating effect of trivial triggering provocation on displaced aggression », *Journal of Personality and Social Psychology*, 78, p. 913-927.
PERETTI-WATEL P. (2000), *L'enquête de victimation INSEE-IHESI. Première exploitation de l'enquête 1999*, Paris, IHESI.
PÉREZ R. L. (2000), « Fiesta as tradition, fiesta as change: Ritual, alcohol and violence in a Mexican community », *Addiction*, 95, p. 365-373.
PERNANEN K. (1991), *Alcohol in human violence*, New York, Guilford Press.
PERUSSE D. & GENDREAU P. L. (2005), « Genetics and the development of aggression », *in* R. T. TREMBLAY, W. W. HARTUP & J. ARCHER (dir.), *Developmental origins of aggression*, Londres, Guilford, p. 223-241.
PETTIWAY L. (1987), « Arson for revenge: The role of environmental situation, age, sex, and race », *Journal of Quantitative Criminology*, 3, p. 169-184.
PIHL R. & BENKELFAT C. (2005), « Neuromodulators in the development and expression of inhibition and aggression », *in* R. T. TREMBLAY, W. W. HARTUP & J. ARCHER (dir.), *Developmental origins of aggression*, Londres, Guilford, p. 261-280.
POGARSKY G. & PIQUERO A. (2003), « Can punishment encourage offending? Investigating the resetting effect », *Journal of Research in Crime and Delinquency*, 40, p. 95-120.
POSTMES T. & SPEARS R. (1998), « Deindividuation and anti-normative behavior: A meta-analysis », *Psychological Bulletin*, 123, p. 238-259.

POTTIER M.-L., ROBERT P. & ZAUBERMAN R. (2001), *Les victimes et le sentiment d'insécurité en Ile de France. Première enquête (2001) pour un observatoire de la sécurité.* Cesdip/Iaurif, Paris.

POZO Y. & REBUGHINI P. (1999), « Quelques réflexions sur le lien entre la violence juvénile et la justice dans la cité », *Morale et criminalité. Essais de philosophie pénale et de criminologie*, vol. I, 3e trimestre, p. 59-70.

RAINE A., LENCZ T. & BIHRLE S. (2000), « Reduced prefrontal gray matter volume and reduced autonomic activity in antisocial personality disorder », *Archives of General Psychiatry*, 57, p. 119-127.

REHM J., STEINLEITNER M. & LILLI W. (1987), « Wearing uniforms and aggression: A field experiment », *European Journal of Social Psychology*, 17, p. 357-360.

ROBERT P., AUBUSSON DE CAVARLAY B., POTTIER M. L. & TOURNIER P. (1994), *Les comptes du crime. Les délinquances en France et leur mesure*, Paris, L'Harmattan.

ROBINSON M. & ZAITZOW B. H. (1999), « Criminologists: are we what we study? A national self-report study of crime experts », *The Criminologist*, 24, 2, p. 1-4.

ROCHÉ S. (2001), *La délinquance des jeunes*, Paris, Seuil.

ROIZEN J. (1997), « Epidemiological issues in alcohol-related violence », *in* M. GALANTER (dir.), *Recent Developments in Alcoholism*, vol. XIII : *Alcoholism and Violence*, New York, Plenum Press, p. 7-39.

ROTTON J., FREY J., BARRY T., MILLIGAN M. & FITZPATRICK M. (1979), « The air pollution experience and physical aggression », *Journal of Applied Social Psychology*, 9, p. 397-412.

RUTTER M., GILLER H. & HAGELL A. (1998), *Antisocial behavior by young people*, Cambridge, Cambridge University Press.

RUTTER M., MAUGHAN B., MORTIMORE P. & OUSTON J. (1979), *Fifteen thousand hours: Secondary schools and their effects on children*, Londres, Open Books.

SAÏAS T. & GALLARDA T. (2008), « Réactions d'agressivité sous benzodiazepines : une revue de la littérature », *L'encéphale*, 34, p. 330-336.

SAVAGE J. & VILA B. (1997), « Lagged effects of nurturance on crime: A cross-national comparison », *Studies on Crime and Crime Prevention*, 6, p. 101-120.

SCULLY D. & MAROLLA J. (1984), « Convicted rapists' vocabulary of motive: excuses and justifications », *Social Problems*, 31, 5, p. 530-544.

SÉGUIN J. R. & ZELAZO P.D. (2005), « Executive function in early physical aggression », *in* R. T. TREMBLAY, W. W. HARTUP & J. ARCHER (dir.), *Developmental origins of aggression*, Londres, Guilford, p. 307-329.

SHORT J. F. & NYE F. I. (1957), « Reported behavior as a criterion of deviant behavior », *Social problems*, 5, p. 207-213.

SICOT F. (2000), « Enfants d'immigrés maghrébins, rapport au quartier et engagement dans la délinquance », *Les Cahiers de la sécurité intérieure*, 42, p. 92-105.

SMITH D.A. & VISHER C.A. (1982), « Street level justice : situational determinants of police arrest decisions », *Social Problems*, 29, p. 167-177.

SPECTOR P. E., FOX S. & DOMAGALSKI T. (2006), « Emotions, Violence, and Counterproductive Work Behavior », *in* KELLOWAY E. K., BARLING J. & HURRELL J. (dir), *Handbook of workplace violence*, Thousand Oaks, Sage, p. 29-46.

SRULL T. K. & WYER R. S. J. R. (1979), « The role of category accessibility in the interpretation of information about persons: some determinants and implications », *Journal of Personality and Social Psychology,* 37, p. 1660-1672.

STAFFORD M. C. & WARR M. (1993), « A reconceptualization of general and specific deterrence », *Journal of Research in Crime and Delinquency*, 30, p. 123-135.

STAUB E. (1999), « The roots of evil: Social conditions, culture, personality, and basic human need », *Personality and Social Psychology Review*, vol. III (3), p. 179-192.

STEELE C. M. & SOUTHWICK L. (1985), « Alcohol and social behavior: I. The psychology of drunken excess », *Journal of Personality and Social Psychology*, 48 (1), p. 18-34.
STEFFENSMEIER D. & ALLAN E. (1996), « Gender and crime: Towards a gendered theory of female offending », *Annual Review of Sociology*, 22, p. 459-487.
STEVENS M., KAPLAN R. & HESSELBROCK V. (2003), « Executive-cognitive functioning in the development of antisocial personality disorder », *Addictive Behaviors*, 28, p. 285-300.
SUBRA B. & BÈGUE L. (2009), « Alcool et conduites agressives : Le rôle modulateur des attentes d'agressivité ébrieuse », *Alcoologie et Addictologie*, 31, 1, p. 5-11.
SUBRA B., MULLER D., BÈGUE L., DELMAS F. & BUSHMAN B. (2010), « Automatic effects of alcohol and aggressive cues on aggressive thoughts and behaviors », *Personnality and Social Psychology Bulletin*, sous presse.
SUTHERLAND E. H. (1937), *The professional thief*, Chicago, University of Chicago Press.
SYKES G. & MATZA D. (1957), « Techniques of neutralization, a theory of delinquency », *American Sociological Review*, 22, p. 664-670.
TEDESCHI J. T. & QUIGLEY B. M. (2000), « A further comment on the construct validity of laboratory aggression paradigms: A response to Giancola and Chermack », *Aggression and Violent Behavior*, 5 (2), p. 127-136.
TEDESCHI J. T. & FELSON R. B. (1994), « Social identities and coercive actions », *in* J. T. TEDESCHI & R. B. FELSON (dir.), *Violence, aggression, and coercive actions*, Washington, DC, US, American Psychological Association, p. 249-281.
TEDESCHI J. & QUIGLEY B. (1996), « Limitations of laboratory paradigms for studying aggression », *Aggression and Violent Behavior*, 1, p. 163-177.
THOMAS M. H. *et al.* (1977), « Desensitization to portayals of real-life aggression as a function of exposure to television violence », *Journal of Personality and Social Psychology*, 35, p. 450-458.
THORNBERRY T. (1987), « Toward an interactional theory of delinquency », *Criminology*, 25, p. 863-891.
THORNBERRY T., KROHN M., LIZOTTE A., SMITH C. A. & TOBIN K. (2003), *Gangs and delinquency in developmental perspective*, New York, Cambridge University Press.
THORNBERRY T. P., LIZOTTE A. J., KROHN M. D., FARNWORTH M. & JANG S. J. (1991), « Testing interactional theory: An examination of reciprocal causal relationships among family, school, and delinquency », *Journal of Criminal Law and Criminology*, 82, p. 3-35.
TRASHER F. M. (1927), *The gang: the study of 1313 gangs in Chicago*, Chicago, University of Chicago Press.
TREMBLAY R. (2000), « The development of aggressive behavior during childhood: What have we learned in the pas century », *International Journal of Behavioral Development*, 24, p. 129-141.
TUCKER J. (1993), « Everyday forms of employee resistance », *Sociological Forum*, 8 (1), p. 25-45.
TURNER C. F., KU L., ROGERS S. M., LINDBERG L. D., PLECK, SONENSTEIN F. L. (1998), « Adolescent sexual behavior, drug use, and violence: increasing reporting with computer survey technology », *Science*, 8, 280, p. 867-873.
TWENGE J. M., BAUMEISTER R. F., TICE D. M. & STUCKE T. S. (2001), « If you can't join them, beat them: Effects of social exclusion on aggressive behavior », *Journal of Personality and Social Psychology*, 81, 6, p. 1058-1069.
VAN GOOZEN S. (2005), « Hormones and the developmental origins of aggression », *in* R. T. TREMBLAY, W. W. HARTUP & J. ARCHER (dir.), *Developmental origins of aggression*, Londres, Guilford, p. 281-306.

WARR M. (2002), *Companions in crime. The social aspects of criminal conduct*, Cambridge, Cambridge University Press.
WATSON R. I. (1973), « Investigation into Deindividuation Using a Cross-cultural Survey Technique », *Journal of Personality and Social Psychology*, 25, p. 342-345.
WHITE H., BRICK J. & HANSELL S. (1993), « A longitudinal investigation of alcohol use and aggression in adolescence », *Journal of Studies on Alcohol*, 11, p. 62-77.
WHITE H. R. (1997), « Longitudinal perspective on alcohol use and aggression during adolescence », *in* M. GALANTER (dir.), *Recent developments in alcoholism*, vol. XIII : *Alcohol and violence: Epidemiology, neurobiology, psychology, family issues*, New York, NY, US, Plenum Press, p. 81-103.
WHITING B. B. & WHITING J. W. (1975), *Children of six cultures: A psychocultural analysis*, Cambridge, Cambridge University Press.
WHYTE W. F. (2002), *Street corner society*, 1re éd. 1943, Paris, La Découverte.
WIEVORKA M. (2000), « Le processus de fragmentation spatiale et de mise à l'écart des inutiles comme creuset de la violence des jeunes », *Sauvegarde de l'enfance*, 55, p. 220-230.
WILLIAMS K. (2001), *Ostracism: the power of silence*, New York, Guilford.
YOCHELSON S. & SAMENOW S. E. (1976), *The criminal personality*, vol. I : *A profile for change*, New York, Free Press.
ZAUBERMAN R. & ROBERT P. (1995), *Du côté des victimes. Un autre regard sur la délinquance*, Paris, L'Harmattan.
ZHANG L., WIECZOREK W. F. & WELTE J. W. (1997), « The nexus between alcohol and violent crime », *Alcoholism: Clinical and Experimental Research*, 21 (7), p. 1264-1271.
ZILLMAN D. (1988), « Cognitive-excitation interdependencies in aggressive behaviour », *Aggressive Behavior*, 14, p. 51-64.
ZILLMANN D., KATCHER A. H. & MILAVSKY B. (1972), « Excitation transfer from physical exercice to subsequent aggressive behavior », *Journal of Experimental Social Psychology*, 8, p. 247-259.
ZIMBARDO P. (1969), « The human choice. Individuation, reason and order versus deindividuation, impulse, and chaos », *in* W. ARNOLD & D. LEVINE (dir.), *Nebraska symposium on motivation*, Hillsdale, Erlbaum, p. 45-71.
ZIMBARDO P. (2007), *The Lucifer Effect: Understanding How Good People Turn Evil*, New York, Random House.

Candy SABATIER & Georges SCHADRON

LES DÉTERMINANTS DES DÉCISIONS DES JURÉS

Depuis les années soixante-dix, l'un des champs de recherche parmi les plus foisonnants en psychologie sociale expérimentale concerne la Justice. Cet engouement ne relève pas d'un simple phénomène de mode qui conférerait aux chercheurs de cette discipline une élégance « *chic* », mais bien le réel intérêt d'une compréhension et d'une amélioration des divers secteurs d'application du domaine judiciaire. Il en va des enjeux sociétaux inhérents au principe même de justice. Les travaux menés jusqu'ici, outre-Atlantique, puis, plus récemment en Europe, couvrent l'ensemble de l'action judiciaire, de la déposition des témoins à l'émission d'un verdict en Cours d'assises. En France, depuis les années quatre-vingt-dix, l'une des étapes de procédure les plus étudiées concerne le témoignage oculaire. Il s'agit principalement du rappel des faits effectué par un témoin et également de la reconnaissance de criminels lors de parades d'identification. Les chercheurs se sont particulièrement attachés, avec ces deux phases essentielles de la procédure d'instruction, à concevoir des outils susceptibles d'aider les professionnels de la justice concernés. Ils ont par exemple mis en place, dans le dispositif de l'*entretien cognitif*, des techniques qui consistent à améliorer la restitution des souvenirs de témoins ou de victimes (Ginet & Verkampt, 2007; Ginet, 2003; Ginet & Py, 2001; Bertone, Mélen, Py & Somat, 1995). Ils ont aussi et parallèlement contribué à définir un cadre méthodologique de construction dans le déroulement de séances d'identification (Py, Ginet, Demarchi & Ansanay-Alex, 2000-2001; Rainis & Tiberghien, 1995). Plus récemment, des recherches se sont développées autour des mécanismes de décision des jurys soit autour de l'étape finale d'une procédure judiciaire, c'est-à-dire le procès. C'est sur ces travaux que nous allons particulièrement porter notre attention dans ce chapitre.

Quel que soit le système judiciaire concerné, un juré doit traiter un nombre impressionnant d'informations, effectuer un ensemble d'opérations concernant non seulement la cible du jugement et le problème posé, mais aussi appréhender le contexte de la Cour d'assises, situer sa propre position dans le jury, et définir son propre rôle dans le contexte particulier et totalement neuf pour lui dans lequel il se trouve immergé. Comment s'acquitte-t-il d'une tâche aussi complexe ? Parvient-il toujours à se décider avec « l'impartialité et la fermeté qui conviennent à un homme probe et libre », ainsi qu'il s'y engage dans le serment qu'il doit prononcer ? Parvient-il à ne se baser que sur les « variables légales », c'est-à-dire les données pertinentes à prendre en considération pour le jugement en cours ? Ou bien des facteurs « extralégaux », non valides, peuvent-ils biaiser son jugement ? C'est un aperçu de ces différents facteurs que nous présenterons dans un premier temps, en prenant en compte les travaux effectués autour de systèmes judiciaires divers et incluant des procédures variées. Nous verrons qu'un juré d'Assises peut être influencé par de nombreux éléments situationnels : de la composition du jury aux liens entre les protagonistes ; de ses croyances et attentes vis-à-vis de l'affaire jugée à l'impact des différentes procédures de sélections auxquelles il peut être soumis. Quels sont alors les éléments décisifs dans la prise de décision ? Quelles sont les influences réelles du contexte dans lequel le jugement est émis ? Qui est vraiment « celui qui juge » et quel ascendant cela peut-il avoir sur son jugement ? Dans un second temps, nous nous interrogerons sur les facteurs susceptibles d'accroître l'influençabilité d'un juré vis-à-vis de tels facteurs extralégaux. Plus particulièrement, nous nous intéresserons à la façon dont des procédures différentes de sélection des jurés peuvent rendre ceux-ci plus ou moins sensibles à des telles influences indésirées.

LORSQU'UN JURÉ EST IMMERGÉ DANS UN JURY

Structure et organisation

Portant notre attention sur les facteurs « extralégaux » situationnels ayant un impact sur l'émission d'un jugement en Justice, nous prendrons tout d'abord en considération l'*entité jury* et ses différentes facettes : sa composition (en quantité et en qualité) et les règles de fonctionnement auxquelles elle peut être soumise.

L'un des facteurs les plus étudiés concerne l'impact sur un verdict du nombre de personnes faisant partie d'un jury de Cour d'assises. Cette question de la *taille idéale* d'un jury a fait l'objet de nombreuses investigations expérimentales. Dans la plupart des systèmes judiciaires (anglo-saxons et européens), les jurés sont au nombre de 12. Les chercheurs ont démontré les effets avantageux de ces jurys de 12 personnes comparativement à des jurys de plus petite taille. Les jurés qui y sont impliqués passent en général plus de temps à délibérer, communiquent plus entre eux et se souviennent avec plus de précision des différents témoignages auxquels ils ont assisté pendant le procès. L'ensemble de ces effets conduit non seulement à une plus grande représentativité culturelle, économique et sociale, mais apporte également une diversité de points de vue nécessaire à l'émission d'un verdict impartial (Saks & Marti, 1997 ; Boster, Hunter & Hale, 1991 ; Tindale, Davis, Vollrath, Nagao & Hinsz, 1990 ; Werner, Strube, Cole & Kagehiro, 1985).

Les psychologues sociaux se sont également intéressés à la structuration des jurys d'Assises. La principale question soulevée tient à la différence qui existe entre les systèmes juridiques anglo-saxons et européens, soit les jurys *citoyens* et les jurys *mixtes*. Il en va de l'hétérogénéité du degré d'expérience et d'expertise de leurs membres qui peuvent avoir un effet sur l'établissement d'un verdict (Kaplan & Martín, 1999). Aux États-Unis, en Grande-Bretagne, en Écosse et plus récemment, en Espagne et en Russie, les jurys d'Assises sont uniquement composés de jurés citoyens (en moyenne de 9 à 15 jurés). Par contre, des jurys composés de professionnels de la justice et de jurés citoyens (jurys *mixtes*) sont présents dans les autres pays du *vieux continent*. Ainsi, en Allemagne et en Pologne les jurys d'Assises sont composés de deux jurés citoyens et d'un juge pour les procédures civiles et de deux jurés citoyens et trois juges pour les procédures criminelles. En Italie, les jurés sont au nombre de huit dont six sont citoyens. En France, le nombre de jurés est fixé depuis 1958 à neuf. Depuis 1932, trois magistrats participent aux délibérations. Dans ce cadre précis, des travaux récents indiquent l'influence certaine de la présence d'experts sur la prise de décision des jurys *mixtes* (Mazé, Finkelstein & Quentin, 2004 ; Bordel, Vernier, Dumas, Guingouain & Somat, 2004 ; Guingouain, Manchec & Testé, 2002). En effet, la présence d'experts professionnels de la justice peut exercer une pression informative sur le plan quantitatif et sur le plan qualitatif grâce aux connaissances juridiques possédées et à la connaissance liée à l'habitude. De façon concrète, les décisions légales suivent un déroulement type impliquant deux phases différenciées : l'information factuelle et l'information juridique. La première concerne les faits et les preuves disponibles. La seconde, l'établissement du rapport entre les faits et le jugement. Durant la première phase, juristes et non juristes *sont à égalité*. La deuxième phase relève de la compétence exclusive des juges ou des magistrats. Dans une expérimentation de 1995, Arce, Fariña,

Vila et Real, ont créé des jurys expérimentaux *mixtes* dans les conditions les plus défavorables pour un juge (étant seul à soutenir une position en contradiction avec les autres participants). Les résultats ont montré que les décisions finales vont dans le sens de la position défendue par ce dernier, indépendamment des faits avancés dans le dossier judiciaire concernant le suspect. En outre, aucun des jurés soutenant au départ le même verdict que le juge n'a changé d'attitude au cours des délibérations. Ceci suggère que le rôle véritable des non-juristes dans un jury mixte pourrait être celui de simples *accompagnateurs* de la décision des experts. Ces résultats ont amené à comparer, au moyen d'analyse du contenu, des jurys composés uniquement de non-juristes *versus* de jurys mixtes afin de mieux cerner le rôle du juge. On a ainsi constaté que dans les délibérations de jurys mixtes, la plus grande partie de l'information était fournie par le juge (63,6 % du total des interventions face à 16,6 % attendus sur la base du hasard). Par ailleurs, pour parvenir à un impact normatif, le juge utilisait en majorité des messages régulateurs de la délibération (ordres, instructions), et surtout, ses interventions tendaient à discréditer l'information apportée par d'autres jurés. Ces derniers n'utilisaient pas, pour leur part, le discrédit mais seulement le désaccord. Ce sont donc les rôles et statuts qui créent un effet de dominance, et également les comportements autoritaires qui y sont rattachés pendant les délibérations (Lee & Ofshe, 1981).

Eu égard à ces effets directs de dominance statutaire, certains chercheurs ont mis l'accent sur le poids d'une identification de chacun des participants dans les jurys mixtes. Cette identification se traduirait par une distinction endo-groupe *versus* exo-groupe, soit une distinction jurés professionnels *versus* jurés non-professionnels. Ainsi catégorisés, les jurés seraient plus susceptibles d'adopter des attitudes consistantes avec ces distinctions. En effet, sous le couvert du processus d'homogénéisation (Linville & Fischer, 1993), chacun des jurés présents serait influencé dans son rapport à autrui, dans sa façon d'appréhender l'affaire et par conséquent dans son jugement par le fait d'appartenir à un groupe précis dans la situation de prise de décision. Pour exemple, dans un groupe, étiqueter une personne comme « experte » augmente le degré d'influençabilité de ses membres et modifie le processus décisionnel collégial (Bonner, Baumann & Dalal, 2002 ; Stevenson & Over, 2001 ; Chaiken, 1980).

Dans cet ordre d'idée, voyons comment les experts et non-experts sont susceptibles de traiter les informations véhiculées lors d'un procès. Les jurys *mixtes* seraient caractérisés par une divergence de raisonnement des participants (Martín, Kaplan & Álamo, 2003). Sur la base du continuum de Chaiken, Liberman & Eagly (1989), le traitement des informations peut être plus ou moins rapide, guidé par des indices décisionnels précis et distincts (*i. e.*, de type heuristique) ou plus ou moins long, requérant un effort de raisonnement et intégrant méthodiquement tout nouvel indice de décision (*i. e.*, de type systématique). Le degré d'expertise des différents protagonistes peut induire des élaborations de jugement *via* des stratégies différentes : de type confirmatoire pour les experts et de type diagnostique pour les non-experts.

Concernant les influences sociales inhérentes aux situations de prise de décision groupale, il apparaît important de souligner la pression à la conformité de la majorité sur la minorité (Asch, 1952). Pour autant, de nombreuses recherches ont mis en avant l'impact d'une minorité en contradiction de verdict avec la majorité (cf. influence latente de la minorité ; Moscovici & Faucheux, 1969). Le fait d'être exposé à un point de vue divergent minoritaire semble faciliter les résolutions de problèmes au sein du groupe « jury » (Nemeth & Wachtler, 1983), augmente l'activité cognitive au sein de la majorité (Nemeth, 1995) et permet d'envisager d'autres perspectives dans le cadre de l'affaire jugée (Nemeth, 1995 ; Maass & Clark, 1983).

Les protagonistes

La composition démographique (appartenance ethnique, de genre, d'âge), socio-économique et culturelle des jurés citoyens a reçu une très grande attention de la part des chercheurs. Ces facteurs affectent significativement la façon dont les jurés abordent divers aspects de l'affaire jugée, et notamment les différents protagonistes auxquels ils sont confrontés (les partenaires, l'accusé, la victime, etc.).

On constate principalement une interaction entre la similarité ou la dissimilarité de certaines caractéristiques des jurés avec celles de l'accusé. En effet, diverses recherches ont montré que les jurés expérimentaux jugeaient différemment les cibles endo *versus* exogroupe (Bottoms, Davis & Epstein, 2004 ; Bagby & Rector, 1992). À ce propos, Fischer (1997) a observé que, dans le cas d'un procès concernant un viol, les jurys majoritairement ou entièrement composés de femmes blâment davantage l'accusé que les jurys composés en majorité d'hommes. Concernant les caractéristiques ethniques, il existe une corrélation positive entre la dissimilarité ethnique jury/accusé et la dureté de la sentence (Chadee, 1996). Lorsqu'un jury est majoritairement composé de Blancs, il votera une sentence plus forte pour un accusé noir que pour un accusé blanc.

Cependant cet effet n'est pas systématique lorsque le jury est majoritairement composé de Noirs et que l'accusé est Blanc, surtout lorsque les preuves de culpabilité ou d'innocence fournies pendant le procès sont faibles. Un accusé noir jugé par d'autres Noirs peut être victime de l'effet « brebis galeuse » (Marques, Yzerbyt & Leyens, 1988) qui se traduit par le rejet de l'élément négatif de l'endo-groupe *via* une sentence accrue (Bonazzoli, 1998; King, 1993). Il en va de même pour des protagonistes d'origine ethnique hispanique (Perez, Hosch, Ponder & Trejo, 1993). Selon la théorie de la dominance sociale (Sidanius & Pratto, 1999), les droits et les privilèges des groupes dominants seraient particulièrement préservés. De fait, après avoir enquêté dans divers systèmes judiciaires (dans des pays culturellement variés), ces chercheurs ont constaté par exemple que les membres d'un groupe de bas statut socio-économique encouraient en moyenne des sanctions plus sévères.

Le lien juré/victime est affecté par les mêmes dynamiques relationnelles inter-groupales. Par exemple, un jury principalement composé d'hommes tend à accorder plus de dommages et intérêts à *un* plaignant plutôt qu'un jury composé de femmes et inversement lorsque la victime est elle-même une femme (Nagel & Weitzman, 1972). Barnett (1985), après avoir analysé les procès les plus importants ayant eu lieu dans l'état de Géorgie a observé que la peine capitale était significativement plus attribuée lorsque la victime était d'origine étrangère. Inversement, Daudistel, Hosch, Holmes & Graves (1999) montrèrent que les sentences étaient d'autant plus importantes que les victimes appartenaient au même groupe ethnique que les membres du jury. La plupart de ces influences sont surtout effectives si les preuves avancées durant le procès sont ambiguës (van Prooijen, 2006). Ainsi les influences du lien entre un juré et les différents protagonistes d'un procès peuvent avoir un impact important sur un verdict, plus particulièrement lorsqu'il s'agit d'un lien catégoriel.

D'autres caractéristiques des membres du jury peuvent aussi jouer, notamment celles relevant des facteurs liés à l'orientation idéologique des jurés. Il s'agit d'un panel d'attitudes que possèdent les gens envers la société, le principe de justice et plus particulièrement la notion de crime. Il existerait par exemple un lien entre le degré d'autoritarisme, de dogmatisme et la sévérité d'un verdict (Devine, Clayton, Dunford, Seying & Price, 2001). Les individus fortement autoritaires auront tendance à être conventionnels, conservateurs, plutôt attachés à la notion de pouvoir et déférents envers l'autorité (Adorno, Frenkel-Brunswik, Levinson & Sanford, 1982). De fait, les jurys composés en majorité par des personnes fortement autoritaires ou dogmatiques tendent à infliger de plus fortes sentences que les autres (Mitchell, 1973). De plus, les jurés fortement autoritaires et dogmatiques s'avèrent plus indulgents envers des suspects eux-mêmes autoritaires, surtout lorsqu'un crime relève d'un acte d'obéissance ou lorsque celui-ci s'est effectué dans l'exercice d'une fonction nécessitant l'usage d'autorité (García & Griffitt, 1978 ; Hamilton, 1976). Toujours concernant ces attitudes *préexistantes* chez les futurs jurés d'Assises, une recherche effectuée en Australie (ForsterLee, Horowitz, ForsterLee, King & Ronlund, 1999) a montré qu'il existait un lien potentiel entre un point de vue conservateur vis-à-vis de la loi, de l'ordre, et la façon d'appréhender une affaire criminelle. En effet, 71 % des sujets s'étant prononcés en faveur de la peine capitale avant l'étude n'ont pas été sensible à la plaidoirie de la défense prônant la folie de l'accusé. Ces sujets autoritaires ont aussi davantage estimé que la conduite de l'accusé était intentionnelle, qu'il pouvait représenter un danger pour la société et ils ont par conséquent recommandé une sentence plus élevée que les sujets s'étant prononcés contre la peine de mort.

Les jurés sont donc tributaires d'influences générées dans ce contexte de Cour d'assises et liées à la position occupée, au rôle joué, aux divers protagonistes interagissant, mais aussi d'éléments propres à un vécu, à des caractéristiques personnelles. Par ailleurs, des normes sociales et culturelles sont également susceptibles d'émerger dans cette situation et considérablement moduler la perception d'un juré et le jugement qu'il peut se forger sur un accusé.

Les croyances et les attentes

Lorsque les jurés sont confrontés à une affaire criminelle, ils ont tendance à la comparer à un script pré-établi incluant des acteurs et des événements généralement associés à ce type de cas (Wiener, Richmond, Seib, Rauch & Hackney, 2002 ; Finkel & Groskup, 1997 ; Krahè, 1991). En effet, les jurés citoyens semblent être plus convaincus lorsque les faits qui leur sont présentés sont cohérents avec le script premièrement pensé. Cependant, ils deviennent également plus prudents lorsque les faits relatés s'éloignent du script de base (Smith & Studebaker, 1996 ; Smith, 1991, 1993 ; Krahè, 1991 ; Howard, 1984). Par exemple, lorsqu'une femme victime d'un viol exerce un travail peu ordinaire (*e. g.*, pompiste la nuit), les jurés la considèreront comme plus fautive qu'une femme exerçant un travail « traditionnel » ; dans ce cas, la responsabilité du violeur est amoindrie (Acock & Ireland, 1983). Dans le même ordre d'idée, des jurés expérimentaux semblent moins convaincus de la culpabilité d'un homme suspecté de viol lorsque la victime s'est trop ou trop peu défendue comparativement à un *schéma standard* réactionnel attendu (Branscombe & Weir, 1992), ou bien encore lorsque le contexte de l'agression semble, *a priori*, ne pas inciter au viol (Kaplan & Miller, 1978).

Cette attente de cohérence de la part des jurés vis-à-vis de la trame d'une affaire criminelle se manifeste à d'autres niveaux du procès, notamment concernant les différents protagonistes. L'une des premières manifestations de ces attentes implique les notions de crédibilité, de fiabilité et de cohérence d'un témoin. Certains travaux ont montré que l'acceptabilité d'un témoignage par un jury est fortement influencée par la cohérence de ce même témoignage, celle-ci se déclinant en trois types de cohérence : la cohérence interne (qui ne contient pas de contradictions internes), la cohérence externe (soit la plausibilité) et enfin la cohérence qui relève de la complétude de l'événement relaté (*i. e.*, *Story Model*; Modèle du récit – Pennington & Hastie, 1992). En outre, plus les informations fournies sont complexes et nombreuses plus les sujets adopteraient une stratégie de traitement de l'information basée sur la cohérence des éléments entre eux (relatifs à des stéréotypes) qui faciliterait la représentation mentale de l'événement ainsi que la prise de décision (Bodenhausen & Lichtenstein, 1987). De plus, au-delà de ces facteurs, il s'avère que la certitude affichée par un témoin joue un rôle important dans la décision des jurés au cours d'un procès. Le facteur « certitude » influencerait très fortement la prise de position de ceux qui jugent (Wells, Lindsay & Ferguson, 1979; Cutler, Dexter & Penrod, 1990; Lindsay, 1994).

Par ailleurs, les attentes ou schémas vis-à-vis des attitudes d'un suspect lors d'un procès semblent également entrer en compte dans l'émission d'un verdict final. Le remords, exprimé de façon directe (en paroles) ou indirecte (par le comportement), tendrait à avoir un impact sur l'allègement de la peine finale (Neidermeier, Horowitz & Kerr, 2001; Sundby, 1998; Wallis & Stalder, 1992). Pour exemple, après avoir manipulé une attitude de tristesse (*e. g.*, pleurs) *versus* une attitude de nonchalance (*e. g.*, comportements non-verbaux reflétant cette nonchalance), Tsoudis (2002) a montré expérimentalement que des jurés manifestaient plus de clémence envers un accusé ayant exprimé des regrets vis-à-vis de sa victime. Il en est de même lorsqu'une accusée pleure lors du procès, c'est-à-dire lorsqu'elle adopte une attitude consistante avec son appartenance de genre (Tsoudis & Smith-Lovin, 1998). Ainsi les attentes des jurés vis-à-vis des émotions exprimées par un(e) criminel(le) peuvent modifier leur façon d'appréhender l'affaire à juger. De façon plus générale, les recherches sur le jugement social et la formation d'impression montrent que l'humeur d'autrui fonctionne comme une heuristique sociale (Forgas, 1991). Ainsi, prêtons-nous plus de sensibilité, d'altruisme, de générosité et fait-on plus confiance aux individus qui savent exprimer des émotions positives en rapport avec des événements positifs (Rashotte, 2002). L'expression d'un affect approprié à la situation encourage l'attribution de caractéristiques positives et inversement (Heise, 1989). Pour aller plus loin, ces scripts ou schémas criminels peuvent aussi inclure des prototypes de malfaiteurs (Hivert & Testé, 2004 ; Yarmey, 1993 ; Macrae & Shepherd, 1989). Dans un premier temps, il s'agit de mettre à jour le délit de *sale gueule* ou les avantages de paraître séduisant(e) à un jury. En effet, un(e) suspect(e) physiquement attrayant(e) s'attire plus volontiers la clémence de ses juges (DeSantis & Kayson, 1997 ; Downs & Lyons, 1991 ; Geimer & Amsterdam ; 1988), tandis que des individus peu attractifs sont perçus comme plus menaçants, particulièrement dans des affaires de crimes sexuels (Esses & Webster, 1988). Ces effets peuvent être nuancés par la nature du crime (Abwender & Hough, 2001 ; Mazzela & Feingold, 1994 ; Sigall & Ostrove, 1975). Dans un second temps, de nombreux travaux accréditent le fait que les jurés associent particulièrement la notion de criminalité à certaines catégories sociales stéréotypées (Jones & Kaplan, 2003 ; van Knippenberg, Dijksterhuis & Vermeulen, 1999 ; Gordon & Anderson, 1995 ; Bodenhausen, 1988). Par exemple, les Noirs aux États-Unis sont préférentiellement suspectés dans les affaires de vol de voitures (Jones & Kaplan, 2003). De plus, lorsqu'un accusé appartient à un groupe social stéréotypé, les jurés semblent favoriser des facteurs explicatifs stéréotypiques à l'acte criminel, soit internes plutôt que situationnels. La gravité de l'acte est alors accentuée, l'accusé ne pouvant bénéficier de circonstances atténuantes. Dans le même ordre d'idée, mais à un niveau d'analyse différent, certaines recherches interculturelles ont montré que des personnes issues de sociétés collectivistes sont plus attentives aux facteurs situationnels, comparativement à des personnes issues de sociétés individualistes (Choi & Nisbett, 1998 ; Miller, 1984). Enfin, l'influence des attentes des jurés vis-à-vis du passé judiciaire d'un prévenu peut également engendrer une modification de leur jugement. Les jurés expérimentaux ont tendance à afficher une conviction accrue de la culpabilité d'un suspect s'ils savent que celui-ci possède un casier judiciaire non-vierge (Borgida & Park, 1988 ; Barnett, 1985 ; Blanck, 1985 ; Baldus, Pulaski & Woodworth, 1983 ; Sealy & Cornish, 1973).

L'ensemble des recherches menées jusqu'ici montre que des facteurs extralégaux peuvent moduler la façon qu'a un juré d'Assises d'appréhender une affaire, sa formation d'impression vis-à-vis des différents protagonistes et, bien entendu, l'orientation éventuelle de son jugement concernant l'accusé. Cependant, il n'en demeure pas moins que le verdict final reste tributaire à la fois d'informations factuelles ou preuves véhiculées lors du procès, mais également des discussions collectives entre les membres du jury lors des délibérations. Pour autant, nous intéressant à la position qu'occupe un citoyen dans le contexte *extra-ordinaire* d'une Cour d'assises, nous constatons qu'avant de faire partie du jury à proprement parler, chaque juré potentiel doit subir une sélection. Cette sélection met en scène les principaux acteurs du futur procès et plus particulièrement les parties de l'accusation et de la défense lors de la composition du jury. Les jurés sont donc placés en situation d'évaluation. Nous allons voir en quoi certaines procédures de sélection mettent les futurs jurés en position d'être eux-mêmes jugeables en amont d'un procès.

AVANT LE JURY : LE MODE DE SÉLECTION DES JURÉS AFFECTE-T-IL LEUR JUGEMENT ?

Si nous nous intéressons ici à la sélection des jurés, c'est qu'elle revêt à nos yeux une importance considérable. Ces sélections, qui divergent selon le système judiciaire, soumettent les citoyens à une sorte d'interrogatoire susceptible, comme nous l'avons souligné ci-dessus, de les mettre en position de *jugeabilité* et favoriser, selon nous, leur *déterminabilité*. Cette *déterminabilité*, notion sur laquelle nous reviendrons plus loin, exposerait les futurs jurés à une influençabilité accrue aux différents facteurs présents dans le contexte d'un procès et notamment les facteurs extralégaux. Nous porterons particulièrement notre attention sur les procédures de sélection françaises et américaines, surtout vis-à-vis des divergences qui les caractérisent dans l'étape importante de la composition du jury.

Des variantes dans les procédures de sélection

La sélection des jurés dans le système judiciaire français

Consistante avec l'idée d'une justice citoyenne faite par les citoyens, aucune connaissance ou compétence spécifique n'est requise lors de la sélection des jurés dans le système judiciaire français. Les seuls critères exigés concernent le fait de posséder la nationalité française, d'avoir plus de 23 ans, de savoir lire et écrire et d'être inscrit(e) sur les listes électorales. Pour une session d'Assises, la sélection d'une moyenne de 35 jurés s'effectue en trois phases. Dans un premier temps, une liste préparatoire est établie dans chaque commune par un tirage au sort effectué sur les listes électorales, sous l'autorité du maire. Dans un deuxième temps, une liste annuelle est établie par chaque Cour d'assises, c'est-à-dire dans chaque département, par un second tirage au sort effectué à partir de la liste préparatoire. Dans la troisième phase, trente jours au moins avant l'ouverture de la session de la Cour d'assises, lors d'une audience ouverte au public, une commission présidée par le premier président de la Cour d'appel ou le président du Tribunal de grande instance se réunit. Après avoir éliminé les noms de tous les jurés qui ne remplissent pas les conditions légales (précédemment citées), elle tire au sort le nom des 35 jurés qui formeront la liste de la session. C'est en effet le nombre minimum de jurés requis pour que puissent être valablement tirés au sort, pour chaque affaire, les 9 jurés. Il est à noter dans cette procédure que certaines fonctions, professions ou situations personnelles interdisent à des citoyens d'être jurés (fonctionnaire des services de police, militaire en activité, membre du gouvernement, parent avec l'accusé, témoin, etc.). Une fois ces prédicats requis, les jurés sont convoqués par notification, soit en personne, soit par la gendarmerie ou un huissier de justice. Le jour d'ouverture de la session ainsi que la durée prévisible de celle-ci doivent être clairement mentionnées. Les sessions doivent durer autant que l'exige l'examen de l'ensemble des affaires (en moyenne 15 jours). Vient ensuite la composition des jurys d'Assises.

Le jury d'Assises se compose de 9 jurés. Lors de l'audience préliminaire, un tirage au sort de l'ensemble des jurés convoqués est effectué. Les récusations ont lieu dans cette phase. L'accusé ou son avocat en premier lieu, puis le ministère public, c'est-à-dire l'avocat général, peuvent récuser tel ou tel juré au fur et à mesure que les noms sortent de l'urne lorsqu'ils pensent qu'un juré, en raison de son âge, de son sexe, de sa profession et du lieu où il vit, n'est pas en situation d'être juré dans l'affaire qui va être jugée. La défense ne peut récuser plus de cinq noms, le ministère public plus de quatre. Le ministère public et la défense ne doivent jamais donner les raisons pour lesquelles ils ont récusé un juré. Le jury du jugement est formé dès l'instant où 9 noms de jurés et les jurés suppléants non récusés sont sortis de l'urne. Une fois la composition du jury effectuée, le président adresse solennellement aux jurés les obligations suivantes :

> *« Vous jurez et promettez d'examiner avec l'attention la plus scrupuleuse les charges qui seront portées contre X, de ne trahir ni les intérêts de l'accusé, ni ceux de la société qui l'accuse, ni ceux de la victime ; de ne communiquer avec personne jusqu'après votre déclaration ; de n'écouter ni la haine ou la*

méchanceté, ni la crainte ou l'affection; de vous rappeler que l'accusé est présumé innocent et que le doute doit lui profiter; de vous décider d'après les charges et les moyens de défense, suivant votre conscience et votre intime conviction, avec l'impartialité et la fermeté qui conviennent à un homme probe et libre, et de conserver le secret des délibérations, même après la cessation de vos fonctions. »

Chacun des jurés, appelé individuellement par le président, répond en levant la main : « *Je le jure.* » (article 304 du Code de procédure pénale).

Si la procédure de sélection des jurés dans le système judiciaire français s'effectue sur la base du hasard dans un premier temps, la composition du jury dans un second temps s'accomplit sur la base de critères tels que : l'identité civile, l'âge, l'adresse du domicile, l'activité professionnelle des jurés, etc. Pourtant, malgré le fait que ces premières informations s'appuient sur des catégories potentiellement stéréotypiques (de genre, d'âge, socio-économiques, etc.), les indications données sur les futurs jurés vont diverger en qualité et surtout en quantité. C'est que nous pouvons constater dans les systèmes judiciaires américain et français.

La sélection des jurés dans le système judiciaire américain

Tout comme en France, il existe aux États-Unis deux étapes dans le processus de sélection des jurés. La première étape consiste à établir le « *jury pool* », soit la liste des jurés potentiels à partir duquel sera établi le « *jury panel* » ou « *petit jury* ». Concernant le premier stade, plusieurs méthodes sont en vigueur dont deux principales : le tirage au sort (dans la plupart des États) et la méthode du « *key-man* » selon laquelle les chefs des services judiciaires choisissent des leaders de la communauté, les « hommes-clés », qui à leur tour recommandent des jurés. Cette dernière a pris fin en 1968 dans les procès fédéraux. Pour autant, au cœur de ce système fédéral, les États peuvent structurer librement leurs méthodes de sélection dans les limites de la Constitution fédérale (qui n'interdit pas la méthode des « hommes-clés »). Le Congrès a opté pour un système administrativement *convenable* basé sur les listes électorales. D'autres sources sont aujourd'hui utilisées et certains États optent même pour les listes de permis de conduire ou d'imposables. Les services judiciaires envoient généralement à ce stade des questionnaires pour savoir si les personnes pressenties ont les qualifications nécessaires : la nationalité américaine, l'âge (à partir de 18 ans), un séjour depuis au moins un an dans la localité, une connaissance suffisante de l'anglais et un casier judiciaire vierge. À partir des réponses reçues, les services judiciaires arrêtent une liste de noms qualifiés pour qu'ait lieu la convocation devant le tribunal. La tendance est de composer de véritables jurys populaires composés de « monsieur-tout-le-monde ». Une fois qu'un panel de jurés potentiels est choisi au hasard, celui-ci comparaît devant la Cour, et les justiciables entrent en jeu pour façonner à leur guise la composition finale du « petit jury » dans une procédure appelée *voir dire*. Les avocats ou le juge peuvent alors questionner de façon plus approfondie les futurs jurés. Ils ont à leur disposition deux instruments : la « récusation pour cause » et la « récusation péremptoire ». Les récusations pour cause sont illimitées, mais il faut prouver qu'il y a une base valide quant au soupçon de partialité. En revanche, les récusations péremptoires sont limitées en nombre (entre trois et huit pour chaque partie selon les États), et elles sont dites discrétionnaires, c'est-à-dire qu'il n'est pas nécessaire de donner une raison pour la récusation à la Cour. La raison d'être de cet espace de *liberté,* dans un contexte autrement plus procédural que le système judiciaire français, est de permettre aux parties de récuser sur la base d'un simple soupçon de partialité, soupçon qu'il n'est pas besoin d'étayer sur la base de preuves solides. Dès lors que les jurés sont sélectionnés, le procès peut avoir lieu.

Une autre caractéristique importante dans le système judiciaire américain est la présence des « consultants en jury » *(jury consultants)* ou la méthode de sélection de jurés dite scientifique. Faire appel à des consultants en jury est désormais un procédé standard, notamment concernant les procès fortement médiatisés ou impliquant de grandes firmes. Les consultants préparent à l'avance un procès devant les Assises, en utilisant avant le procès des jurys virtuels et des « groupes de cibles », qui renseignent sur les attitudes de la communauté autour des questions spécifiques qui seront discutées au procès. Les consultants peuvent utiliser des « jurys de l'ombre » *(shadow jurys)*, démographiquement identiques au jury réel et qui servent de « cobayes juridiques » sur lesquels les avocats du cabinet testent leurs théories et leurs versions des faits. Les consultants en jurys peuvent également assister les avocats dans leur travail de sélection. Par exemple, dans l'affaire O. J. Simpson, les avocats ont eu la possibilité de soumettre l'ensemble des jurés potentiels à un questionnaire supplémentaire d'environ 60 pages impliquant en moyenne 300 questions (Gordon, 1997). Dans une affaire récente, un juré ayant refusé de répondre à certaines questions personnelles (la religion pratiquée, le parti politique privilégié, etc.) s'est vu attribuer une peine de prison de trois jours (Wrightsman & Fulero, 2005).

Si aucune recherche n'a encore été menée concernant l'impact direct du travail des consultants sur les verdicts, force est de constater que les facteurs démographiques les plus corrélés aux verdicts concernent principalement l'âge, le genre, le statut socio-économique, l'appartenance ethnique et le niveau d'éducation (Moran & Comfort, 1986 ; Mills & Bohannon, 1980a, 1980b). Ainsi, dans le système judiciaire américain, les jurés potentiels sont sélectionnés sur la base d'informations approfondies vis-à-vis de divers domaines (culturels, sociaux, politiques, etc.) et comme nous avons pu le voir précédemment, les experts vont jusqu'à effectuer des enquêtes personnelles sur les citoyens présents dans le panel. De fait, les renseignements obtenus par les professionnels de la justice vis-à-vis des futurs jurés sont, dans ce contexte précis de sélection, quasi illimités comparativement aux renseignements fournis dans le cadre de la procédure de sélection française.

Si nous tenons compte de l'ensemble des éléments avancés jusqu'ici, nous pouvons d'une part constater que, selon le système judiciaire concerné, avant de faire partie d'un jury, chaque juré potentiel doit participer à une procédure de sélection. Cette procédure met en scène les principaux acteurs du futur procès et plus particulièrement les parties de l'accusation et de la défense. Aussi les citoyens peuvent-ils être « passés au crible » au travers de questionnements divers et variés, c'est-à-dire placés en situation d'évaluation et par là même de jugement. Que penser de l'impact de cette position occupée en amont de l'audience alors que ces mêmes citoyens, une fois désignés jurés, doivent à leur tour construire et émettre un jugement sur une cible ? D'autre part, nous avons pu voir également qu'un certain nombre de facteurs extra-légaux peuvent jouer un rôle dans la façon d'appréhender le futur procès et *colorer* les jugements émis par les jurés sur l'accusé. Ces facteurs sont partis prenants de ces influences contextuelles qui ne sont pas toujours consciemment perceptibles par tout un chacun et dont l'impact peut être augmenté par certains indices.

Influences indésirées et influençabilité des jurés

Les déterminants non conscients du jugement

Depuis les années 1970, il est un fait admis en psychologie sociale que les comportements, les attitudes et les jugements des gens ne sont pas à l'abri d'être inconsciemment colorés par certains éléments de la situation dans laquelle ils se trouvent (Bargh, 2006 ; Wegner, 2002). Il en va des personnes présentes (Latané & Darley, 1970), de leurs comportements (Moriarty, 1975), mais aussi des choses et objets (Berkovitz &

LePage, 1967 ; Zajonc, 1968 ; Leyens & Parke, 1975), des rôles joués (Zimbardo, 1973) ou enfin des normes sociales qui régissent à tout instant nos rapports aux autres (Dubois, 1994). De plus, nous savons également que les acteurs sociaux n'ont pas directement accès à leurs processus internes et qu'ils n'ont pas conscience de la réalité des éléments qui déterminent leurs comportements, attitudes et jugements (Nisbett & Belows, 1977). Ils fourniraient d'ailleurs leurs propres explications, *des théories causales a priori* concernant la façon dont ils agissent, se forment une impression sur autrui ou sur la situation dans laquelle ils se trouvent (Nisbett & Wilson, 1977). Par conséquent, au-delà de certaines nuances théoriques, l'information sociale, notamment les stéréotypes, affecte les acteurs sociaux sans qu'ils en soient foncièrement conscients (Ericsson & Simon, 1980 ; Langer, 1978). Ainsi toute production cognitivo-comportementale ne serait pas systématiquement accessible et cela par le fait de processus de traitement dits inconscients. En effet, depuis quelques années, certains auteurs inscrits dans une vision plutôt radicale affirment que l'ensemble de notre vie quotidienne serait automatique (Bargh, 1997 ; 1994 ; 2006 ; Greenwald & Banaji, 1995). Nous serions « dirigés » par ces influences *via* un traitement automatique de ces dernières, c'est-à-dire qu'aucun raisonnement conscient ne nous permettrait d'en contrôler les effets. Une amorce donnant accès à un certain type de trait pourrait influer sur notre comportement. Par exemple, lorsque des sujets sont « amorcés » avec des traits reliés à la notion de vieillesse, leur vitesse de déplacement est significativement plus lente que des sujets placés dans un groupe contrôle (Bargh, Chen & Burrows, 1996). Dans le même ordre d'idée, des sujets exposés de façon subliminale à des cibles noires (stéréotypiquement associées à la notion d'agressivité aux États-Unis) perçoivent une cible comme plus hostile que des sujets non exposés (Devine, 1989). Dans cette perspective, il existerait bel et bien un lien automatique entre perception inconsciente et comportement, mais également entre perception inconsciente et performances cognitives (Dijksterhuis & van Knippenberg, 1998) et enfin entre perception inconsciente et jugement (Higgins, Rholes & Jones, 1977). L'une des caractéristiques majeures du traitement automatique de ces influences sociales est qu'il permet à l'être humain de s'adapter à son environnement en régulant son rapport à celui-ci de façon optimale (si l'on ne tient pas compte d'effets potentiellement délétères lorsqu'il s'agit de stéréotypes ou de préjugés).

Pour aller plus loin, alors que jusqu'ici nous avons parlé de stimuli présents dans le contexte comme autant de sources d'influence vis-à-vis de l'acteur social, nous devons également souligner que le sujet influencé peut lui-même être agent modulateur d'influence. Dans une recherche de Gregory et Webster (1996), à un niveau simple d'action, il a été montré qu'un interlocuteur de « bas statut » adapte de façon inconsciente les caractéristiques de sa voix (intonation, rythme, etc.), à celles d'un interlocuteur de « haut statut » lors d'une conversation. De fait, l'instauration des différents statuts indiquerait lequel des partenaires doit s'adapter à l'autre. De ce point de vue, il semblerait que les acteurs sociaux prennent en compte de façon automatique leur propre position dans la situation sociale. Ainsi, l'analyse automatique de la position occupée, du rôle joué, de ce qui définit l'acteur social dans son contexte déterminerait l'importance d'une influence non consciente qui s'exercerait sur lui dans ce même contexte. À partir de là, il convient de penser que nous ne sommes pas tous *égaux* vis-à-vis de ces influences. Comme nous l'avons déjà constaté dans la recherche précédente, une asymétrie de statut entre les partenaires détermine le degré d'influençabilité de chacun. Par ailleurs, le fait d'occuper une position de pouvoir vis-à-vis d'autrui augmente la propension à recourir à des stéréotypes dans l'évaluation de cet autrui et par extension dans la façon d'agir et de réagir avec lui (Rodríguez-Bailón, Moya & Yzerbyt, 2000; Harris, Lightner & Manolis, 1998; Copeland, 1994; Fiske, 1993). Dans le même ordre d'idée, Word, Zanna et Cooper (1974) ont montré que dans un contexte mettant en exergue un statut et des appartenances catégorielles différentes, les attentes stéréotypiques d'une personne sont susceptibles de l'amener à manifester un comportement qui, en retour, suscite de la part de son interlocuteur un comportement correspondant à ces attentes (*i. e, self-fulfilling prophecy* – prophétie auto-réalisante). De même, dans les recherches sur *l'effet pygmalion*, les Noirs se conforment davantage aux attentes des enseignants que les blancs (aux États-Unis), les sujets appartenant à des classes sociales défavorisées se conforment plus que les avantagés et les filles plus que les garçons (Jussim, Eccles & Madon, 1996). D'autres recherches viennent appuyer l'idée selon laquelle de nombreux aspects d'une situation peuvent rendre les acteurs sociaux diversement perméables à des influences conscientes ou non conscientes. Tel est le cas d'études menées sur l'effet de la menace du stéréotype (Steele, 1997). Ainsi, dans la première de leurs expériences, Steele et Aronson (1995) font réaliser à des sujets blancs ou noirs un difficile test intellectuel. À la moitié des Noirs et à la moitié des Blancs, l'épreuve est présentée comme un test particulièrement efficace pour mesurer les capacités intellectuelles. À l'autre moitié des deux groupes, le test est simplement présenté comme une simple tâche de résolution de problème non diagnostique des capacités intellectuelles. Lorsque le test est présenté comme non diagnostique, les performances des Noirs et des Blancs sont équivalentes. Par contre, lorsque le test a été présenté comme particulièrement diagnostique, les performances des Noirs sont nettement moins bonnes que celles des Blancs. Les auteurs attribuent ce résultat à l'angoisse des sujets Noirs, à leur peur de confirmer le stéréotype attaché à leur catégorie. Cependant, selon une grille de lecture de jugeabilité sociale (Schadron & Yzerbyt, 1991), les sujets à qui l'on dit qu'ils sont évalués au moyen d'un instrument de mesure particulièrement efficace de leurs capacités les plus importantes sont évidemment plus jugeables que ceux qui croient réaliser une simple tâche de résolution de problème sans conséquence évaluative. Et ce sont justement les sujets jugeables qui se conforment à leur auto-stéréotype. De même, Schadron (2005) a montré que des sujets se conforment davantage au stéréotype de leur groupe d'appartenance ou à des prédictions émises par des experts au sujet de ce groupe si on les a préalablement rendus jugeables évoquant le fait que leur appartenance à ce groupe révèle leur nature profonde (Rothbart & Taylor, 1992).

Selon le modèle de la jugeabilité sociale (Leyens, Yzerbyt & Schadron, 1992; Schadron & Yzerbyt, 1991), dans toute situation sociale, divers critères définissent une personne comme plus ou moins jugeable. Ces critères concernent par exemple le nombre d'informations susceptible de renseigner sur une cible dans un contexte de jugement, même si ces informations relèvent de stéréotypes (Yzerbyt, Schadron, Leyens & Rocher, 1994). Un autre critère de jugeabilité implique la facilité avec laquelle un jugement peut être émis sur une cible. De fait, une personne identifiée comme appartenant à un groupe, comme catégorisée et classée apparaît comme plus facile à juger et occupe donc une position de jugeabilité accrue (Schadron & Yzerbyt, 1993; Schadron, Morchain & Yzerbyt, 1996; Schadron & Morchain, 1999). Dans le même ordre d'idée, la représentation cognitive indifférenciée des membres d'un groupe, soit leur dimension homogène ou entitative, permet de renseigner l'observateur social sur le caractère stable et donc prédictif des comportements et attitudes des membres de ce groupe (Wilder, 1986). Ainsi une personne sera-t-elle d'autant plus jugeable par un observateur social qu'elle lui semblera appartenir à un groupe stéréotypé, homogène, entitatif. D'aucuns soulignent d'ailleurs que le sentiment de connaître quelque chose de l'« essence », de la nature profonde d'un groupe (Rothbart & Taylor, 1992), soit l'essentialisme perçu (Yzerbyt, Rocher & Schadron, 1997; Sherman, Hamilton & Lewis, 1999; Haslam, Rothschild

& Ernst, 2000), rend encore une fois les membres de ce groupe plus facilement jugeables (Schadron *et al.*, 1996). Par conséquent, prenant en compte ces critères ainsi que l'ensemble des recherches menées ci-dessus, lorsqu'une personne est ou se sent jugeable dans une situation sociale, elle coordonne ses comportements, attitudes et potentiellement ses jugements aux attentes et influences véhiculées dans cette même situation. Cette jugeabilité des acteurs sociaux définirait ce que certains chercheurs ont appelé leur degré de déterminabilité dans la situation sociale (Morchain & Schadron, 2001 ; Schadron & Morchain, 2002).

Le type de processus envisagé à travers la notion de déterminabilité indique que dans toute situation sociale, les acteurs sociaux procèdent à une analyse de cette situation en fonction de laquelle ils déterminent dans quelle mesure ils se laissent ou non influencer. Ils fixent leur niveau de déterminabilité sociale. Ce niveau de déterminabilité indique en quelle mesure leurs perceptions, comportements et jugements sont susceptibles d'être affectés par des influences extérieures, que celles-ci soient explicites ou qu'elles échappent à leur conscience. Il s'agirait ici d'un mécanisme spontané d'adaptation sociale permettant à l'ensemble des acteurs sociaux d'équilibrer l'impact de leurs influences respectives dans toute interaction sociale quelle qu'elle soit. Cette déterminabilité fluctuerait et coïnciderait en partie avec le degré de jugeabilité de l'acteur social dans la même situation. Par exemple, lorsque des sujets croient que l'expérimentateur est informé sur leur propre personnalité, donc qu'il détient de l'information sur eux, cela augmente leurs propensions à se soumettre à celui-ci. Il en est de même lorsqu'ils pensent que l'expérimentateur les croit appartenir à un groupe entitatif. Ils réagissent davantage en fonction de ses attentes (Schadron & Morchain, 2002). Qui plus est, lorsque des personnes se savent « étiquetées » comme appartenant à groupe (*i. e.*, rendues jugeables), cela a un impact à la fois sur leur façon d'évaluer la situation dans laquelle elles sont placées, mais également sur leur propension à confirmer comportementalement des attentes supposées (Morchain & Schadron, 2001). Si les travaux rapportés ici ne concernent, pour la plupart, que l'effet de déterminabilité sur les comportements *(stricto sensu)* des personnes qui en sont la cible, certaines recherches indiquent qu'un acteur social rendu déterminable se verra également influencé dans ses jugements d'appréciations et ses performances cognitives. En effet, après avoir été définis comme « membres d'une catégorie homogène » (*i. e.*, rendus jugeables), des sujets subissent l'influence de la manipulation numérique de l'expérimentateur dans leur estimation du nombre de billes contenues dans un bocal (cf. effet d'ancrage – Tversky & Khaneman, 1974; Schadron & Morchain, 2002). De plus, s'appuyant sur les travaux de Bargh, Chen et Burrows (1996), de Dijksterhuis et van Knippenberg (1998) et ceux de Steele et Aronson, (1995), Schadron et Morchain (2002) montrent que l'induction d'une catégorisation fortuite chez des sujets peut en partie avoir des conséquences sur leurs performances cognitives.

De façon générale, une personne en situation de « forte déterminabilité » se laissera donc plus qu'une autre influencer dans ses comportements, attitudes et performances cognitives par n'importe quel facteur activé dans la situation et cela d'autant plus si ces facteurs lui sont applicables et que cette personne n'en a pas conscience. Les critères de déterminabilité sont, comme nous avons pu le constater ci-dessus, constitués entre autres par le statut de la personne, le niveau d'information qu'elle croit ou sait que son interlocuteur possède à son sujet, son appartenance à un groupe, et/ou le niveau d'homogénéité, d'entitativité ou d'essentialisme attaché à ce groupe dans la situation concernée. Comme précisé plus haut, les critères de déterminabilité coïncideraient avec certains critères de jugeabilité, aussi, lorsqu'une personne est définie comme jugeable dans un contexte précis, elle deviendrait déterminable dans ce même contexte. De fait, sur la base de ces premiers indices expérimentaux et théoriques, il nous semble pertinent de penser que lorsqu'une personne est rendue déterminable dans un contexte particulier, et que celle-ci doit se former une impression et émettre un jugement, cela peut avoir un impact sur l'orientation de son jugement.

Influences contextuelles et déterminabilité

Selon nous, si « celui qui juge » est déterminable dans une situation précise, il est plus susceptible d'être soumis aux influences sociales présentes dans cette situation. Il devient alors plus enclin à orienter son jugement sur une cible en fonction des informations directes qui caractérisent cette cible, même si ces informations relèvent de stéréotypes. Afin de vérifier ces assertions, dans une première étude, Sabatier, Schadron et Milhabet (2005) ont testé l'effet de la déterminabilité de sujets placés en situation de jurés expérimentaux sur la formation d'impression et l'orientation de jugements d'une cible présentée dans un dossier judiciaire. Comme précisé ci-dessus, l'un des critères de déterminabilité concerne le niveau d'homogénéité attaché au groupe d'appartenance de la personne dans la situation concernée, mais aussi le niveau d'information détenu par son interlocuteur à son sujet. Dans la première étape, la moitié des sujets devait effectuer une tâche de décision lexicale présentée comme particulièrement diagnostique vis-à-vis de la suite de l'étude. Pour cela, les expérimentateurs avaient placé sur l'avant-bras des sujets une électrode censée mesurer les réponses électrodermales de ceux-ci pendant la tâche. Cette électrode, reliée à l'ordinateur, enregistrait de façon fictive les fréquences et réponses nerveuses des sujets, leur rythme cardiaque, etc. À la fin de la tâche, les résultats apparaissaient sur l'écran sous la forme d'un tracé et les sujets étaient catégorisés comme appartenant à un groupe homogène, selon la nature de leurs réponses et des tracés obtenus (toujours les mêmes quels que soient les sujets). Ce dispositif devait augmenter leur déterminabilité dans cette condition. En revanche, dans la condition « faible déterminabilité », l'autre moitié des sujets effectuait cette tâche de décision lexicale sous le prétexte d'un pré-test de matériel d'un doctorant en psychologie cognitive (tâche non-diagnostique). Aussi, la tâche de décision lexicale n'était-elle pas reliée à la suite de l'expérimentation. Aucune pseudo-mesure n'était effectuée sur les sujets et il ne leur était rien signifié après la tâche. Dans la seconde étape de l'expérimentation, l'ensemble des sujets devait étudier un dossier judiciaire simplifié mais suffisamment étoffé pour constituer une base sérieuse et crédible d'informations et qui mettait en scène une affaire se déroulant dans le milieu boursier. Celle-ci concernait plus particulièrement une Offre publique d'achat (OPA), avec à la clef un soupçon de délit d'initié. Les éléments devant constituer le contenu du jugement étaient les éléments d'informations véhiculés dans le dossier sous la forme de réponses données à une interview quelque temps avant les faits (pièce à conviction fournie avec le dossier ; 1 page). Ces réponses ébauchaient le profil négatif du suspect (cf. *requin de la finance* ; condition 1) *versus* le profil positif du suspect (cf. *Humaniste* ; condition 2) de telle sorte que les sujets confrontés à cette interview pouvaient se former une impression globale du suspect et esquisser un contenu de jugement. Les autres éléments composant le dossier demeuraient les mêmes. Ils consistaient en un ensemble d'informations factuelles concernant, entre autres, le contexte du délit, un descriptif détaillé de l'OPA mais également les éléments à charge et à décharge concernant l'affaire et le suspect (4 pages). Après avoir pris connaissance de ce dossier, les sujets devaient se prononcer sur une série de questions et notamment émettre une estimation du degré de culpabilité du suspect. Les principaux résultats indiquent dans un premier temps que lorsque les sujets sont placés en condition de « faible déterminabilité », il n'est pas constaté de différence significative entre les jugements de culpabilité émis sur *le requin de la finance* et ceux émis sur *l'humaniste*. Pour autant, en situation de « forte déterminabilité », les sujets estiment le suspect présenté de façon positive comme moins coupable que lorsque celui-ci est présenté de façon négative. Dans un second temps, la même configuration de résultat se retrouve sur d'autres échelles de mesure et notamment sur la peine d'emprisonnement ou encore sur l'estimation globale de la personnalité du suspect au travers de traits. De fait, lorsque les sujets sont jugeables et donc déterminables dans une situation, ils deviennent perméables aux influences situationnelles, ici les informations stéréotypiques qui définissent la cible et cela a un impact sur l'orientation de leurs jugements. D'autres résultats abondent en ce sens, notamment du point de vue strict de l'orientation d'un jugement (Sabatier, Schadron, Stojeba & Milhabet, 2007). Bien que les résultats obtenus dans cette dernière étude indiquent que les sujets énoncent un degré de culpabilité moindre pour un accusé d'origine maghrébine, comparativement à l'accusé d'origine caucasienne (*i. e.*, effet « politiquement correct »), le degré de déterminabilité des sujets augmente leur influençabilité aux indices présents dans le contexte de jugement et notamment ici, par rapport à une adhésion implicite normative à ne pas juger dans le sens attendu d'un stéréotype.

Dans cette perspective, prenant en compte la réflexion avancée dans ce chapitre et afin de mieux saisir les enjeux à la fois théoriques et appliqués de l'impact du degré de déterminabilité des futurs jurés sur l'orientation de leur jugement, une nouvelle étude a donc été mise en place (Sabatier, Schadron & Milhabet, 2007). Celle-ci visait dans un premier temps à déterminer de façon écologique si une procédure de sélection particulière, française *versus* américaine, était susceptible d'induire un degré de déterminabilité variable chez des jurés expérimentaux. S'appuyant sur le nombre d'informations détenues par des tiers (ici des professionnels de la justice) dans un contexte précis de sélection (*i. e.*, indice de jugeabilité et de déterminabilité), les expérimentateurs ont postulé que les futurs jurés soumis à une méthode de sélection dans le système judiciaire français seraient placés dans un contexte de moindre déterminabilité comparativement à ceux soumis à la procédure de sélection américaine. Ces attentes devaient se traduire par une plus grande influençabilité aux informations extra-légales, soit ici des éléments stéréotypiques véhiculés dans un dossier judiciaire (appartenance ethnique de l'accusé : caucasienne *versus* maghrébine). De plus, tenant compte de ces considérations et des éventuels effets délétères de la déterminabilité des jurés, les chercheurs ont envisagé d'en réduire l'impact en permettant à ceux-ci de donner leurs avis sur la procédure de sélection à laquelle ils ont été soumis. Cette variable appelée « la voix » est issue de recherches menées dans le domaine de la psychologie du travail (*justice procédurale* ; Thibaut & Walker, 1975). Celle-ci permet de réduire le sentiment d'injustice dans un contexte procédural et de maintenir le sentiment de contrôle des événements subis lors d'une procédure de sélection. Adaptée aux procédures initiales de sélection des jurés, cette variable avait également pour atout de s'intégrer sans pour autant générer un dispositif trop contraignant vis-à-vis des procédures réelles.

Concrètement, des étudiants étaient donc soumis à une sélection en tant que jurés expérimentaux (française *versus* américaine), et avaient ou non la possibilité de s'exprimer vis-à-vis de celle-ci. Ils devaient ensuite, entre autres, juger du degré de culpabilité d'un suspect d'appartenance ethnique maghrébine *versus* caucasienne présenté dans un dossier judiciaire (Guingouain, Manchec & Testé, 2002). Les premiers indices obtenus, notamment vis-à-vis du jugement de culpabilité, montrent qu'une procédure de sélection française semble générer chez les sujets peu de déterminabilité comparativement à une procédure américaine. En effet, aucune différence n'existe entre les jugements émis par les sujets, quelle que soit l'appartenance ethnique de l'accusé. Cependant, lorsque les sujets ont été soumis à une procédure de sélection américaine et qu'ils ont eu la possibilité de s'exprimer, les jugements divergent en fonction de l'appartenance ethnique des suspects. Ils considèrent l'accusé caucasien comme moins coupable comparativement à l'accusé maghrébin. De fait, cette dernière procédure ajoutée à la « voix » semble paradoxalement générer un degré de déterminabilité plus fort et inciter les sujets à prononcer un jugement plus « favorable » envers une cible stéréotypiquement positive.

Ces premières indications montrent que, en fonction de certaines modalités procédurales, le facteur « sélection » peut avoir un impact sur l'orientation d'un jugement dont les implications s'avèrent essentielles eu égard au contexte judiciaire auquel il fait référence.

CONCLUSION

Il ressort de notre revue de la littérature que les influences qui s'exercent sur un juré d'Assises sont nombreuses et diverses. Bien sûr, comme nous l'avons souligné, l'impact effectif des facteurs extralégaux recensés sur la construction et l'orientation d'un jugement dans un procès tend à être nuancé à la fois par leur interdépendance et par la présence de preuves directes et factuelles. Pour autant, malgré la complexité des rapports entre ces facteurs, il semble nécessaire de ne pas en nier la présence ni l'influence potentielle.

Ce qui nous paraît devoir être souligné, c'est que le contexte spécifique d'une Cour d'assises et la situation précise dans laquelle sont placés les jurés pouvant dans certains cas accentuer l'influence de facteurs indésirables.

En effet, les résultats de nos propres travaux indiquent qu'il peut être important de porter attention aux facteurs procéduraux, et plus particulièrement aux méthodes de sélection des jurés. Cela n'a guère été le cas jusqu'à présent : une analyse récente d'un corpus d'articles concernant les facteurs impliqués dans les prises de décision en Cour d'assises indique que 21 % des articles expérimentaux publiés entre 2000 et 2006 concernent les facteurs procéduraux, 17 % concernent les caractéristiques reliées aux jurés et enfin, seulement 0,76 % s'intéressent aux procédures de sélection de ces mêmes jurés (Dumas & Testé, 2007).

Or, les jurés font l'objet d'une « mise en condition » tout à fait particulière : ils sont placés dans une situation tout à fait inhabituelle pour eux, à laquelle ils doivent s'adapter. Si, comme l'avance l'approche de la déterminabilité sociale, divers aspects d'une situation peuvent rendre des sujets plus ou moins sensibles à des influences conscientes ou non présentes dans cette situation, la situation de jury est bien un terrain où il semble pertinent de s'interroger sur les conséquences de cette entrée mise en condition : dans quelle mesure celle-ci affecte-t-elle leur traitement ultérieur des informations et leur mode de prise de décision ?

La *déterminabilité* des jurés générée par la position définie au moment de leur sélection pourrait favoriser leur influençabilité à divers facteurs. Par exemple, dans le cadre de la configuration de jurys *citoyens* et jurys *mixtes*, nous pouvons envisager que l'évaluation subie par les jurés au moment de leur sélection les rende déterminables et par là même plus susceptibles d'agir et de réagir en fonction des attentes des professionnels présents lors des délibérations. Il en va de même de l'étiquetage catégoriel « non-experts » et de la mise en saillance des différents statuts dans le contexte de jugement. Par ailleurs, si l'on envisage les facteurs reliés aux caractéristiques démographiques et socio-économiques des différents protagonistes, au regard des informations fournies et mises en saillance lors de leur sélection, les jurés peuvent être plus déterminables et donc, inconsciemment, plus influençables vis-à-vis du lien catégoriel entretenu avec l'accusé à juger et/ou la victime à indemniser. Il en va de même pour les attitudes et croyances des futurs jurés, pouvant être modulées voire accentuées lors de la phase de formation d'impression et dans l'élaboration du jugement, cela en fonction du degré de déterminabilité initié au moment de la sélection.

Eu égard à ces réflexions, il nous appartiendra de pouvoir approfondir et définir de façon plus précise les diverses implications à la fois théoriques et appliquées rattachées à l'hypothèse générale de la déterminabilité de « celui qui juge ». Il conviendra par exemple d'envisager divers types de déterminabilité, différentes influences, entraînant selon les juges/cibles des effets distincts. De plus, alors que ce processus qu'est la déterminabilité peut entraîner des effets délétères vis-à-vis des prises de décision judiciaires, il paraît utile de continuer à vouloir les amoindrir, les réduire. En ce sens, s'il nous faut encore déterminer avec précision en quelle mesure la variable « voix » est efficace en fonction de la méthode de sélection, d'autres *manœuvres* semblent être envisageables, notamment d'un point de vue strictement procédural. Enfin, après avoir pris en considération l'impact de ce mécanisme sur l'orientation d'un jugement individuel, il nous semble primordial d'identifier en quelle mesure la déterminabilité des jurés peut également intervenir dans l'étape de délibération et dans l'émission d'un verdict collégial.

Pour conclure, dans une perspective plus vaste, nous pourrions concevoir que cette déterminabilité puisse s'exercer sur l'ensemble des interlocuteurs mis en présence dans un contexte judiciaire, quel que soit leur statut, par le fait même de la situation et des divers éléments qui la composent. Comme il s'agit principalement d'un mécanisme permettant à des partenaires de doser l'impact de leurs influences respectives de façon inconsciente, nous pourrions penser par exemple qu'un témoin effectuant une déposition puisse être déterminable dans la situation de témoignage. En effet, son statut vis-à-vis de l'agent de police, le rôle joué dans l'affaire consignée, ou bien encore les renseignements personnels fournis en amont du témoignage, tous ces éléments peuvent contribuer à augmenter son degré de déterminabilité dans la situation et par là même son influençabilité à certaines attentes (cohérence, consistance, crédibilité, certitude, etc.). L'entretien cognitif, s'il est encore besoin de rappeler son efficacité, pourrait venir « rompre » ces attentes et la déterminabilité du témoin par les techniques proposées (le rappel à rebours, le changement de perspective, etc.). L'utilisation de cette technique au profit de l'effacement du cadre dépositionnel strict et des statuts des protagonistes favoriserait une réduction certaine de leur déterminabilité dans ce contexte. Nous pourrions d'ailleurs nous inspirer de cette idée vis-à-vis de la problématique sous-tendue par la déterminabilité de « celui qui juge » dans la diminution des effets délétères sur le jugement.

Références

ABWENDER D. A. & HOUGH K. (2001), « Interactive effects of characteristics of defendant and mock juror on US participants' judgment and sentencing recommendations », *Journal of Social Psychology*, 141, p. 603-615.

ACOCK A. C. & IRELAND N. K. (1983), « Attribution of blame in rape cases: The impact of norm violation, gender, and sex role attitude », *Sex Roles*, 9, p. 179-193.

ADORNO T. W., FRENKEL-BRUNSWIK E., LEVINSON D. J. & SANFORD R. N. (1982), *The authoritarian personality*, New York, Norton.

ARCE R. & FARIÑA F. (1995), « From Jurors to Jury Decision Making. A non Model Approach », *in* G. DAVIS, M. MCMURRAN, C. WILSON & S. LLOYD-BOSTOCK (dir.), *Psychology and Law. International Perspectives*, Berlin, Walter de Gruyter.

ARCE R., FARIÑA F. & VILA C. (1995a), « Análisis de los factores individuales y grupales explicativos de la indulgencia/rigidez de los jurados », *Boletín de Psicología*, 47, p. 103-120.

ARCE R., FARIÑA F., VILA C. & REAL S. (1995b), « Contributions à l'évolution psychologique dans la salle de justice », *Cahiers Internationaux de Psychologie Sociale Appliquée*, 17, p. 75-86.

ASCH S. (1952), *Social Psychology*, Englewood Cliffs, Prentice Hall.

BAGBY R. M. & RECTOR N. A. (1992), « Prejudice in a simulated legal context: A further application of social identity theory », *European Journal of Social Psychology*, 22, p. 397-406.

BALDUS D. C., PULASKI C. & WOODWORTH G. (1983), « Comparative review of death sentences: An empirical study of the Georgia experience », *Journal of Criminal Law and Criminology*, 74, p. 661-753.

BARGH J. A. (1994), « The four horsemen of automaticity: Awareness, intention, efficiency and control in social cognition », *in* R. S. WYER & T. K. SRULL (dir.), *Handbook of social cognition*, Hillsdale, NJ, Erlbaum, 2e éd., p. 1-40.

BARGH J. A. (1997), « The automaticity of everyday life », *in* R. S. WYER (dir.), *Advances in social cognition*, vol. X, Mahwah, NJ, Erlbaum.

BARGH J. A. (2006), « What have we been priming all these years? On the development, machanisms, and ecology of nonconscious social behavior », *European Journal of Social Psychology*, 36, p. 147-168.

BARGH J. A., CHEN M. & BURROWS L. (1996), « Automaticity of Social Behavior: Direct Effects of Trait Construct and Stereotype Activation on Action », *Journal of Personality and Social Psychology*, 71, p. 230-244.

BARNETT A. (1985), « Some distribution patterns for the Georgia death sentence », *University of California, Davis Law Review*, 18, p. 1327-1374.

BERKOVITZ L. & LEPAGE A. (1967), « Weapons as agression-eliciting stimuli », *Journal of Personality and Social Psychology*, 7, p. 202-207.

BERTONE A., MÉLEN M., PY J. & SOMAT A. (1995-1999), *Témoins sous influences : Recherches de psychologie sociale et cognitive*, Grenoble, Presses universitaires de Grenoble.

BLANCK P. D. (1985), « The appearance of justice: Judges' verbal and nonverbal behavior in criminal jury trials », *Stanford Law Review*, 38, p. 89-164.

BODENHAUSEN G. V. (1988), « Stereotypic biases in social decision-making: Testing process models of stereotype use », *Journal of Personality and Social Psychology*, 55, p. 726-737.

BODENHAUSEN G. V. & LICHTENSTEIN M. (1987), « Social stereotypes and information-processing strategies: The impact of task complexity », *Journal of Personality and Social Psychology*, 52, p. 871-880.

Bonazzoli M. J. (1998), « Jury selection and bias: Debunking invidious stereotypes through science », *Quinnipiac Law Review*, 18, p. 247-305.

Bonner B. L., Baumann M. R. & Dalal R. S. (2002), « The effects of member expertise on group decision-making and performance », *Organizational Bahavior and Human Decision Processes*, 88, p. 719-736.

Bordel S., Vernier C., Dumas R., Guingouain G. & Somat D. (2004), « L'expertise psychologique, élément de preuve du jugement judiciaire ? », *Psychologie française*, 49, p. 389-408.

Borgida E. & Park R. (1988), « The entrapment defense. Juror comprehension and decision making », *Law and Human Behavior*, 12, p. 19-31.

Boster F. J., Hunter J. E. & Hale J. L. (1991), « An information-processing model of jury decision making », *Small Group Research*, 18, p. 524-547.

Bottoms B. L., Davis S. L. & Epstein M. A. (2004), « Effects of victim and defendant race on jurors' decisions in child sexual abuse cases », *Journal of Applied Social Psychology*, 34, p. 1-33.

Branscombe N. R. & Weir J. A. (1992), « Resistance as stereotype-inconsistency: Consequences for judgments of rape victims », *Journal of Social and Clinical Psychology*, 11, p. 80-102.

Chadee D. (1996), « Race, trial evidence and jury decision making », *Caribbean Journal of Criminology and Social Psychology*, 1, p. 59-86.

Chaiken S. (1980), « Heuristic versus systematic information processingand the use of source *versus* message cues in persuasion », *Journal of Personality and Social Psychology*, 39, p. 752-776.

Chaiken S., Liberman A. & Eagly A. H. (1989), « Heuristic and systematic information processing within and beyon the persuasion context », *in* J. Uleman & J. Bargh (dir.), *Unintended thought*, New York, Guilford, p. 212-252.

Choi I. & Nisbett R. E. (1998), « Situational salience and cultural differences in the correspondence bias and in the actor-observer bias », *Personality and Social Psychology Bulletin*, 24, p. 949-960.

Copeland J. T. (1994), « Prophecies of power: Motivational implications of social power for behavioral confirmation », *Journal of Personality and Social Psychology*, 67, p. 264-277.

Cutler B., Dexter H. R. & Penrod S. (1990), « Nonadversarial methods for sensitizing jurors to eyewitness evidence », *Journal of Applied Social Psychology*, 20, p. 1197-1207.

Daudistel H. C., Hosch H. M., Holmes M. D. & Graves J. B. (1999), « Effects of defendant ethnicity on juries' dispositions of felony cases », *Journal of Applied Social Psychology*, 29, p. 317-336.

DeSantis A. & Kayson W. A. (1997), « Defendants' characteristic of attractiveness, race, and sex and sentencing decisions », *Psychological Reports*, 81, p. 679-683.

Devine G. (1989), « Stereotypes and prejudice: their automatic and controlled components », *Journal of Personality and Social Psychology*, 56, p. 5-18.

Devine D. J., Clayton L. D., Dunford B. B., Seying R. & Pryce J. (2001), « Jury decision making – 45 years of empirical research on deliberating groups », *Psychology, Public Policy and Law*, 7, p. 622-727.

Dijksterhuis A. & van Knippenberg A. (1998), « The Relation Between Perception and Behavior, or How to Win a Game of Trivial Pursuit », *Journal of Personality and Social Psychology*, 74, p. 865-877.

Downs A. C. & Lyons P. M. (1991), « Natural observations of the links between attractivness and initial judgments », *Personality and Social Psychology Bulletin*, 17, p. 541-547.

DUBOIS N. (1994), *La norme d'internalité et le libéralisme*, Grenoble, Presses universitaires de Grenoble.

DUMAS R. (2007), *Juger en Justice. Influence de la mise en récit des conclusions du Juge d'Instruction sur les jugements judiciaires*, thèse de doctorat en psychologie sociale non publiée, université de Rennes 2, Rennes.

ERICSSON K. A. & SIMON H. A. (1980), « Verbal reports as data », *Psychological Review*, 87, p. 215-251.

ESSES V. M. & WEBSTER C. D. (1988), « Physical attractiveness, dangerousness, and the Canadian Criminal Code », *Journal of Applied Social Psychology*, 18, p. 1017-1031.

FINKEL N. J. & GROSKUP J. L. (1997), « Crime prototypes, objective *versus* subjective culpability and a commonsense balance », *Law and Human Behavior*, 21, p. 209-230.

FISCHER G. J. (1997), « Gender effects on individual verdicts and on mock jury verdicts in a simulated acquaintance rape trial », *Sex roles*, 36, p. 491-501.

FISKE S. T. (1993), « Controlling other people: The impact of power on stereotyping », *American Psychologist*, 48, p. 621-628.

FORGAS J. P. (1991), « Affect and person perception », *in* J. P. FORGAS (dir.), *Emotion and social judgment,* Pergamon Press, p. 263-291.

FORSTERLEE L., HOROWITZ I. A., FORSTERLEE R., KING K. & RONLUND L. (1999), « Death penalty attitudes and juror decisions in Australia », *Australian Psychologist*, 24, p. 64-69.

GARCÍA L. T. & GRIFFITT W. (1978), « Authoritarianism-situation interactions in the determination of punitiveness: Engaging authoritarian ideology », *Journal of Research in Personality*, 12, p. 469-478.

GEIMER W. S. & AMSTERDAM J. (1988), « Why jurors vote life or death: Operative factors in ten Florida death penalty cases », *American Journal of Criminal Law,* 15, p. 1-54.

GINET M. (2003), *Les clés de l'entretien avec le témoin et la victime*, Paris, La Documentation française.

GINET M. & PY J. (2001), « A technique for enhancing memory in eyewitness testimonies for use by police officers and judicial officials: the Cognitive Interview », *Le Travail Humain*, 64, p. 173-191.

GINET M. & VERKAMPT F. (2007), « The cognitive interview: Is its benefit affected by the level of witness emotion? », *Memory*, 15 (4), p. 450-464.

GORDON W. L. III (1997), Reflections of a criminal defense lawyer on the Simpson trial, *Journal of Social Issues*, 53, p. 614-622.

GORDON R. A. & ANDERSON K. S. (1995), « Perceptions of race-stereotypic and race-nonstereotypic crimes: The impact of response-time instructions on attributions and judgments », *Basic & Applied Social Psychology*, 16, p. 455-470.

GREENWALD A. G. & BANAJI M. R. (1995), « Implicit social cognition: Attitudes, self-esteem, and stereotypes », *Psychological Review*, 105, p. 4-27.

GREGORY S. W. & WEBSTER S. (1996), « A Nonverbal Signal in Voices of Interview Partners Effectively Predicts Communication Accommodation and Social Status Perceptions », *Journal of Personality and Social Psychology*, 70, p. 1231-1240.

GUINGOUAIN G., MANCHEC K. & TESTÉ B. (2002), « Insertion sociale et jugements judiciaires: Influences de l'anticipation de délibération en jury en fonction de l'origine ethnique endo- ou exogroupe de l'accusé », *Cahiers internationaux de psychologie sociale*, 54, p. 113-124.

HAMILTON V. L. (1976), « Individual differences in ascriptions of responsability, guilt, and appropriate punishment », *in* G. BERMANT, C. NEMETH & N. J. VIDMAR (dir.), *Psychology and The Law*, Lexington, MA, Heath.

HARRIS M. J., LIGHTNER R. M. & MANOLIS C. (1998), « Awareness of power as a moderator of expectancy confirmation: Who's the boss around here? », *Basic and Applied Social Psychology*, 20, p. 220-229.

HASLAM N., ROTHSCHILD L. & ERNST D. (2000), « Essentialist beliefs about social categories », *British Journal of Social Psychology*, 39, p. 113-127.

HEISE D. R. (1989), « Effects of emotion displays on the assesment of character », *Social Psychology Quaterly*, 52, p. 10-21.

HIGGINS E. T., RHOLES W. S. & JONES C. R. (1977), « Category accessibility and impression formation », *Journal of Experimental Social Psychology*, 13, p. 141-154.

HOWARD J. A. (1984), « The 'normal' victim: The effects of gender stereotypes on reactions to victims », *Social Psychology Quarterly*, 47, p. 270-281.

JONES C. S. & KAPLAN M. F. (2003), « The effects of racially stereotypical crimes on juror decision-making and information-processing strategies », *Basic and Applied Social Psychology*, 25, p. 1-13.

JUSSIM L., ECCLES J. & MADON S. (1996), « Social perception, social stereotypes, and teacher expectations: Accuracy and the quest for powerfull self-fulfilling prophecy », *in* M. P. ZANNA (dir.), *Advances in experimental social psychology*, San Diego, CA, Academic Press, vol. XXVIII, p. 281-388.

KAPLAN M. F. & MARTÍN A. M. (1999), « Effects of Differential Status of Group Members on Process and Outcome of Deliberation », *Group Processes and Intergroup Relations*, 4, p. 347-364.

KAPLAN M. F. & MILLER L. E. (1978), « Effects of juror identification with the victim depend on likelihood of victimization », *Law and Human Behavior*, 2, p. 353-363.

KING N. J. (1993), « Postconviction review of jury discrimination: Measuring the effects of juror race on jury decisions », *Michigan Law Review*, 92, p. 63-130.

KRAHÈ B. (1991), « Social psychological issues in the study of rape », *European Review of Social Psychology*, 2, p. 279-309.

LANGER E. J. (1978), « Rethinking the role of thought in social interactions », *in* J. H. HARVEY, W. J. ICKES & R. F. KIDD (dir.), *New Directions in attribution research*, vol. II, Potomac, MD, Erlbaum.

LATANÉ B. & DARLEY J. M. (1970), *The unresponsive bystander: Why doesn't he help?*, New York, Appleton-Century-Crofts.

LEE T. & OFSHE R. (1981), « The impact of behavioural style and status characteristics on social influence: A test of two competing theories », *Social Psychology Quarterly*, 44, p. 73-82.

LEYENS J. Ph. & PARKE (1975), « Aggressive slides can induce a weapons effect », *European Journal of Social Psychology*, 5, p. 229-236.

LEYENS J. Ph., YZERBYT V. & SCHADRON G. (1992), « The social Judgeability approach to stereotypes », *in* W. STROEBE & M. HEWSTONE (dir.), *European Review of Social Psychology*, Chichester, Wiley, vol. III, p. 91-120.

LINDSAY R. C. L. (1994), « Expectations of eyewitness performance: Jurors' verdicts do not follow from their beliefs », *in* D. F. ROSS, Ed. READ, J. DON *et al.*, *Adult eyewitness testimony: Current trends and developments*, New York, Cambridge University Press, p. 362-384.

LINVILLE P. W. & FISCHER G. W. (1993), « Exemplar and abstraction models of perceived group variability and stereotypicality », *Social Cognition*, 11, p. 92-125.

MAASS A. & CLARK R. D., III (1983), « Internalization versus compliance: Differential processes underlying minority influence and conformity », *European Journal of Social Psychology*, 13, p. 197-215.

Macrae C. N. & Shepherd J. W. (1989), « Stereotypes and social judgment », *British Journal of Social Psychology*, 28, p. 319-325.
Marques J. M., Yzerbyt V. Y. & Leyens J. P. (1988), « The 'Black Sheep Effect': Extremity of judgments towards ingroup members as a function of group identification », *European Journal of Socail Psychology*, 18, p. 1-16.
Martín A. M., Kaplan M. F. & Álamo J. M. (2003), « Discussion content and perception of deliberation in western European versus American juries », *Psychology, Crime & Law*, 9, p. 247-263.
Mazé C., Finkelstein R. & Quentin M. (2004), « Un jury sous influence: L'impact des affects, du type d'expertise et des circonstances aggravantes sur l'activité décisionnelle des jurés », *Psychologie française*, 49, p. 357-372.
Mazzela R. & Feingold A. (1994), « The effects of physical attractiveness, race, socioeconomic status, and gender of defendants and victims on judgments of mock jurors: A meta-analysis », *Journal of Applied Social Psychology*, 24, p. 1315-1344.
Miller J. G. (1984), « Culture and the development of everyday social explanation », *Journal of Personality and Social Psychology*, 46, p. 961-978.
Mills C. J. & Bohannon W. E. (1980a), « Character structure and jury behaviour: Conceptual and applied implications », *Journal of Personality and Social Psychology*, 38, p. 662-667.
Mills C. J. & Bohannon W. E. (1980b), « Personality characteristics of effective state police officers », *Journal of Applied Psychology*, 65, p. 680-684.
Mitchell H. E. (1973), *Authoritarian punitiveness in simulated juror decision making: The good guys don't always wear white hats*, paper presented at the Annual Meeting of Midwestern Psychological Association, Chicago.
Moran G. & Comfort J. C. (1986), « Neither 'tentative' nor 'fragmentary': Verdict preference of impaneled felony jurors as a function of attitude toward capital punishment », *Journal of Applied Psychology*, 71, p. 146-155.
Morchain P. & Schadron G. (1999), « Stéréotypisation et jugeabilité: Comment l'entitativité permet l'extrémisation du jugement concernant les groupes défavorisés », *Revue internationale de psychologie sociale*, 12, p. 25-46.
Morchain P. & Schadron G. (2001), « Devenir ce que je crois que vous croyez de moi : un effet de confirmation comportementale de l'image que l'on croit avoir auprès de l'interlocuteur », *Les Cahiers internationaux de psychologie sociale*, 50, p. 27-41.
Moriarty T. (1975), « Crime, commitment and the responsive bysstander: Two field experiments », *Journal of Personality and Social psychology*, 31, p. 370-376.
Moscovici S. & Faucheux C. (1972), « Social influence, conformity biais and the study of active minorities », *in* L. Berkowitz (dir.), *Advances in experimental social psychology*, vol. VI. Londres, Academic Press, p. 149-202.
Nagel S. & Weitzman L. (1972), « Sex and the unbiased jury », *Judicature*, 56, p. 108-111.
Nemeth C. J. (1995), « Dissent as Driving Cognition, Attitudes and Judgements », *Social Cognition*, 13, p. 273-291.
Nemeth C. J. & Wachtler J. (1983), « Creative problem solving as a result of majority and minority influence », *European Journal of Social Psychology*, 13, p. 45-55.
Niedermeier K. E., Horowitz I. A. & Kerr N. L. (2001), « Exceptions to the rule: The effects of remorse, status and gender on decision making », *Journal of Applied Social Psychology*, 31, p. 604-623.
Nisbett R. E. & Bellows (1977), « Verbal reports about causal influences on social judgments: Private access versus public theories », *Journal of Personality and Social Psychology*, 35, p. 615-624.

NISBETT R. E. & WILSON T. D. (1977), « Telling more than we can know: Verbal reports on mental processes », *Psychological Review*, 84, p. 231-259.

PENNINGTON N. & HASTIE R. (1992), « Explaining the evidence: Tests of the story model for juror decision making », *Attitudes and Social Cognition*, 62, p. 189-206.

PEREZ D. A., HOSCH H. M., PONDER B. & TREJO G. C. (1993), « Ethnicity of defendants and jurors as influences on jury decisions », *Journal of Applied Social Psychology*, 23, p. 1249-1262.

PY J., GINET M., DEMARCHI S. & ANSANAY-ALEX C. (2000-2001), *Une démarche psychosociale d'évaluation des procédures d'instructions*, Mission de recherche droit & justice, ministère de la Justice.

RAINIS N. & TIBERGHIEN G. (1995), « Mémoire et psychologie légale: contexte et transfert inconscient dans l'identification des visages », *Psychologie française*, 40, p. 245-254.

RASHOTTE L. S. (2002), « What does that smile meanes? The meaning of nonverbal behaviours in social interaction », *Social Psychology Quaterly*, 65, p. 92-102.

RODRÍGUEZ-BAILÓN R., MOYA M. & YZERBYT V. (2000), « Why do superiors attend to negative stereotypic information about their subordinates? Effects of power legitimacy on social perception », *European Journal of Social Psychology*, 30, p. 651-671.

ROTHBART M. & TAYLOR M. (1992), « Category labels and social reality: Do we view social categories as natural kinds? », *in* G. SEMIN & K. FIELDER (dir.), *Langage, interaction and social cognition*, Londres, Sage.

SABATIER C. (2007), *La déterminabilité de « celui qui juge » : quels impacts sur le jugement ? Application et implications dans une Cour d'assises*, thèse de doctorat en psychologie sociale non publiée, université de Nice-Sophia Antipolis, Nice.

SAKS M. J. & MARTI M. W. (1997), « A meta-analysis of the effects of jury size », *Law and Human Behavior*, 21, p. 451-466.

SCHADRON G. (2005), « Déterminabilité sociale et essentialisme psychologique: Quand une conception essentialiste renforce la confirmation des attentes stéréotypiques », *Les Cahiers internationaux de psychologie sociale*, 67-68, p. 77-84.

SCHADRON G., MORCHAIN P. & YZERBYT V. (1996), « Le rôle de la fonction explicative dans la genèse des stéréotypes », *Les Cahiers internationaux de psychologie sociale*, 31, p. 11-22.

SCHADRON G. & MORCHAIN P. (2002), « De la jugeabilité sociale à la déterminabilité sociale », *in* J.-L. BEAUVOIS, R.-V. JOULE & J.-M. MONTEIL (dir.), *Perspectives cognitives et conduites sociales*, Rennes, Presses universitaires de Rennes, p. 145-161.

SCHADRON G & YZERBYT V. (1991), « Social jugeability: Another perspective in the study of social inference », *Cahiers de psychologie cognitive/European Bulletin of Cognitive Psychology*, 11, p. 229-258.

SCHADRON G & YZERBYT V. (1993), « Les stéréotypes et l'approche de la jugeabilité sociale : Un impact des stéréotypes sur le jugement indépendant de leur contenu », *in* J.-L. BEAUVOIS, R.-V. JOULE & J.-M. MONTEIL (dir.), *Perspectives cognitives et conduites sociales*, vol. IV, Neuchâtel-Paris, Delachaux & Niestlé, p. 15-35.

SEALY A. P. & CORNISH W. R. (1973a), « Juries and the rules of evidence », *Criminal Law Review*, 36, p. 208-223.

SHERMAN S. J., HAMILTON D. L. & LEWIS A. C. (1999), « Perceived entitativity and the social identity », *in* D. ABRAM & M. A. HOGG (dir.), *Social Identity and Social Cognition*, Blackwell Publishers, Oxford.

SIDANIUS J. & PRATTO F. (1999), *Social Dominance: An intergroup theory of social hierarchy and oppression*, New York, Cambridge University Press.

SIGALL H. & OSTROVE N. (1975), « Beautiful but dangerous: Effects of offender attractiveness and nature of the crime on juridic judgment », *Journal of Personality and Social Psychology*, 31, p. 410-414.

SMITH V. L. (1991), « Prototypes in the courtroom: Lay representations of legal concepts », *Journal of Personality and Social Psychology*, 61, p. 857-872.

SMITH V. L. (1993), « When prior knowledge and law collide: Helping jurors to use the law », *Law and Human Behavior*, 17, p. 507-536.

SMITH V. L. & STUDEBAKER C. A. (1996), « What do you expect? The influence of people's prior knowledge of crime categories on fact-finding », *Law and Human Behavior*, 20, p. 517-532.

STEELE C. M. (1997), « A threat in the air. How stereotypes shape intellectual identity and performance », *American psychologist*, 52, p. 613-629.

STEELE C. M. & ARONSON J. (1995), « Stereotype threat and the intellectual test performance of African Americans », *Journal of Personality and Social Psychology*, 69, p. 797-811.

STEVENSON R. J. & OVER D. E. (2001), « Reasoning from uncertain premises: Effects of expertise and conversational context », *Thinking & reasoning*, 7, p. 367-390.

SUNDBY S. E. (1998), « The capital jury and absolution: The intersection of trial strategy, remorse, and the death penalty », *Cornell Law Review*, 83, p. 1557-1598.

TINDALE R. S., DAVIS J. H., VOLLRATH D. A., NAGAO D. H. & HINSZ V. B. (1990), « Asymmetrical social influence in freely interacting groups: A test of three models », *Journal of Personality and Social Psychology*, 58, p. 438-449.

THIBAUT J. & WALKER L. (1975), *Procedural Jusctice: A Psychological Analysis*, Hillsdale, Erlbaum.

TSOUDIS O. (2002), « The influence of empathy in mock jury criminal cases: adding to the affect control model », *Western Criminology Review*, 4, p. 55-67.

TSOUDIS O. & SMITH-LOVIN L (1998), « How bad was it? The effects of victim and perpetrator emotion on responses to criminal court vignettes », *Social Forces*, 77, p. 695-722.

TVERSKY A. & KAHNEMAN D. (1974), « Judgment under uncertainty: Heuristics and biases », *Science*, 185, p. 1124-1131.

VAN KNIPPENBERG A., DIJKSTERHUIS A. & VERMEULEN D. (1999), « Judgment and memory of a criminal act: The effects of stereotypes and cognitive load », *European Journal Of Social Psychology*, 29, p. 191-201.

VAN PROOIJEN J. (2006), « Retributive reactions to suspected offenders: The importance of social categorizations and guilt probability », *Personality and Social Psychology Bulletin*, 32, p. 715-726.

WEGNER D. M. (2002), *The illusion of conscious will*, Cambridge, MA, MIT Press.

WELLS G. L., LINDSAY R. C. L. & FERGUON T. J. (1979), « Accuracy, confidance and juror perceptions in eyewitness identification », *Journal of Applied Psychology*, 64, p. 440-448.

WERNER C. M., STRUBE M. J., COLE A. M. & KAGEHIRO D. K. (1985), « The impact of case characteristics and prior jury experience on jury verdicts », *Journal of Applied Social Psychology*, 15, p. 409-427.

WIENER R. L., RICHMOND T. L., SEIB H. M., RAUCH S. M. & HACKNEY A. A. (2002), « The psychology of telling murder stories: do we think in scripts, exemplars, or prototypes? », *Behavioral Sciences and the Law*, 20, p. 119-139.

WILDER D. A. (1986), « Social categorization: Implications for creation and reduction of intergroup conflict », *in* L. BERKOWITZ (dir.), *Advances in Experimental Social Psychology*, vol. XIX, San Diego, CA, Academic Press.

WRIGHTSMAN L. S. & FULERO S. M. (2005), *Forensic psychology* (2e éd.), Belmont, CA, Wadsworth.
YARMEY A. D. (1993), « Stereotypes and recognition memory for faces and voices of good guys and bad guys », *Applied Cognitive Psychology*, 7, p. 419-431.
YZERBYT V., ROCHER S. & SCHADRON G. (1997), « Stereotypes as explanations: A subjective essentialistic view of group perception », *in* R. SPEARS, P. J. OAKES, N. ELLEMERS & S. A. HASLAM (dir.), *The social psychology of stereotyping and group life*, Oxford, UK & Cambridge, USA, Blackwell, p. 20-50.
YZERBYT V., SCHADRON G., LEYENS J. P. & ROCHER S. (1994), « Social Judgeability: The Impact of Meta-Informational Cues on the Use of Stereotypes », *Journal of Personality and Social Psychology*, 66, p. 48-55.
ZIMBARDO P. G., BANKS W. C., HANEY C. & JAFFE D. (1973), « The mind is a formidable jailer: A Pirandellian prison », *The New York Times Magazine*, p. 38-60.

Gaëlle Villejoubert & Valérie Le Floch

JUGEMENT ET PRISE DE DÉCISION : ÉTAT DE L'ART ET MÉTHODES D'AIDE À LA DÉCISION EN MILIEU PROFESSIONNEL

Jugement et décision : quelques définitions

Les activités de jugement et de décision sont des activités quotidiennes qui ont des domaines d'application variés comme la médecine (« Quel traitement médical devrais-je suivre ? »), le recrutement (« Quel est le meilleur candidat pour ce poste ? »), ou la loi (« Qui est probablement coupable ? »). Nos jugements et décisions ont également des degrés d'importance divers (« Quel plat vais-je déguster à midi ? », « Quel crédit immobilier devrais-je choisir ? »), et touchent aussi bien la sphère privée que la sphère professionnelle. De ce fait l'étude de ces activités s'est étendue à de nombreuses disciplines scientifiques telles que la psychologie, mais également les sciences économiques, politiques, légales, ou médicales.

L'*activité de jugement* renvoie aux évaluations, estimations ou prédictions que l'on peut faire à partir d'informations concernant une personne, un objet ou une situation. Ces informations peuvent être externes, c'est-à-dire disponibles dans notre environnement immédiat ; ou elles peuvent être internes, c'est-à-dire provenant de connaissances disponibles en mémoire. Le processus de jugement consiste alors à identifier puis à intégrer ces diverses informations en tenant compte de leur importance et de leur valeur afin d'établir un jugement unique. Par exemple, un médecin pourra juger la probabilité qu'il prescrive un médicament pour contrôler les lipides chez un patient diabétique en intégrant des informations telles que le niveau de cholestérol du patient, son poids, la présence d'antécédents familiaux, etc. (Harries & Dhami, 2001). L'*activité de décision* renvoie au processus qui consiste à choisir une option parmi un ensemble d'alternatives possibles en réponse à des besoins perçus. Ces options peuvent renvoyer à des objets, des personnes ou des actions.

On distingue généralement les choix risqués (ou incertains) et les choix non-risqués. Lorsqu'un choix est risqué, les conséquences du choix d'une alternative sont multiples et la conséquence obtenue n'est pas connue à l'avance. Par exemple, en choisissant d'acheter un ticket de loto, on peut soit devenir millionnaire soit perdre le prix du ticket, mais on ne sait pas quelle conséquence se réalisera au moment de notre choix. En revanche, les choix non-risqués impliquent un choix entre différentes alternatives qui ont une conséquence connue et unique. Par exemple, en choisissant un prêt immobilier à taux fixe, on sait que l'on devra payer un montant régulier chaque mois, durant un nombre de mois prédéterminé. Les activités de jugement et de décision sont fortement liées l'une à l'autre. Les jugements forment souvent le point d'entrée (plus ou moins conscient) de nos décisions. Ainsi, l'activité de décision peut être décrite comme un processus impliquant l'intégration de deux types de jugement : un jugement de la probabilité que chacune des conséquences possibles d'une option donnée se réalise et un jugement du caractère plus ou moins désirable de chacune de ces conséquences (Harvey, 2001).

Étant donné leur implication dans de nombreuses activités substantielles, la question de la qualité de nos jugements et de nos décisions s'est très vite imposée. Les jugements s'évaluent le plus souvent en examinant leur exactitude, c'est-à-dire leur correspondance avec un critère objectif. Ce critère peut être empirique ou théorique. Un critère empirique d'exactitude correspond à la valeur réelle de la dimension estimée. Un critère théorique correspond à la valeur calculée, à l'aide de règles mathématiques, de cette dimension. On parle de *biais dans le jugement* lorsque le jugement subjectif donné par un individu s'écarte de la valeur objective définie par le critère d'exactitude. Les décisions, quant à elles, s'évaluent en termes d'optimalité, c'est-à-dire de leur capacité à répondre au mieux à nos besoins en maximisant nos aspirations. La qualité de nos décisions s'évalue en comparant nos choix aux prescriptions de la théorie rationnelle du choix. Cette théorie définit les choix d'un décideur rationnel en fonction de ses préférences. De ce fait, on parle de *biais dans la décision* lorsque nos choix sont en contradiction avec nos préférences.

Dans ce chapitre, nous examinerons brièvement le développement historique des recherches sur le jugement et la décision qui, après avoir défini les standards normatifs d'un jugement ou d'une décision rationnelle, se sont attachées à décrire les biais observés dans la pratique de ces activités. Nous considérerons ensuite le développement récent d'approches prescriptives permettant de dépasser ce clivage en présentant des recherches qui s'inscrivent dans une *démarche de « débiaisement »* visant à nous aider à formuler de meilleurs jugements et décisions adaptés à notre environnement. Enfin, nous présenterons en détail les méthodes utilisées pour améliorer jugements et décisions avant de conclure sur l'application de ces méthodes dans des contextes professionnels.

ORIGINES DE L'ÉTUDE DES JUGEMENTS ET DE LA PRISE DE DÉCISIONS

La quantité et l'importance grandissante des jugements et des décisions auxquels nous faisons face sont un phénomène récent. Il y a plus de deux siècles, la plupart les décisions se limitaient à des choix élémentaires nécessaires à la survie de la famille. Depuis la révolution industrielle, cependant, le nombre de produits et de services disponibles, les changements radicaux dans les transports, les moyens de communication, le développement des sciences et des innovations ont contribué à une croissance exponentielle de la complexité et de la fréquence des jugements et des décisions auxquels les individus et les organisations modernes sont confrontés (Kleindorfer, Kunreuther & Schoemaker, 1993).

La prise de décisions

L'étude des décisions a tout d'abord été initiée au sein des sciences économiques au début du XIXe siècle grâce aux travaux théoriques de Jeremy Bentham et de James Mill selon qui le but premier de nos actions était de rechercher le plaisir et d'éviter la souffrance. De cette idée est né le concept d'*utilité* d'un objet ou d'une action ; le plaisir correspondant alors à une utilité positive et la souffrance, à une utilité négative. Les mathématiciens von Neumann et Morgenstern (1944, 1947) ont ravivé l'intérêt pour ce concept qui permet de traiter de bénéfices et de pertes subjectives qu'ils définissent en termes monétaires. Cette métaphore a donné lieu à une théorie du choix rationnel dont le postulat essentiel est que les individus vont rechercher, parmi les alternatives de choix qui leur sont offertes, celle qui va leur permettre de maximiser leur utilité dans le cas de choix non risqués, ou bien leur *utilité espérée* dans le cas de choix risqués. L'utilité espérée est un concept mathématique qui se calcule (cf. l'exemple ci-dessous) en multipliant la valeur utile de chaque conséquence possible d'une option de choix par sa probabilité de se réaliser puis en additionnant ces produits. Elle se représente sous forme de symboles de la façon suivante :

$$UE = p_1u_1 + p_2u_2 + \ldots + p_nu_n$$

Où p_i représente la probabilité d'obtenir le résultat i, et u_i, l'utilité associée à ce résultat. Par exemple, imaginez un médecin qui ait à choisir entre opérer un patient ou bien ne pas l'opérer en vue de le soulager d'un problème de santé. Le tableau 1 est une représentation possible des alternatives de ce choix, des résultats éventuels, des conséquences de ces résultats, ainsi que de leur probabilité de survenir et de leurs utilités respectives.

Alternative	Résultat i	Conséquence	p_i	u_i	$p_i u_i$
Opérer	Problème résolu	Guérison	70 %	1	70
	Problème aggravé	Décès	30 %	–1	–.30
Utilité espérée d'une opération :					.40
Ne pas opérer	Problème persiste	Aucune amélioration	80 %	0	0
	Problème s'aggrave	Décès	20 %	–1	–.20
Utilité espérée de l'absence d'opération :					–.20

Tableau 1. – *Décomposition d'une décision selon la théorie de l'utilité espérée.*

Selon cette analyse, même si les chances de décéder des suites d'une opération sont supérieures à celles de décéder si l'on ne fait rien, le patient devrait choisir de se faire opérer puisque l'utilité espérée de cette alternative (.40) est supérieure à celle de l'alternative qui consiste à ne pas opérer (–.20).

La théorie de l'utilité espérée a été réellement introduite dans le champ de la psychologie grâce à une revue de questions de Ward Edwards, publiée en 1954 dans le journal *Psychological Bulletin*. La même année, Thrall, Combs, et Davis ont édité un ouvrage intitulé *Les Processus de Décision* regroupant des articles écrits par d'éminents chercheurs intéressés par la psychophysique, la mesure psychologique, et la modélisation mathématique en psychologie. Cet article et cet ouvrage ont fortement contribué à la naissance du champ d'étude de la psychologie de la décision, et s'est essentiellement focalisé sur l'étude des préférences de choix face au risque. Profondément ancrée dans la métaphore « la vie comme une loterie » (*life is a gamble*, Savage 1954), de nombreuses expériences ont alors été conduites pour étudier les décisions, en particulier les préférences de choix formalisées comme des choix entre des loteries. Ces choix de loterie nécessitaient avant tout, d'opérer un compromis entre des chances de gains ou de perte et les montants à gagner ou à perdre. Les expériences des psychologues ont mis en évidence des écarts entre les choix rationnels prescrits par la théorie de l'utilité espérée et les choix réels effectués par les individus. Ces travaux – exposés dans la Section suivante – ont amené les chercheurs psychologues à développer d'autres théories permettant de rendre compte des comportements de décision observés ; telle la théorie des « prospects » (Kahneman & Tversky, 1979 ; Tversky & Kahneman, 1992).

Les jugements

Contrairement aux travaux sur les décisions qui ont tous été initialement conçus dans le but de tester la valeur descriptive de la théorie de l'utilité espérée, les recherches sur les jugements ont des origines plus hétéroclites. Les premiers travaux ont été stimulés par la publication de l'ouvrage de Paul Meehl en 1954 et intitulé *Les Prédictions Cliniques Versus Statistiques*. Dans cet ouvrage, Meehl expose une méta-analyse d'une vingtaine d'études examinant des prédictions cliniques et démontre que les prédictions subjectives des juges faites à partir d'un ensemble d'informations sont quasiment toujours plus erronées que celles qui sont construites à partir de simples combinaisons statistiques de ces mêmes informations. C'est un résultat polémique puisqu'il indique que, même après des années d'expérience, les prévisions des professionnels sont toujours moins satisfaisantes que celles d'une simple analyse statistique à la portée de tous qui, de plus, ignore l'individualité des cas traités. À la suite de cette publication, de nombreux chercheurs se sont intéressés à la façon dont les individus combinent des informations provenant de sources diverses pour émettre un jugement comme les chances de survie d'un patient, aux vues de ses symptômes et de ses caractéristiques personnelles. Ces recherches ont pris un tournant décisif dans les années 1970 sous l'impulsion des travaux de Tversky et Kahneman (par ex., Tversky & Kahneman, 1974), que nous développons plus en avant dans la section suivante.

EXPOSÉ CHRONOLOGIQUE DES RECHERCHES SUR LE JUGEMENT ET LA DÉCISION

Nos décisions sont-elles rationnelles ?

Les premières recherches sur la décision visaient à tester la rationalité des choix en comparant les choix des individus aux prescriptions de la théorie de l'utilité subjective espérée. Les premiers tests expérimentaux consistaient à présenter un ensemble de décisions afin d'évaluer les utilités et les probabilités subjectives des sujets, et éventuellement de se baser sur ces choix pour prédire de nouveaux choix (par ex., Edwards, 1955; Tversky, 1967). Les données obtenues grâce à ces recherches ont, dans un premier temps, été probantes : de façon générale, les choix des individus étaient en accord avec les prescriptions de la théorie (Goldstein & Hogarth, 1997). Au début des années 1970, les chercheurs ont commencé à s'intéresser plus particulièrement aux axiomes de la théorie. Ces recherches ont révélé que, bien que les choix des sujets étaient généralement transitifs (une conséquence du principe de faible ordonnance décrit plus haut), des déviations systématiques pouvaient également être observées (par ex., Tversky, 1969). De même, comme pressenti par le mathématicien français, Maurice Allais (1953), de nombreux sujets ne respectent pas le principe d'indépendance lorsqu'on leur présente les loteries suivantes :

Que préférez-vous, A ou B ?

Loterie A (i) 10 % de chances de gagner 500 €; (ii) 1 % de chances de ne rien gagner; (iii) 89 % de chances de gagner 5 €.

Loterie B (i) 5 € à coup sûr.

Que préférez-vous A' ou B' ?

Loterie A' (i) 10 % de chances de gagner 500 €; (ii) 90 % de chances de ne rien gagner.

Loterie B' (i) 11 % de chances de gagner 5 €; (ii) 89 % de chances de ne rien gagner.

Environ 40 % des sujets interrogés préfèrent B à A mais préfèrent A' à B' (MacCrimmon, 1968, cité par Rapoport & Wallsten, 1972, p. 137). Rappelons que, d'après le principe d'indépendance, une préférence de choix ne devrait pas être influencée par la présence d'une conséquence identique avec la même probabilité de se réaliser. C'est le cas des loteries présentées ci-dessus, si on réécrit les conséquences de la façon suivante :

Loterie A (i) 10 % de chances de gagner 500 €; (ii) 1 % de chances de ne rien gagner; (iii) ~~*89 % de chances de gagner 5 €*~~.

Loterie B (i) 10 % de chances de gagner 5 €; (ii) 1 % de gagner 5 €; (iii) ~~*89 % de chances de gagner 5 €*~~.

Loterie A' (i) 10 % de chances de gagner 500 €; (ii) 1 % de chances de ne rien gagner; (iii) ~~*89 % de chances de ne rien gagner*~~.

Loterie B' (i) 10 % de chances de gagner 5 €; (ii) 1 % de gagner 5 €; (iii) ~~*89 % de chances de ne rien gagner*~~.

Ainsi, le choix entre A et B ne dépend pas des conséquences A-iii et B-iii puisqu'elles sont identiques. De même, le choix entre A' et B' ne dépend pas des conséquences A'-iii et B'-iii, elles aussi identiques. Si on élimine ainsi les conséquences redondantes, alors le choix entre A et B est absolument identique au choix entre A' et B' ; donc, un individu « rationnel » au sens de la théorie de l'utilité subjective espérée, devrait préférer B' à A' s'il préférait B à A.

De nombreux autres écarts avec la théorie de l'utilité subjective espérée ont ensuite été reportés. Par exemple, Lichtenstein et Slovic (1971) ont démontré que l'on pouvait observer des renversements de préférences simplement en changeant la méthode utilisée pour mesurer ces préférences. Par exemple, si vous deviez choisir, à laquelle des deux loteries suivantes préféreriez-vous jouer ?

Loterie A (i) 95 % de chances de gagner 3 $; (ii) 5 % de chances de perdre 2 $.

Loterie B (i) 50 % de chances de gagner 6,50 $; (ii) 50 % de chances de perdre 1 $.

Maintenant, imaginez que vous possédez un billet pour la loterie A, quel est le prix minimum auquel vous accepteriez qu'on vous rachète ce billet ? Et à quel prix accepteriez-vous de vendre un billet pour la loterie B ?

Plus de 40 % des sujets interrogés par Slovic et Lichtenstein ont choisi la loterie A mais seulement 5 % ont également estimé qu'un billet pour la loterie A avait plus de valeur qu'un billet pour la loterie B. Autrement dit, la plupart des sujets qui avaient choisi la loterie A, ont ensuite renversé leur préférence en faveur de la loterie B lorsqu'on leur a demandé d'évaluer la valeur d'un billet de loterie. Ce résultat va à l'encontre du principe de base de la théorie de l'utilité subjective espérée, le principe de faible ordonnance, selon lequel les individus ont des préférences stables. Un autre exemple de renversement de préférences a été mis en lumière par Kahneman et Tversky (1979 ; Tversky & Kahneman, 1981), connu sous le nom d'effet de cadrage *(framing effect)*, et selon lequel les individus préfèrent une alternative risquée plutôt qu'une alternative certaine si on cadre les choses en termes de pertes, et inversement si on cadre les choses en termes de gains. Ainsi, Tversky et Kahneman (1981) ont montré que, présentés avec 600 individus infectés par un virus potentiellement mortel, la majorité des sujets préfèreraient administrer un traitement associé avec 33 % de chances que personne ne meure et 66 % de chances que tous les individus meurent, plutôt qu'un traitement entraînant la mort certaine de 400 personnes infectées. Cependant, lorsque les mêmes traitements sont présentés en termes de gains (33 % de chances que tous les individus survivent et 66 % qu'aucun individu ne survive versus 200 individus ayant la vie sauve à coup sûr), la majorité des individus préfèrent ne pas prendre de risque et optent pour le second traitement.

Devant le nombre grandissant de démonstrations des écarts entre les choix prescrits par la théorie de l'utilité subjective espérée et ceux émis par les individus, les psychologues se sont posés deux questions. Premièrement, d'un point de vue théorique, certains chercheurs se sont demandés quels étaient les mécanismes qui sous-tendent les choix réels des individus. Cette problématique a donné lieu au développement de modèles descriptifs de la prise de décision visant à expliquer et à prédire les comportements (par ex. Kahneman & Tversky, 1979). Deuxièmement, d'un point de vue pragmatique, d'autres chercheurs se sont demandés comment ils pourraient aider les décideurs à prendre des décisions plus rationnelles. Ces recherches ont donné lieu au développement de méthodes et d'outils d'aide à la décision pour aborder des décisions importantes d'une manière formelle. Ce champ de recherche et d'application a donné naissance à la discipline de l'analyse de la décision *(decision analysis)* sous l'impulsion des travaux de Ronald A. Howard, un professeur de l'université américaine de Stanford (par ex. Howard, Matheson & Miller, 1976) et d'Howard Raiffa, un professeur à l'école de commerce de l'université d'Harvard (par ex. Raiffa, 1968).

Modèles « psychologiques » de la prise de décision

Devant l'échec de la théorie de l'utilité subjective espérée à rendre compte des choix réels des individus, les chercheurs ont développé d'autres modèles mathématiques visant à décrire et expliquer les choix des individus tels qu'ils sont observés. Le modèle le plus influent est sans doute celui de la théorie des prospects (Kahneman & Tversky, 1979), pour lequel les auteurs ont reçu un prix Nobel en 2001. La contribution majeure de cette théorie a été de démontrer que, bien que les choix impliquent la maximisation d'une valeur espérée, les utilités et les probabilités subissent des transformations psychologiques avant d'être évaluées. D'un point de vue psychologique, la théorie distingue deux phases dans le processus de choix : une *phase d'édition* suivie par *une phase d'évaluation* des prospects, définis comme un ensemble de conséquences (par ex., des gains ou des pertes monétaires) associées à des probabilités de réalisation.

L'édition consiste en une analyse préliminaire des prospects dont le but est d'organiser et de reformuler les conséquences en vue de simplifier leur évaluation. Durant cette phase, plusieurs opérations cognitives peuvent être appliquées sur les conséquences et leurs probabilités. Par exemple, une première opération importante est l'*opération de codage* qui consiste à coder les conséquences en termes de gains ou de pertes par rapport à un point de référence neutre. Lorsque ce point de référence est l'état de richesse actuel, les gains et pertes coïncident avec les montants à recevoir ou à payer. Cependant, la location du point de référence et le codage des conséquences en termes de gains et de pertes peuvent également être affectés par la formulation des prospects (comme illustré par l'effet de cadrage présenté plus haut) ou les attentes du décideur. Ces opérations d'édition permettent d'expliquer de nombreux écarts observés entre prescriptions normatives et comportements observés. Par exemple, les cas d'intransitivité observés par Tversky (1969) peuvent s'expliquer par une opération de *simplification* des choix proposés qui consiste à arrondir des probabilités ou des résultats ou à ignorer les conséquences extrêmement peu probables.

La seconde phase, dite d'évaluation, consiste ensuite à évaluer chacun des prospects édités. Durant cette phase, les valeurs objectives des conséquences et les valeurs de probabilités sont déformées avant l'évaluation du prospect. Plus précisément, la valeur subjective des gains augmente de façon « concave » au fur et à mesure que les gains objectifs augmentent. Autrement dit, passer de 100 € à 200 € a plus d'impact psychologique que de passer de 1 100 € à 1 200 €. Cela explique également notre aversion pour les risques dans le domaine des gains : on préfère généralement un gain certain à un gain plus élevé mais incertain. Si l'aversion pour les risques était connue depuis le XVIIIe siècle et les travaux de Bernoulli, Kahneman et Tversky (1979, 1984) ont été les premiers à formaliser le fait cette relation ne permet pas de décrire nos préférences dans le domaine des pertes. Il y a même une sorte d'*effet miroir* : on va tendre à rechercher les risques dans ce domaine et préférer une perte plus élevée mais incertaine plutôt qu'une perte certaine. La symétrie n'est cependant pas parfaite : un gain de x n'aura pas autant d'impact psychologique qu'une perte de x, c'est ce que les auteurs ont appelé l'aversion pour les pertes. Cela a permis d'expliquer *l'effet de dotation* (Thaler, 1980 ; Kahneman, Knetsch & Thaler, 1990), selon lequel on demande plus de compensations pour ce dont on se sépare que pour ce que l'on souhaite acquérir ; ou encore l'effet de *status quo*, selon lequel on préfère ne rien faire plutôt que de prendre des risques (par ex. Anderson, 2003 ; Samuelson & Zeckhauser, 1988). De la même façon, la théorie des prospects indique que les décideurs transforment la probabilité d'une conséquence en « poids de décision » de telle façon que les conséquences aux faibles probabilités pèsent « plus lourd » que leur valeur objective dans le choix final (on parle de surpoids des faibles probabilités) alors que les conséquences aux probabilités moyennes ou larges pèsent moins lourd que leur valeur objective. Cela permet d'expliquer les comportements risqués avec des paris qui offrent de faibles probabilités de gains élevés (comme l'achat de tickets de loto) et l'aversion pour les situations qui présentent de faibles probabilités de conséquences négatives (comme l'achat d'assurances).

La théorie des prospects reste, encore aujourd'hui, la théorie descriptive des choix dans l'incertain la plus influente, probablement parce qu'elle séduit aussi bien les économistes que les psychologues mathématiciens intéressés par l'étude de choix simples. D'autres psychologues se sont toutefois intéressés aux processus psychologiques qui sous-tendent les décisions et ont étudié les effets de variables externes telles que les contraintes temporelles (par ex. Svenson & Maule, 1993), ou la façon dont les individus adaptent les stratégies de choix qu'ils utilisent en fonction du nombre et de la complexité des alternatives de choix et de leur environnement (Gigerenzer & Todd, 1999 ; Klein, 1998 ; Payne, Bettman & Johnson, 1993). Lopes (1997) a mis en avant le rôle des motivations individuelles (désirs de sécurité ou au contraire d'exploiter des potentiels) et des niveaux d'aspiration selon les opportunités et les contraintes de l'environnement décisionnel. Plus récemment, des recherches ont mis en évidence le rôle des émotions telles que le regret anticipé dans la prise de décision (Connolly & Zeelenberg, 2002) ou encore les différences entre des décisions basées sur l'expérience des conséquences et de leurs probabilités plutôt que sur leur description écrite (Hertwig, Barron, Weber & Erev, 2004).

Nos jugements sont-ils corrects ?

Deux paradigmes de recherche ont été utilisés pour étudier la révision des jugements de probabilité : Le paradigme dit « du manuel » et le paradigme du jugement social (Bar Hillel, 1983). Le paradigme du manuel étudie les jugements émis à partir de problèmes de raisonnement mathématique tel que le problème des taxis (Tversky & Kahneman, 1980). Dans ce problème, on indique aux sujets qu'un témoin affirme que le taxi impliqué dans un accident était de couleur bleu. On leur présente ensuite la probabilité numérique qu'un taxi soit bleu, celle qu'un taxi qui est effectivement bleu soit identifié comme tel, et enfin la probabilité qu'un taxi qui, en réalité, est vert, soit également identifié comme étant bleu. À partir de ces informations numériques, les sujets doivent estimer la probabilité que le taxi était effectivement bleu, sachant qu'il a été identifié comme tel par le témoin. La réponse correcte à ce type de problèmes se calcule à l'aide de la règle de Bayes, selon laquelle la probabilité qu'une hypothèse *H* soit vraie (plutôt que l'hypothèse alternative), sachant qu'un événement *E* a été observé, dénotée Pr(*H*|*E*) s'évalue de la façon suivante :

$$\Pr(H|E) = \frac{\Pr(H)\cdot\Pr(E|H)}{\Pr(H)\cdot\Pr(E|H) + \Pr(\overline{H})\cdot\Pr(E|\overline{H})}$$

De nombreuses études ont montré que les jugements émis par les individus s'écartent le plus souvent des prescriptions normatives de la règle de Bayes. L'erreur la plus commune étant *l'erreur d'inversement*. Cette erreur consiste à estimer que la probabilité que *H* soit vraie sachant *E* est égale à la probabilité d'observer *E* sachant que *H* est vraie (Villejoubert & Mandel, 2002). Du fait de cette erreur, les individus négligent la probabilité initiale que *H* soit vraie, dénotée Pr(*H*). Ce résultat a été dénommé la *négligence des taux de base* car Pr(*H*) est parfois définie comme un taux de base lorsqu'elle est assimilée à des proportions. C'est le cas, par exemple, dans le problème des taxis où la probabilité qu'un taxi soit bleu est définie comme la proportion de taxis bleus dans une ville. La négligence du taux de base a été observée avec différents scénarios, différentes valeurs numériques de probabilités, ou même lorsque le taux de base est rendu plus saillant. Après avoir clairement établi la persistance de ce biais, les chercheurs se sont intéressés aux possibles médiateurs qui permettraient une meilleure intégration de l'information sur les taux de base. Ainsi, par exemple, des jugements basés sur l'expérience du taux de base (*via* la présentation de cas individuels) diminuent les erreurs d'inversement (Christensen-Szalanski & Beach, 1982) sans pour autant augmenter la proportion de jugements corrects (voir Koehler, 1996 pour une revue de la littérature sur ces recherches). Il y a une dizaine d'années, les travaux sur ces jugements ont pris un tournant décisif, après la publication d'un article de recherche démontrant qu'il était possible d'améliorer significativement la proportion de jugements corrects émis par les individus en présentant les informations sous forme de *fréquences issues d'échantillonnages naturels* plutôt que sous forme de probabilités (Gigerenzer & Hoffrage, 1995). Depuis, la question n'est plus de savoir comment améliorer les jugements émis à partir de ces problèmes de manuel mais plutôt de savoir si les réponses correctes sont obtenues grâce à l'utilisation de fréquences pour résumer les données numériques ou bien grâce aux représentations mentales spécifiques que ces problèmes fréquentiels engendrent (voir Barbey & Sloman, 2007, pour une revue récente des recherches sur ce sujet). Nous reviendrons plus en détail sur le rôle des fréquences issues d'échantillonnages naturels dans la section suivante.

Le second paradigme utilisé pour étudier les jugements de probabilité, le paradigme du jugement social, a lui aussi mis en lumière la négligence du taux de base. Toutefois, le type de tâche utilisée dans ce paradigme est très différent des problèmes de manuel. La tâche typique est celle des avocats et des ingénieurs (Kahneman & Tversky, 1973). Dans cette tâche on indique à un premier groupe de sujets que des psychologues ont rédigé des fiches descriptives après avoir fait passer des tests de personnalité à 30 ingénieurs et à 70 avocats. On leur présente ensuite cinq fiches décrivant un individu. Par exemple, les sujets peuvent lire : « Jacques a 45 ans [...]. Il est plutôt conservateur, prudent et ambitieux. Il est très intéressé par les questions politiques et sociales. » On leur demande ensuite d'évaluer la probabilité que Jacques soit l'un des 30 ingénieurs interrogés. Un second groupe est confronté à la même tâche, à la différence près qu'on leur indique cette fois que l'échantillon interrogé comprenait 70 ingénieurs et 30 avocats. Contrairement au paradigme du manuel, dans ce paradigme du jugement social, il n'est pas possible d'évaluer l'exactitude du jugement émis par un sujet donné. Par contre, on peut comparer les jugements du groupe présenté avec un faible taux de base d'ingénieurs (30 %) et celui à qui l'on a présenté un taux de base élevé (70 % d'ingénieurs). D'un point de vue normatif, on s'attend à ce que les jugements soient en moyenne plus élevés lorsque le taux de base est de 70 % comparés aux jugements basés sur un taux de base de 30 %. Or, si on observe une différence, elle est minime et bien inférieure à ce que l'on devrait observer (Kahneman & Tversky, 1973; Wells & Harvey, 1978), confirmant ainsi la tendance à négliger les taux de base et à se focaliser sur l'information individualisante. Des études subséquentes ont démontré que les jugements peuvent être améliorés lorsque, par exemple, les individus peuvent manipuler et voir les 100 fiches descriptives (Gigerenzer, Hell & Blank, 1988), qu'on rende saillante les propriétés statistiques de la tâche en indiquant que les fiches ont été compilées pour un jeu de hasard (Ginossar & Trope, 1987) ou encore que l'on impose que la somme du jugement de la probabilité que Jacques soit un ingénieur et de celui de la probabilité qu'il soit un avocat soit égale à 1 (Baratgin & Noveck, 2000). De récentes recherches suggèrent que la négligence du taux de base dans ce type de problème serait la conséquence directe des processus cognitifs utilisés pour former ces jugements : d'après la théorie de l'exemplaire (Dougherty *et al.*, 1999 ; Juslin & Përsson, 2002), les individus utilisent uniquement la fiche descriptive pour former leur jugement. Plus spécifiquement, ils chercheraient tous les exemplaires similaires qu'ils ont stockés en mémoire. Les exemplaires ainsi récupérés peuvent être des exemplaires d'avocats ou d'autres catégories. Le jugement de probabilité correspondrait alors à la similitude entre les exemplaires d'avocats et la fiche descriptive relative à la similitude entre tous les autres exemplaires récupérés et la fiche descriptive. Bien que cette explication semble rendre bien compte de nombreux jugements de probabilités (Nilsson, Olsson & Juslin, 2005), elle n'a cependant pas encore été testée expérimentalement avec des tâches à forte connotation sociale, telle que la tâche des ingénieurs et des avocats.

Ce ne sont que deux exemples de « biais » dans les jugements de probabilités. Il ressort d'une multitude de travaux sur les jugements intuitifs de l'incertitude que nos évaluations sont le plus souvent erronées, et soumises à des illusions cognitives, en un mot : irrationnelles (Kahneman, Slovic & Tversky, 1982 ; Gilovich, Griffin & Kahneman, 2002). La plupart de ces travaux, cependant, sont menés dans une perspective de recherche fondamentale. Nous allons maintenant nous intéresser aux implications de ces recherches pour l'étude des jugements et des décisions en milieu professionnel.

ÉTUDES DES JUGEMENTS ET DES DÉCISIONS EN MILIEU PROFESSIONNEL

La majorité des travaux, bien que très peu nombreux dans le domaine professionnel, consiste généralement à tester l'impact de facteurs humains et situationnels pour permettre d'améliorer les jugements et/ou les décisions des professionnels (*e. g.*, Fischhoff, 2003). Dans cette partie, loin d'être exhaustive, nous avons privilégié quelques cas simples d'études menées permettant de démontrer à quel point ces procédures, dites de « *debiasing* », ne sont encore qu'émergentes et source d'interrogations pour un futur psychologue. En référence aux analyses critiques de Beauvois (1990) sur les erreurs de jugement, gardons à l'esprit la nécessité de distinguer la disponibilité d'une procédure d'inférence et son application. Les gens peuvent très bien dans la vie quotidienne, ne pas appliquer des procédures dont ils sont capables. La littérature scientifique abonde d'exemples expérimentaux allant dans ce sens, mais ils préfèrent l'usage de schèmes ou d'heuristiques qui donnent lieu à des inférences dont l'évaluation se fait bien souvent en terme d'acceptabilité (sociale) plutôt que de validité scientifique (*e. g.*, Drozda, 1995; Lorenzi-Cioldi, 1997). Toutefois, l'utilisation de l'acceptabilité sociale est-elle toujours adéquate pour un professionnel ? Cette partie du chapitre est construite autour de trois exemples de recherches menées en milieu professionnel permettant de montrer mais aussi de s'interroger sur « la manière d'améliorer la qualité de nos jugements et décisions professionnels ».

Un exemple lié au facteur humain : le statut d'expert

Outre les capacités cognitives de l'être humain, une idée est largement répandue dans la vie quotidienne selon laquelle le jugement émis par un expert (en médecine, en psychologie, en justice...) est valide dans la mesure où il est partagé par les autres experts du même domaine. Quelques séries télévisées comme « les experts » en témoignent d'ailleurs. Ainsi, si vous faites appel à un expert en psychologie de la personnalité qui atteste d'une pathologie d'un présumé innocent dans le cadre d'une affaire criminelle et que ce diagnostic est conforté par d'autres experts du domaine, alors vous pouvez vous dire que le choix de votre premier expert était un bon choix, qu'il s'agit vraisemblablement d'un professionnel que vous pourrez recommander à un collègue. Cette idée correspond à une approche intuitive du problème qui peut être décrite par le raisonnement statistique suivant : si q est la probabilité (faible) qu'un expert commette une erreur, q^n pour n experts est d'autant plus faible. La confrontation des réponses fournies par un candidat expert à celles d'experts déjà reconnus serait donc un bon moyen d'évaluer les compétences du premier. Il s'agit dans ce cas de mesurer un consensus entre les experts. Dans ce sens pour Einhorn (1974), le consensus est une condition nécessaire, sinon suffisante, pour valider l'expertise. Dans son étude de 1974, il mesurait le consensus entre différents médecins pathologistes chargés d'émettre un pronostic à propos de patients à partir d'un certain nombre d'informations plus ou moins déterminantes de la maladie de Hodgkin (maladie maligne du système lymphatique). Il pensait que les experts seraient capables de combiner de façon complexe les différents critères de décision et de les pondérer pour aboutir à la meilleure estimation possible de la situation pour le patient. Or, les résultats obtenus par Einhorn montrent, d'une part que le consensus obtenu entre des experts largement reconnus dans une tâche bien délimitée est relativement modeste (.56 : 1 expert sur 2 ne produit pas le même pronostic). D'autre part, certains experts, en combinant les informations de manière différente, c'est-à-dire en structurant leur raisonnement de façon différente ont obtenu des réponses similaires. Le consensus ne serait donc pas la mesure idéale de l'expertise. En ce sens, Weiss et Shanteau (2003) considèrent que le fait d'évaluer un expert sur la base de son degré d'accord avec d'autres experts ne fournit aucune indication sur la valeur des seconds et constitue, en outre, un obstacle au nécessaire questionnement des savoirs établis ainsi qu'à l'émergence de connaissances nouvelles. Shanteau (2002) avance l'idée que cette approche repose sur une conception de l'expertise dont les pré-requis sont rarement réalisés dans les situations écologiques de travail des experts. Elle suppose l'existence préalable d'une « bonne réponse », accessible mais difficile à obtenir par le commun des mortels et que les experts sont capables d'atteindre sur la base d'un savoir et de compétences détenus par eux seuls. Il rappelle enfin que ce n'est pas le consensus qui engendre la bonne réponse, si elle existe, mais bien l'inverse et qu'un accord peut s'établir sur des procédures erronées. Les biais liés aux processus de la pensée de groupe peuvent également aboutir à des décisions fortement consensuelles et néanmoins catastrophiques (pour revue en français sur les décisions groupales, voir le chapitre de Hilton & Cabantous, 2005, ou de Janis, 1972).

L'une des principales conditions pour que le consensus soit déterminant serait donc l'assurance d'une réelle indépendance de pensée entre les différents experts. Or, cette condition n'est que rarement remplie. Dans un domaine de connaissance donné, il est courant que les spécialistes partagent une même culture, une formation commune ou représentative d'un nombre limité d'« écoles » et se rencontrent fréquemment... Là encore, la position de Shanteau et de ses collaborateurs est que le niveau de consensus dépend de la structure du domaine de connaissance considéré. Les champs les mieux connus scientifiquement permettent une méthodologie de prise de décision fortement structurée, voire technologiquement assistée, générant du consensus. À titre d'exemple, les résultats chiffrés rapportés par Shanteau montrent en effet des niveaux de consensus allant de .95 (pour des prévisionnistes météorologues dont la tâche est fortement informatisée) à .32 (agents de change), les psychologues cliniciens se situant à .40 en moyenne. Au final, l'activité d'expertise concerne deux grandes catégories de situations. Dans la première, les jugements des experts peuvent être évalués en référence à des standards externes (*i. e.* des bonnes réponses) reposant sur des connaissances précises et des procédures stables de prise de décisions. Ce scénario, généralement considéré comme représentatif, n'est sans doute pas le plus fréquent. Ce n'est pas non plus celui dans lequel il semble le plus utile d'évaluer la fiabilité des experts. En revanche, de nombreuses situations d'expertises concernent des champs de connaissances dynamiques ou en évolution n'offrant pas de critères aisément mobilisables pour valider les jugements émis. Or, c'est justement dans ces situations que le besoin de consulter des experts se fait sentir car leurs avis deviennent souvent les seuls standards de référence. C'est dans cette seconde catégorie que se situeraient les tâches d'évaluation des comportements humains, en particulier l'expertise psychologique.

Un exemple lié à la lecture des informations : la prise en compte des probabilités *via* le format de présentation de l'information

Nous émettons des jugements et prenons des décisions en fonction des informations accessibles en mémoire, mais aussi et bien souvent en fonction de la façon dont les informations sont présentées. Imaginez un correcteur de copies d'examen, il est intuitivement clair mais expérimentalement prouvé que l'attribution d'une note sur une copie – outre la qualité des connaissances présentes – dépend aussi de la note octroyée à la copie précédente. L'ordre dans ce cas peut avoir des effets non négligeables. Pensez aussi à la cuisine, des ingrédients en tout point identiques sur deux assiettes, l'une joliment présentée avec sa corolle de petites épices autour du bord de l'assiette, l'autre : aucun effort de présentation... Comme diraient certains de nos grands cuisiniers : ça ne se bouffe pas, ça se mange ! Une assiette finement décorée ouvre davantage l'appétit. Ainsi une même information présentée différemment affecte substantiellement notre appréciation du problème.

Des études menées dans le milieu médical, auprès de cancérologues, attestent d'un tel phénomène, dès lors qu'ils doivent poser un diagnostic concernant les risques d'avoir le cancer du sein (*e. g.*, Casscells, Schoenberger & Graboys, 1978 ; Eddy, 1982). En effet, la mammographie est un test de dépistage qui aide le médecin à estimer que la probabilité d'une lésion du sein soit maligne. Le test n'est pas parfait : des lésions malignes peuvent être incorrectement classifiées comme étant bénignes et inversement. Pour chaque patiente (étant donné son âge, son histoire familiale...), le médecin peut assigner une probabilité à la présence éventuelle d'un cancer ; par exemple, p (Cancer) = 1 %. Ainsi, lorsqu'une patiente présente une lésion du sein, le médecin peut ordonner une mammographie au radiologue. À la vue du résultat de ce test, le médecin devra évaluer si la patiente a ou non un cancer du sein. La probabilité *a priori* d'avoir un cancer est de 1 %. Des données cliniques concernant les résultats d'un test de mammographie montrent que

– si la patiente avait un cancer, il y aurait 80 % de chances que le test soit positif ;
– si la patiente n'avait pas de cancer, il y aurait toutefois 10 % de chances que le test soit aussi positif.

Dans notre cas, imaginez que le radiologue indique au médecin que le test est positif. Que va alors décider le médecin ? Dans les études, la grande majorité des médecins juge qu'un résultat positif indique qu'il y a 80 % de chances pour que la patiente soit effectivement atteinte d'un cancer. Or, un raisonnement statistique (ironiquement presque élémentaire !) aurait dû conduire les médecins à une autre inférence. En effet, de manière rationnelle, à la lecture d'un résultat positif, il s'agirait de « réviser » la probabilité que cette femme ait un cancer sachant que son test est positif. Voici le raisonnement : parmi l'ensemble des femmes, 1 % ont un cancer. Parmi ces 1 %, 80 % auront un test positif : soit 0,8 % du total. Parmi les 99 % de femmes restantes (qui n'ont pas de cancer), 10 % vont quand même avoir un résultat positif : soit 9,9 % du total. Ainsi, au total, 10,7 % (0,8 + 9,9) de femmes ont un test positif. Parmi ces 10,7 %, 0,8 % de femmes ont également un cancer. Donc, étant donné que la patiente du docteur a un test positif, elle a en fait 0,8 chances sur 10,7 (0,8 + 9,9) d'avoir un cancer, soit environ 8 % de chances. Ce biais de jugement encore appelé « erreur d'inversement » (Villejoubert & Mandel, 2002) résulterait de la négligence de la probabilité *a priori* (d'avoir un cancer) et de la probabilité d'avoir un test positif même en l'absence de cancer. Selon Gigerenzer et Hoffrage (1995), les informations présentées sous forme de probabilités (surtout lorsqu'il s'agit de combiner plusieurs types de probabilités) ne sont pas une façon « évidente » d'appréhender les situations.

Un exemple dans le recrutement

Dans le monde du recrutement, la performance d'une évaluation devrait être identifiée par rapport à ses « qualités métriques » (Levy-Leboyer, 1996 ; Schmitd & Hunter, 1998). Les outils de recrutement ainsi que les méthodes se doivent donc d'être fidèles et valides. Or, généralement, dans la pratique professionnelle, il a été montré que 1) les profils de formation des recruteurs sont très diversifiés (du niveau bac à un diplôme en ressources humaines, psychologue...), 2) une méthodologie de l'évaluation des candidats qui n'est pas uniformisée (utilisation d'outils très différents, en particulier dès lors que l'on cherche à cerner la personnalité des candidats), 3) utilisation de procédures différentes : décision individuelle et/ou décision collective, 4) un partage des informations sur les candidats tout à fait différent : dans le meilleur des cas, les recruteurs voient toutes les informations (CV, entretien...) sur un et un seul candidat ou tous les candidats, ou les recruteurs voient un type d'information sur tous les candidats.

Néanmoins, une méthode souvent utilisée pour évaluer les candidatures se réfère au « trio classique » qui suppose de prendre en compte 3 sources d'informations à propos des candidats : le CV, l'entretien et la prise de références. Pour chacune des ces trois sources, on pourrait penser qu'une méthode explicite de l'analyse des informations a été validée... et pourtant, comment analyse-t-on un CV ? Un CV par définition apporte des informations sur la biographie du candidat (ses réalisations passées) mais aussi ses expériences professionnelles et ses formations. Dans la littérature scientifique sur le domaine, il est considéré que l'absence de « règles et de principes » pour interpréter le CV est à l'origine de la faible fidélité. Owens (1976) suggère que l'analyse se fait essentiellement à partir de la « cohérence comportementale ». L'objectif du recruteur consiste alors à établir une « continuité intelligible », à trouver le « fil rouge » entre le passé du candidat et le comportement professionnel à venir. L'entretien constitue l'évaluation la plus utilisée (dans 98 % des recrutements). Sa pratique est très variée (individuelle ou collective, de 5 minutes à deux heures, l'interviewer peut chercher : à mettre à l'aise le candidat/à le déstabiliser), et présente deux fonctions distinctes : il s'agit d'obtenir des informations précises (c'est-à-dire les réalisations passées du candidat) et de se former une impression sur le candidat : tâche particulièrement difficile. Plusieurs méta analyses (*e. g.*, Hunter & Hunter, 1984 ; Wiesner & Chronshow, 1998) montrent que la validité de l'entretien est équivalente en moyenne à .38 ! Au mieux quand l'entretien est structuré (c'est-à-dire les mêmes questions pour tous les candidats), cette validité peut atteindre .54, dans ce cas, il est considéré alors comme un prédicteur honorable. Enfin, les« prises de références » que l'on appelle encore l'« effet réputation » sont utilisées dans de nombreuses décisions concernant le personnel. Il s'agit d'une recherche d'informations concernant une candidature, qui a pour objectifs : de vérifier les renseignements donnés par le candidat sur ses diplômes, ses activités antérieures... et d'appeler l'ancien employeur pour obtenir l'opinion de quelqu'un qui connaît bien le candidat et qui est capable de pronostiquer ses chances de réussir sur le poste (Munchinsky, 1979). Inutile de rajouter dans ce cas, à quel point cette prise de références peut être biaisée, selon les rapports entretenus avec l'ancien employeur. Py, Le Floch et Sakulwongsa (2007) ont testé l'influence relative de ces trois informations dans le cadre d'une décision collective réalisée par 54 recruteurs (tous professionnels expérimentés – 5 ans d'expérience – exerçant dans des sociétés internationales de travail) et répartis en groupe de 3. Cette décision collective a été calibrée suivant 2 standards possibles : 1) chacun des recruteurs possède un seul type d'information évaluative sur l'ensemble des candidats; 2) chaque recruteur a toutes les informations sur un seul candidat. Les travaux menés par Stasser et Titus (1985) montrent que la manière dont les individus partagent des informations sur autrui aboutit à des décisions collectives différentes. Il s'agissait donc de sélectionner, le meilleur candidat parmi 3 possibles, postulant à un emploi de technicien supérieur de maintenance. Les recruteurs devaient donner pour chacun des postulants une note de « recrutabilité » sur une échelle allant de 0 (pas du tout recrutable) à 11 (tout à fait recrutable). Ces 3 candidatures présentaient chacune deux évaluations « performantes » et une évaluation « peu performante ». Se distinguaient ainsi des candidats « faibles en CV » (mais « performants » sur l'entretien et les prises de références), « faibles en entretien » (mais « performants » en CV et réputation) et « faibles en réputation » (mais « performants » en CV et entretien). Chaque recruteur prenait connaissance des informations sur le ou les candidats, pendant 10 minutes. Ils avaient ensuite 30 minutes pour prendre collectivement leur décision. Les résultats ont montré que lorsque les recruteurs ont à leur disposition toutes les informations sur un seul candidat, les candidats ont plus de chances d'être recrutés que lorsque les recruteurs ont un seul type d'information sur 3 candidats. Ils montrent aussi que la candidature « faible en entretien » est mieux évaluée que la candidature « faible en CV », puis la candidature « faible en réputation ». Le critère déterminant est la réputation du candidat, critère pourtant non prédicteur (dans l'analyse de Hunter & Hunter, 1984, ce critère a une validité de .13) de la compétence du candidat !

VERS UNE MÉTHODOLOGIE POUR L'AIDE AU JUGEMENT ET À LA DÉCISION EN PSYCHOLOGIE SOCIALE APPLIQUÉE

En réponse au problème du consensus des experts : un calcul d'indice : le CWS (Cochran, Weiss et Shanteau)

La critique des approches classiques menée par Shanteau et ses collaborateurs (Shanteau, Weiss, Thomas & Pounds, 2003; Weiss & Shanteau, 2001) concernant l'utilisation du consensus conduit ces auteurs à formuler des propositions alternatives pour affiner l'évaluation du statut d'expert. Ils retiennent la notion de consistance interne des jugements comme un critère nécessaire (mais non suffisant) de validité. Ce critère consiste à vérifier que les jugements des professionnels sont identiques à différents moments. Ainsi, par exemple, on montre une première fois, un ensemble de radiographies d'amygdales d'enfants. Les médecins doivent évaluer si les enfants ont besoin d'être opérés. Quelques semaines plus tard, on présente à nouveau ces radiographies et les médecins se prononcent une nouvelle fois, sur chacun des cas. Il est donc aisé de repérer si le pronostic est le même. Ainsi, ces auteurs considèrent que le fait qu'un expert porte des jugements différents sur des situations identiques ne peut être que de nature à jeter le doute sur ses performances. Malgré les difficultés d'opérationnalisation de sa mesure, le critère de consistance apparaît donc comme incontournable dans une procédure de validation de l'expertise. Weiss et Shanteau (2003) avancent qu'un second critère est indispensable pour témoigner de la qualité d'un expert : sa capacité de *discrimination*. Il s'agit là de l'habileté de l'expert à distinguer finement des cas similaires mais non identiques et à tenir compte de cette distinction dans son jugement. Ces deux critères nécessaires mais non suffisants pourraient déterminer ensemble la qualité d'une expertise en l'absence de standard de référence. Reprenant un mode de calcul établi par Cochran (1943), ils proposent d'intégrer ces deux critères dans un indice (le CWS pour Cochran, Weiss & Shanteau, 2001). Cet indice consiste en un ratio de variances calculées sur une série de jugements livrés par le même expert ; certains de ces jugements portant, à l'insu du sujet, sur des cas répliqués. L'expert ayant eu à se prononcer sur un nombre suffisant de cas, la variance de ses réponses sur des cas différents rendra compte de sa capacité à discriminer, alors que la variance des réponses à des cas identiques témoignera de son inconsistance. Le ratio Discrimination/Inconsistance s'élèvera alors en fonction de la qualité de l'expertise. Outre la difficulté à opérationnaliser la mesure de la consistance, cet indice offre d'intéressantes possibilités tout en présentant certaines contraintes d'utilisation et d'interprétation. Il s'agit d'un indice relatif et individuel qui ne permet donc pas de comparer entre eux des experts de domaines différents mais seulement des individus (ou le même individu dans des conditions différentes) à condition que la mesure soit réalisée sur la même série de stimuli. Il est adapté à tout type de mesure : les auteurs proposent un mode de calcul spécifique pour les échelles nominales ainsi qu'une procédure d'estimation de la significativité des différences entre deux indices (procédure de Schuman-Bradley). Cette approche peut être, cependant, faillible dans la mesure où un expert utilisant une règle de décision consistante mais erronée, pourrait obtenir un indice élevé. Néanmoins, au-delà de la simple évaluation des experts, cette approche rend, par exemple, envisageable l'observation de la qualité des expertises en fonction des procédures employées ou des formations suivies par les professionnels.

En réponse à la question de la présentation des informations

Si la compréhension d'un problème est difficile quand il présente des informations sous forme de probabilités, nous sommes capables d'utiliser des mécanismes qui nous permettent d'enregistrer des fréquences naturelles telles que nous les observons dans notre environnement (Gigerenzer & Edwards, 2003). Ainsi, en référence à l'étude sur le diagnostic du cancer du sein, ces auteurs ont montré que lorsque les informations étaient présentées sous un format fréquentiel plutôt que probabiliste, le jugement des médecins s'améliorait. En effet, lorsque le problème est présenté de la façon suivante : « Sur 1 000 patientes, 10 ont un cancer du sein. Sur 10 patientes qui ont un cancer, 8 ont un test positif à la mammographie. » Dans ce cas, la grande majorité des médecins jugent qu'un résultat positif au test de la mammographie indique qu'il y a moins de 10 % de chances pour que leur patiente soit effectivement atteinte d'un cancer (contrairement à 80 %, lorsque le problème est présenté en format probabiliste). Dans le même sens, une étude de Slovic, Monahan et McGregor (2000) menée auprès de médecins psychiatres devant émettre des jugements sur des patients montrent très nettement que lorsque l'on demande aux participants d'émettre des jugements sous un format de probabilités (échelle allant de 1 à 100 %), on remarque que ces évaluations sont beaucoup plus « risquées », plus élevées que dans le cas où l'on demande aux psychiatres d'émettre ces mêmes jugements à partir de fréquences (échelle de 1 à 100).

Les résultats de ces études interrogent donc la question de la présentation des informations dans le cadre de la prévention. La prévention par la communication de fréquence aurait-elle davantage d'impact sur notre vie quotidienne ? Pour Gigerenzer (1998), les informations sous forme de fréquence (2/10 ou 20/100) seraient beaucoup plus représentatives, beaucoup plus réelles, par conséquent plus effrayantes. De ce fait, nos jugements portés sur des situations seraient plus réfléchis, plus raisonnables et plus conscients quant aux risques de les émettre. L'un des enjeux dans le domaine de la communication (par les médias en particulier) et plus particulièrement de la prévention par la communication (au niveau de la santé, de la consommation) est de réussir à transmettre des informations claires et explicites afin que les individus prennent conscience des risques qui pourraient mettre en danger leur santé (cf. actuellement les annonces sur l'impact des ondes électromagnétiques des téléphones portables sur notre santé). Si l'on présente une même information aux individus mais sous des formats différents, l'impact ne sera pas le même. Slovic, Monahan et Mc Gregor (2000) ont prouvé que les individus sont moins conscients du risque lorsqu'une information est présentée sous format de probabilité que sous format de fréquence (plus concret). Néanmoins, il semblerait que les individus prennent davantage conscience du risque quand il leur est présenté une information sous format visuel (graphique ou autre). L'information sous un format de probabilité ou de fréquence nécessiterait un traitement cognitif parfois difficile (surtout si certains facteurs comme l'âge ou le stress interviennent) pour certains individus, l'information sous format visuel permettrait une compréhension plus rapide et automatique. C'est pour ces raisons que le domaine médical préfère utiliser des images ou des graphiques afin que les individus mesurent davantage les risques qui pourraient mettre en danger leur santé. Stone et ses collaborateurs (*e. g.*, Stone, Yates & Parker, 1997 ; Stone, Sieck, Bull, Yates, Parks & Rush, 2003) ont présenté des informations à des individus sous un format numérique et sous un format graphique, à savoir le nombre de conducteurs susceptibles de se blesser sérieusement après un éclatement de pneus sur un nombre total de conducteurs (30 sur 5 millions). La tâche des participants dans les deux conditions était de dire combien ils seraient prêts à payer pour un kit de pneus améliorant la sécurité des conducteurs et des passagers. Les participants dans la condition graphique seraient prêts à payer davantage que ceux dans l'autre condition. Chua, Yates et Shah (2006) ont répliqué l'étude de Stone *et al.* (1997) mais avec une information donnée sur le nombre de personnes susceptibles de développer une maladie sérieuse à cause d'un dentifrice standard (30 sur 5 000). Il était donc demandé aux participants affectés dans la condition numérique et graphique de dire combien ils seraient prêts à payer pour un dentifrice plus élaboré qui réduirait les risques de cette maladie (15 sur 5 000). Les expérimentateurs obtiennent le même pattern de résultats que celui de Stone *et al.* (1997). En outre, les recherches menées dans le cadre de l'appel à la peur pour construire des messages de prévention montrent des résultats très contradictoires sur les comportements adoptés (*e. g.*, les travaux de Girandola, 2003).

En réponse à l'exemple dans le domaine du recrutement

Selon Levy Leboyer (1996), les outils de sélection et d'évaluation doivent répondre au moins à trois conditions pour être dits scientifiques : 1) être fidèles ou constants c'est-à-dire que leur utilisation doit donner des résultats identiques dans les mêmes conditions ; 2) être discriminants ou sensibles, c'est-à-dire avoir les informations qui permettent de distinguer les candidats entre eux afin d'aider les recruteurs dans leurs décisions ; 3) être valides ou pertinents, c'est-à-dire avoir l'apport d'informations utiles en vue de la décision à prendre. Plus précisément, cela signifie, que pour n'importe quel outil utilisé (en particulier les tests dits de « personnalité »), deux indicateurs majeurs devraient être pris en compte : la fidélité intra-juges et inter-juges et la validité prédictive. La première vérifie que l'outil élaboré mesure réellement le phénomène qu'il est supposé mesurer. Ce type de validité permet d'évaluer si le contenu de la méthode d'évaluation est bien représentatif du contenu de domaine que cette méthode est censée mesurer. La seconde consiste à calculer le lien (la corrélation) entre le résultat de la méthode d'évaluation et la performance dans le monde du travail quelque temps (mois, années) plus tard. Les outils de sélection aujourd'hui utilisés par les professionnels du recrutement (tests d'intelligence, mise en situation, entretien, astrologie ou graphologie) devraient avoir ces qualités métriques afin d'être réellement efficaces et que le recrutement ne soit pas simplement une question de « *feeling* » ou de repérage de la « bonne mentalité » !

CONCLUSION

L'application des recherches sur le jugement et la décision en milieu professionnel a souvent été initiée pour repérer si les biais du jugement et de la décision « sortaient » du laboratoire. Le milieu professionnel était en quelque sorte un « prétexte » à l'étude de la généralisation des biais. Ici ou là, des méthodes d'aide à la décision ont été élaborées, mais elles répondent davantage à une question de recherche de type « fondamental » plus qu'à une réelle demande issue du terrain, telle que la psychologie sociale l'avait connu dans les années cinquante. La question cruciale qui mériterait d'être alors posée est la suivante : quel genre de « debiasing » (c'est-à-dire de procédure de correction) voulons-nous et quelle utilité, notamment sociale, peut-il avoir pour le métier de psychologue ? Une réponse possible à cette nouvelle problématique pourrait se trouver dans l'adaptation du modèle de la démarche d'ingénierie psychosociale

(Py & Somat, 2000) au problème de l'aide au jugement et à la décision. Cette adaptation du modèle se déclinerait avec plusieurs étapes successives. Tout d'abord, il s'agirait d'évaluer les pratiques décisionnelles ou les méthodes d'évaluation mises en place pour atteindre les objectifs fixés en ayant recours à des observables. Sur ce plan, comme le proposent Py et Somat, le psychologue aurait surtout recours à ses compétences méthodologiques. Ensuite, ce bilan devrait permettre d'identifier une ou plusieurs procédures de « *debiasing* » qui seraient les plus adaptées pour améliorer décisions et jugements parmi celles qui existent dans la littérature. Il conviendra alors de comparer, dans le cadre d'une approche expérimentale ou quasi expérimentale, l'efficacité des différentes procédures de « *debiasing* » possibles pour retenir celle qui permettra de mieux répondre aux objectifs initiaux. Cela devrait ensuite permettre de mettre en avant la procédure la plus adaptée en vue de systématiser son application. Finalement, il faudra envisager la mise en place d'une étape d'accompagnement des professionnels dans la mise en place de cette procédure au moyen de formations et de suivis.

Références

ALLAIS M. (1953), « Le comportement de l'homme rationnel devant le risque : Critique des postulats et axiomes de l'école américaine », *Econometrica*, 21, p. 503-546.

BARATGIN J. & NOVECK I. A. (2000), « Not only base rates are neglected on the Engineer-Lawyer problem: An investigation of reasoners' underutilization of complementarity », *Memory & Cognition*, 29, p. 79-91.

BARBEY A. & SLOMAN S. (2007), « Base-rate respect: From ecological rationality to dual processes », *Behavioral and Brain Sciences*, 30, p. 241-254.

BEAUVOIS J.-L. (1990), « Des biais aux automatismes », *in* R. GHIGLIONE, C. BONNET & J.-F RICHARD. (dir.), *Traité de Psychologie Cognitive*, tome III, p. 79-110.

CASSCELLS W., SCHOENBERGER A. & GRAYBOYS T. (1978), « Interpretation by physicians of clinical laboratory results », *New England Journal of Medicine*, 299, p. 999-1000.

CHRISTENSEN-SZALANSKI J. J. & BEACH L. R. (1982), « Experience and the base-rate fallacy », *Organizational Behavior and Human Decision Processes*, 29, p. 270-278.

CHUA H. F., YATES J. F., SHAH P. (2006), « Risk avoidance: Graphs versus Numbers », *Memory and Cognition*, 34 (2), p. 399-410.

COCHRAN W. G. (1943), « The comparison of different scales of measurement for experimental results », *Annuals of Mathematical Statistics*, 14, p. 205-216.

CONNOLLY T. & ZEELENBERG M. (2002), « Regret in decision making », *Current Directions in Psychological Science*, 11, p. 212-216.

DROZDA-SENKOWSKA E. (1995), *Irrationalités collectives*, Lausanne, Delachaux & Niestlé

EDDY D. M. (1982), « Probabilistic reasoning in clinical medicine: Problems and opportunities », *in* D. KAHNEMAN, P. SLOVIC & A. TVERSKY (dir.), *Judgment under uncertainty: Heuristic and biases*, Cambridge, UK, Cambridge University Press, p. 249-267.

EDWARDS W. (1954), « The theory of decision making », *Psychological Bulletin*, 51, p. 380-417.
EINHORN H. J. (1974), « Expert judgment: Some necessary conditions and an example », *Journal of Applied Psychology*, 59, p. 562-571.
FISCHHOFF B. (2003), « Heuristics and biases in application », *in* T. GILOVICH, D. GRIFFIN & D. KAHNEMAN (dir.), *Heuristics and biases: The Psychology of Intuitive Judgment*, Cambridge, UK, Cambridge University Press, p. 730-748.
GIGERENZER G. & EDWARDS A. (2003), « Simple tools for understanding risks from innumeracy to insight », *British Medical Journal*, 327, p. 741-744.
GIGERENZER G. & HOFFRAGE U. (1995), « How to improve Bayesian reasoning without instruction: Frequency formats », *Psychological Review*, 102, p. 684-704.
GIGERENZER G., HELL W. & BLANK H. (1988), « Presentation and content: The use of base rates as a continuous variable », *Journal of Experimental Psychology: Human Perception and Performance*, 14, p. 513-525.
GIGERENZER G. (1998), « Ecological Intelligence: An Adaptation for Frequencies », *in* D. D. CUMMINS & A. COLINS (dir.), *The evolution of mind*, New York, Oxford University Press.
GINOSSAR Z. & TROPE Y. (1987), « Problem solving in judgment under uncertainty », *Journal of Personality and Social Psychology*, 52, p. 464-473.
GIRANDOLA F. (2003), *Psychologie de la persuasion et de l'engagement*, Presses universitaires de Franche-Comté.
HERTWIG R., BARRON G., WEBER E. U. & Erev I. (2004), « Decisions from experience and the effect of rare events in risky choice », *Psychological Science*, 15, p. 534-539.
HILTON D. & CABANTOUS L. (2005), « Le décideur dans un contexte social », *in* B. VIDAILLET, Ph. ABECASSIS & V. D'ESTAINTOT, (dir.), *La décision. Approche pluridisciplinaire des processus de décision*, De Boeck-Wesmael, coll. « méthodes et recherches ».
HOWARD R. A., MATHESON J. E. & MILLER K. E. (1976), *Readings in Decision Analysis*, Menlo Park, Stanford Research Institute.
HUNTER J. E. & HUNTER R. F. (1984), « Validity and utility of alternate predictors of alternate predictors of job performance », *Journal of Applied Psychology*, 96, p. 72-98.
JANIS I. L. (1972), *Victim and Groupthink*, Boston, Hougthon Mifflin.
KAHNEMAN D. & TVERSKY A. (1974), « Judgment under uncertainty: Heuristic and Biaises », *Science*, 185, p. 1124-1131.
LEVY-LEBOYER C. (1996) *Évaluation du personnel : quels objectifs ? Quelles méthodes ?*, Paris, Éditions d'Organisation.
LORENZI-CIOLDI F. (1997), *Questions de méthodologie en sciences sociales*, Lausanne, Delachaux & Niestlé.
MUCHINSKY P. M. (1979), « The use of reference reports in personnel selection: a review and evaluation », *Journal of occupational Psychology*, 52, p. 287-297.
PY J., LE FLOCH V. & SAKULWONGSA C. (2007, août), *CV, entretien, prise de références : quel poids relatif dans les décisions collectives de recruteurs professionnels*, 8e colloque international de Psychologie sociale appliquée, Besançon.
RAIFFA H. (1968), « Decision Analysis: Introductory Lectures on Choice Under Uncertainty », Reading, Mass., Addison Wesley.
SCHMIDT F. L. & HUNTER J. E. (1998), « The validity and utility of selection methods in personnel psychology: Practical and theoretical implications of 85 years of research findings », *Psychological Bulletin*, 124, p. 262-274.
SHANTEAU J. (1992), « Competence in experts: The role of task characteristics », *Organisational Behavior and Human Decision Process*, 53, p. 252-266.

SHANTEAU J. (1992), « The psychology of experts: An alternative view », *in* G. WRIGHT & F. BOLGER (dir.), *Expertise and Decision Support*, Plenum Press, NY.

SHANTEAU J., WEISS D. J., THOMAS R. P. & POUNDS J. (2003), « How can you tell if someone is an expert? Empirical assessment of expertise », à paraître dans S. L. SCHNEIDER & J. SHANTEAU (dir.), *Emerging Perspectives on Decision Research*, Cambridge, U.K, Cambridge University Press.

SLOVIC P., MONAHAN J. & MACGREGOR D. G. (2000), « Violence Risk Assessment and Risk Communication: the Effects of Using Actual Cases, Providing Instruction, and Employing Probability Versus Frequency Formats », *Law and Human Behavior*, 24 (3), p. 271-296.

STASSER G. & TITUS W. (1985), « Pooling of unshared information in group decision making: Biased information sampling during group discussion », *Journal of Personality and Social Psychology*, 48, p. 1467-1478.

STONE E. R., SIECK W. R., BULL B. E., YATES J. F., PARKS S. C. & RUSH C. J. (2003), « Foreground: background salience: Explaining the effects of graphical displays on risk avoidance », *Organizational Behavior & Human Decision Processes*, 90, p. 19-36.

STONE E. R., YATES J. F. & PARKER A. M. (1997), « Effects of numerical and graphical displays on professed risk-taking behavior », *Journal of Experimental Psychology: Applied*, 3, p. 243-256.

SVENSON O. & MAULE J. (dir.) (1993), *Time pressure and stress in human judgment and decision making*, New York, Plenum.

TVERSKY A. (1967), « Additivity, utility and subjective probability », *Journal of Mathematical Psychology*, 4, p. 175-202.

TVERSKY A. (1969), « Intransitivity of preferences », *Psychological Review*, 76, p. 31-48.

VILLEJOUBERT G. & MANDEL D. (2002), « The inverse fallacy: An account of deviations from Bayes's theorem and the additivity principle », *Memory & Cognition*, 30, p. 171-178.

VON NEUMANN J. & MORGENSTERN O. (1re éd. 1944, 2e éd. 1947), *Theory of games and economic behavior*, Princeton, Princeton University Press.

WEISS D. J. & SHANTEAU J. (2001), « The vice of consensus and the virtue of consistency », *in* J. SHANTEAU, P. JOHNSON & C. SMITH (dir.), *Psychological explorations of competent decision making*, NY, Cambridge University Press.

WEISS D. J. & SHANTEAU J. (2003), « The vice of consensus and the virtue of consistency », *in* J. SHANTEAU, P. JOHNSON & C. SMITH (dir.), *Psychological explorations of competent decision making*, NY, Cambridge University Press.

WEISS D. J. & SHANTEAU J. (mars 2001), *Do judgments alone provide sufficient information to determine the expertise of the judge who made them?* Paper presented at the 11th International Symposium on Aviation Psychology. Columbus, OH.

WIESNER W. H & CRONSHAW S. F. (1988), « A meta-analytic investigation of the impact of interview format and degree of structure on the validity of the employment interview », *Journal of occupational Psychology*, 61, p. 275-290.

Florence Terrade

La psychologie de la santé. De la théorie aux applications

Introduction

Aujourd'hui, la santé est au cœur de toutes les préoccupations avec des enjeux très variés. Il suffit d'allumer la télévision, d'écouter la radio ou de consulter la presse pour s'en convaincre tant les reportages portant sur la santé ou le bien être sont nombreux. Dans ces émissions, tous les thèmes de santé, des plus anodins aux plus graves, y sont développés, que ce soit sur le versant de la prévention ou sur le versant du soin. En plus d'emporter l'intérêt des auditeurs, ces émissions rendent accessibles les informations médicales en les vulgarisant. Cependant, cet aspect positif s'accompagne d'une conséquence plus négative ; le fait de se sentir informé entraîne un sentiment de compétence en matière de médication et en termes de diagnostic. Cela se traduit notamment par une augmentation de l'automédication. À titre d'exemple, en France, selon l'Association française de l'industrie pharmaceutique pour une automédication responsable (AFIPA), 7 français sur 10 avouent adopter parfois cette pratique (2008).

Que ce soit dans le quotidien des individus ou pour les pouvoirs publics, la santé, au sens large, est une question qui préoccupe tout le monde. Chacun d'entre nous souhaite être ou demeurer en bonne santé. Dans cette optique, nous sommes tous amenés à adopter de nouveaux comportements (arrêt du tabac, dépistage de maladie) mais aussi à prêter davantage attention à notre hygiène de vie (*e. g.*, moins de sédentarité, alimentation équilibrée). Ces quelques exemples de nouveaux comportements s'inscrivent dans une démarche de recherche d'informations et de prise en charge de sa santé. Pour les pouvoirs publics, l'augmentation constante des dépenses de santé est au centre de nombreux débats. Il devient urgent de réfléchir aux moyens de diminuer les dépenses de santé (*e. g.*, médecin référent, multiplication des génériques etc.) mais aussi de mieux les répartir ou d'adapter l'offre de santé à la demande (*e. g.*, augmentation du numerus clausus, meilleure répartition et réorganisation des services de santé dans les hôpitaux publics, la tarification à l'acte ou des médecins généralistes sur le territoire etc.). Afin d'apporter des éléments de réponse, de nombreux appels d'offres ou enquêtes publiques sont lancés chaque année pour améliorer la façon dont les individus gèrent leur santé et leur rapport à la médecine. On voit aussi de nombreuses commissions se mettre en place pour réfléchir aux politiques à adopter. Sur l'ensemble de ces points, la psychologie de la santé peut apporter des savoirs susceptibles de constituer des réponses.

De fait, les publications dans le champ de la psychologie de la santé sont en augmentation constante. De nombreuses revues sont exclusivement consacrées à ce champ (*e. g.*, *Health Psychology*, *Social Psychology of health*), mais on retrouve également beaucoup d'articles sur le champ de la santé dans des revues de psychologie appliquée. Cependant, force est de constater que la majorité de cette littérature est en langue anglaise même si les psychologues français développent de plus en plus de recherches dans ce domaine. D'ailleurs cet intérêt pour la psychologie de la santé va se traduire par la création d'une revue en ligne consacrée exclusivement à la psychologie de la santé courant de l'année 2009.

Comme nous venons de le voir, la santé est une question qui soulève de plus en plus d'intérêt. Cette évolution s'accompagne d'un changement de statut du patient dans le système de soin. En France, la loi du 4 mars 2002 met la personne au cœur de sa santé. En effet, elle ne doit plus être considérée comme un malade, mais plutôt comme un usager de santé. Au-delà du changement de dénomination, c'est le rapport que la personne entretient avec sa santé qui est en pleine mutation. Il s'agit maintenant pour le sujet de prendre une part active dans le maintien de sa bonne santé mais aussi dans le choix des traitements proposés lorsqu'il souffre d'une pathologie. La démarche est participative, la responsabilité comme la décision sont partagées. La relation médecin-patient est en conséquence fondamentalement différente eu égard à la manière dont l'individu appréhende les questions de santé (tant du point de vue de la prévention que des traitements). D'ailleurs l'impact positif de cette démarche a fait ses preuves notamment dans le traitement des maladies chroniques (Charles, Gafni & Whelan, 1999). L'orientation des recherches dans le domaine de la santé et la participation des psychologues s'en trouvent alors modifiée.

Enfin, force est de constater que les progrès faits par la médecine ont modifié les causes de mortalité au cours du XXe siècle. Aujourd'hui, la mortalité est essentiellement due à des maladies cardio-vasculaires, des cancers ou à l'adoption de comportements à risque (notamment les accidents de transport, troisième cause de mortalité en France). Les progrès de la médecine s'accompagnent également d'un allongement de la durée de vie. Cette évolution change considérablement la participation des psychologues aux recherches dans le domaine de la santé. Il s'agit alors de mieux identifier les facteurs qui permettent de maintenir les individus en bonne santé mais aussi les raisons qui poussent les individus à prendre des risques.

L'objectif de ce chapitre n'est pas de retracer l'historique et l'évolution de la psychologie de la santé puisqu'il existe déjà plusieurs ouvrages consacrés à cette entreprise (Fischer & Tarquinio, 2006 ; Bruchon-Schweitzer, 2002 ; Stroebe, 2000 ; Ogden, 2008). Cependant, notons que les entrées classiquement utilisées dans ces manuels tournent autour des différentes maladies, ou des modèles qui ont été développés en psychologie de la santé. Ainsi on retrouve tout un ensemble de recherches sur l'impact de la personnalité, les stratégies de coping, le stress, ou les facteurs environnementaux qui ont un impact sur la santé des individus.

Notre chapitre tiendra plutôt en une présentation des différents courants de recherche qui se sont développés depuis une quinzaine d'années ainsi que des méthodologies qui ont été mises à l'épreuve pour apporter des réponses aux nombreuses questions portées sur le domaine de la santé. Notre propos ne vise en rien l'exhaustivité puisque nous avons fait le choix de ne retenir que quelques recherches significatives relativement à chacun des niveaux de prévention (primaire, secondaire et tertiaire) définis par l'OMS. Ce choix de limiter notre présentation à la prévention tient à l'importance de celle-ci dans les questions de santé et à la volonté des éditeurs de cet ouvrage de présenter un document concis et susceptible de s'adresser à un large lectorat. En effet, nous sommes constamment exposés à des actions de prévention qui peuvent avoir des objectifs très variés. Il semble donc important de mieux cerner ces actions afin d'en améliorer leur compréhension et leur efficacité. Dans une première partie, nous aborderons différentes définitions de la psychologie de la santé que nous discuterons au regard de l'évolution du système de santé français. La seconde partie sera consacrée à la présentation de recherches selon le niveau de prévention dans lequel elles s'inscrivent. Enfin, dans la conclusion, nous aborderons les nouvelles perspectives de recherche qui devraient être développées dans les années à venir.

QU'EST-CE QUE LA PSYCHOLOGIE DE LA SANTÉ ?

La psychologie de la santé est une discipline assez récente puisqu'elle a été créée officiellement en 1979 par l'Association américaine de psychologie. Le développement de cette discipline doit beaucoup aux recherches américaines et nord-américaines qui ont pris conscience très tôt de l'importance des facteurs psychologiques dans le traitement ou l'accompagnement des personnes malades. En 1985, la psychologie de la santé se développe selon trois orientations : 1) contribuer à la prévention, au diagnostic et à la prise en charge de la maladie, 2) étudier les facteurs psychologiques, sociaux, émotionnels et cognitifs qui jouent dans les maladies, 3) développer les connaissances dans le domaine de l'étiologie des maladies et des facteurs qui protègent la santé. Ces trois orientations montrent l'étendue des recherches menées dans le champ de la santé qui n'apparait plus comme un domaine exclusivement réservé aux professions médicales. Aujourd'hui, les questions de santé sont considérées de façon plus globale et les questions relatives aux soins ne sont plus centrales dans les recherches. Cela se traduit par des recherches pluridisciplinaires qui englobent, entre autres, les facteurs biologiques, sociologiques, économiques et psychologiques. C'est avec ce regard que nous allons présenter quelques définitions de la psychologie de la santé et les discuter.

Avant même de proposer une lecture des recherches faites dans le champ de la santé, il est important de s'accorder sur une définition de la notion, tant elle a subi, ces vingt dernières années, des évolutions majeures. La santé (*Le Petit Robert*, 2006) est « le bon état physiologique d'un être vivant, fonctionnement régulier et harmonieux de l'organisme pendant une période appréciable (indépendamment des anomalies ou des traumatismes qui n'affectent pas les fonctions vitales) ». Cette définition, bien que très générale, ne renvoie pas à l'ensemble des champs d'action relatifs à la santé. L'étude de la santé prend non seulement en compte les travaux sur les maladies mais également la manière de vivre avec, et les conditions du maintien en bonne santé. Concrètement, les aspects préventifs sont une part très importante des recherches développées dans le champ de la santé, mais on retrouve aussi tout un pan de recherches sur le bien être.

Selon Matarazzo (1980), la psychologie de la santé peut être définie comme « la synthèse des contributions éducatives, scientifiques et pratiques de la psychologie à la promotion et au maintien de la santé, ainsi qu'à la prévention et au traitement des maladies et des dysfonctionnements associés » (p. 815). Dans la même perspective, pour Taylor (1991), « la psychologie de la santé est, dans le champ de la psychologie, dévolue à la compréhension des facteurs psychologiques qui expliquent la manière dont les gens restent en bonne santé, ou pourquoi ils deviennent malades et comment ils réagissent quand ils sont malades ». Ces deux définitions s'accordent sur l'idée que les questions de santé doivent être appréciées en fonction de leur niveau d'implication sur l'individu ou sur la maladie.

Ces définitions posent en quelque sorte trois orientations aux actions menées : comment se maintenir en bonne santé ? Comment expliquer psychologiquement la maladie ? Comment vivre avec la maladie ? Chacun de ces niveaux peut concerner le rapport que les individus entretiennent avec une maladie ou plusieurs. Prenons un exemple qui a fait l'objet de nombreuses études sur le VIH. Si le propos est de comprendre pourquoi certains individus sont « à risque » alors que d'autres ne le sont pas, le projet sera d'identifier les facteurs les plus discriminants des deux types de population. On peut imaginer que certaines caractéristiques (variables démographiques, sociologiques) ou certains traits de personnalité se retrouvent dans les deux groupes.

Le « comment vivre avec » a fait l'objet de nombreuses études dans le cadre de la prévention tertiaire et le VIH a souvent, de part la spécificité de l'évolution de la maladie, été choisi. En effet, les progrès de la médecine dans ce domaine ont permis d'augmenter très largement l'espérance de vie des personnes séropositives et sidéennes. Dorénavant, il faut réapprendre à vivre avec la maladie, reprendre une activité professionnelle, recréer un cercle amical etc. Tous ces changements sont des étapes difficiles pour les malades qui méritent le plus souvent un accompagnement attentif.

Après avoir défini ce qu'est la psychologie de la santé, nous allons nous interroger sur ce qu'est réellement un comportement de santé. Pour répondre à cette question, plusieurs typologies ont été élaborées (Kasl & Cobb, 1966 ; Matarazzo, 1984). Retenons uniquement celle proposée par Matarazzo qui nous semble être la plus exhaustive. En effet, selon lui, les comportements de santé peuvent être classés en deux grandes catégories : les comportements dangereux pour la santé *(health-impairing habits)* et les comportements qui protègent la santé des individus *(health-protective behaviors)*. Cette classification, qui peut paraitre au premier abord triviale, reflète particulièrement bien l'ensemble des comportements étudiés en psychologie de la santé. Dans le premier groupe de comportements, on retrouve tous les comportements que l'individu peut adopter et qui mettent en danger sa santé. C'est le cas de tous les comportements d'addiction (*e. g.*, boire, fumer, prendre des substances illicites, etc.), mais aussi des comportements de prise de risque (*e. g.*, rouler trop vite, avoir des rapports sexuels non protégés). Ces comportements sont pathogènes pour l'individu. *A contrario*, dans le second groupe de comportements on retrouve tous les comportements que l'individu adopte pour se protéger et protéger sa santé. Ces comportements sont préventifs (*e. g.*, faire un test de dépistage, se laver les dents, pratiquer une activité physique, etc.) mais aussi des comportements de recherche d'informations (*e. g.*, lors d'une consultation chez son médecin, dans des revues spécialisées, dans les émissions sur la santé, etc.). Ces comportements sont immunogènes pour l'individu.

Cette typologie repose sur l'idée qu'il est possible de classer les comportements en deux catégories sans pour autant se référer aux motivations qui poussent les individus à les adopter. Or, si l'on souhaite mettre en place des actions de prévention, il est impératif d'identifier les leviers et les freins qui poussent les individus à adopter ou non un comportement préventif. Pour ce faire, il est indispensable de connaitre leur motivation. Prenons l'exemple d'une personne qui s'oblige à avoir une alimentation équilibrée. Quelles sont ses motivations ? Protéger sa santé ? Faire attention à sa ligne ? Dans cet exemple, il apparaît évident que les campagnes sur l'alimentation saine doivent prendre en compte ces deux motivations car la communication sera différente dans les deux cas même si la finalité est la même.

Aux vues des définitions de la psychologie de la santé et des comportements de santé, les domaines d'action d'un psychologue social de la santé sont très variés. Le dépistage des maladies, l'observance thérapeutique, l'éducation thérapeutique, la prévention routière, l'étude du stress, l'alcoolisme, la pratique d'une activité physique, une bonne hygiène alimentaire ne sont que quelques exemples des nombreux travaux développés dans le champ de la santé. Cette vision, bien que non exhaustive, permet cependant d'apprécier l'étendue des recherches qui peuvent être développées par les psychologues dans le domaine de la santé en partenariat avec des équipes pluridisciplinaires.

Avant même de rentrer dans les différents axes de recherche développés par la discipline, il nous semble important de nous entendre sur les champs d'action de la psychologie de la santé. Dans les premiers travaux conduits dans le domaine de la santé, les psychologues avaient une approche principalement axée sur une orientation bio-médicale. De fait, il s'agissait principalement de travailler des questions relatives à la maladie, avec l'idée que l'étude de la maladie ne peut se limiter à une approche biologique. Ainsi, l'idée d'une prise en compte conjointe du corps (aspects organiques) et de l'esprit (la psyché) a pu se concrétiser avec l'idée sous-jacente que l'esprit peut contribuer à l'explication des maladies et à la façon dont les traitements sont acceptés par le patient. Dès lors, les psychologues ont pu prendre une part significative dans le suivi des patients et dans les dispositifs d'aide qui sont mis en place.

Aujourd'hui, la psychologie de la santé a un champ d'action vaste qui s'étend d'une part du dépistage des maladies à l'accompagnement des personnes malades jusqu'au bien être des individus malades. D'autre part, tout un autre pan de la recherche s'intéresse à la qualité de vie (Nordenfelt, 1994) et aux conditions de son maintien. Cette vision plus générale de la psychologie de la santé participe indéniablement de l'essor considérable de la discipline constaté ces dernières années.

La suite de ce chapitre sera organisée autour de la prise en compte de différents niveaux de prévention. Ce choix participe de l'idée selon laquelle la psychologie de la santé trouve une place particulière aux différents stades de la maladie qui s'étend de l'absence de maladie jusqu'à l'accompagnement des personnes malades puis à l'évitement des récidives. Ce choix, que d'aucuns pourraient trouver un peu radical, est guidé par la volonté de mettre en avant les explications relatives à la psychologie pour expliquer les comportements des individus en matière de santé mais également pour explorer les recherches faites dans le champ de la psychologie de la santé sous un regard nouveau. En effet, la lecture des résultats obtenus ainsi que leurs applications sont souvent minimisées. Or, si nous regardons l'ensemble des travaux menés, cela nous conduirait à proposer davantage de préconisations utilisables par les organismes de santé ainsi que par les particuliers. Ce dernier aspect est un facteur essentiel au développement de la discipline.

LES DIFFÉRENTS NIVEAUX DE PRÉVENTION

Définitions

La prévention renvoie à « l'ensemble des mesures visant à éviter ou à réduire le nombre et la gravité des maladies ou des accidents » (Bury, 1988 p. 95). Ce ne sont pas nécessairement des mesures médicales (traitements) mais ce peut être aussi des mesures législatives (*e. g.*, loi Evin) ou économiques (prise en charge). L'éducation à la santé ainsi que l'éducation thérapeutique peuvent aussi être des moyens pour développer la prévention.

Si l'on reprend la définition de l'Organisation mondiale de la santé (OMS), on peut distinguer trois niveaux de prévention, chacun de ces niveaux renvoyant à des courants de recherches très spécifiques.

La prévention primaire consiste à travailler en amont afin d'éviter l'apparition de la maladie. Les conduites à risques peuvent concerner les conduites individuelles, environnementales ou sociétales. À titre d'exemple, dans le cadre de la prévention primaire des toxicomanies, il peut s'agir d'informer les enfants sur les dangers du tabac afin d'éviter qu'ils n'entrent dans des conduites de consommation. L'idée étant que l'information sur les dangers engendrés par la consommation de tabac est un vecteur de prévention efficace.

La prévention secondaire se situe au niveau de la détection et après l'apparition de la maladie. Le but va être ici de dépister la maladie (*e. g.*, les grandes campagnes de dépistage du cancer du sein, ou plus récemment celles sur le cancer colorectal). Une fois que la maladie est présente, il faut faire en sorte que des solutions thérapeutiques (*e. g.*, chimiothérapie, chirurgie) soient mises en œuvre au plus vite afin d'empêcher une évolution trop rapide de la maladie.

La prévention tertiaire se situe en aval de la déclaration de la maladie. Deux objectifs sont lors de cette action pris en compte : d'une part diminuer les conséquences délétères de la maladie sur la vie du malade (*e. g.*, éviter la mise à l'écart des personnes malades) et d'autre part, tenter de diminuer les récidives (*e. g.*, récidive alcoolique chez les patients greffés du foie).

À chaque niveau de prévention, plusieurs domaines de recherches ont été développés et utilisent des méthodologies très variées souvent complémentaires. Les interventions sont la plupart du temps pluridisciplinaires et font intervenir, chacun sur leur domaine de compétences, des médecins, des paramédicaux (*e. g.*, kinésithérapeutes, diététiciens...), des éducateurs et des psychologues.

Les recherches dans le cadre de la prévention primaire

Le rôle des psychologues de la santé au niveau de la prévention primaire consiste à apporter des réponses aux questions suivantes : Comment informer sur les risques ? Comment identifier les freins et les leviers pour l'adoption de comportements sains ? Ou encore, comment évaluer l'impact des actions menées ?

Afin d'illustrer notre propos, nous allons présenter un exemple de campagne de prévention qui s'appuie sur la prévention primaire. Depuis le début des années quatre-vingt, de nombreuses campagnes de prévention ont été élaborées pour informer les individus des risques de transmission du virus du SIDA. Dans un premier temps ces campagnes étaient très ciblées sur des populations à risques (homosexuels et usagers de drogues principalement). Elles ont conduit à la stigmatisation de ces populations, et ont eu un effet délétère sur le reste de la population qui ne s'est pas sentie concernée. Pour y remédier, on a élargi ces actions de prévention à la population globale. Nous allons essayer de comprendre comment et pourquoi ce changement a eu lieu, et notamment quel a été le rôle des psychologues sociaux de la santé dans cette évolution.

L'élaboration des campagnes de prévention

Les apports des psychologues de la santé à l'élaboration des campagnes de prévention se situent à deux niveaux. D'une part, ils participent à une meilleure connaissance de la maladie et d'autre part, ils permettent d'identifier les facteurs intervenant dans les prises de risques.

Concernant le premier point, quel que soit le domaine de santé, il faut mettre en place des campagnes de prévention afin de sensibiliser et d'informer les individus. Cette sensibilisation est le principal objectif de la prévention primaire. Il s'agit d'une part de présenter les maladies au grand public et de faire en sorte que les connaissances relatives aux maladies soient plus importantes, et d'autre part, de diminuer l'impact des fausses croyances sur le comportement des individus. Ici, le postulat est que c'est l'absence de connaissance ou d'information, ainsi que les fausses croyances qui conduisent les individus à s'engager dans des conduites à risques. Par conséquent, si les individus sont mieux informés, on devrait constater une diminution des risques pris par les individus, et une augmentation de comportements sains. Pour renseigner cet aspect, de nombreuses études ont été lancées. Il s'agit des enquêtes KAPB (Knowledge, attitude, practice and behavior), qui ont pour objectif d'identifier la perception des individus de la maladie (Moatti & Dab, 1994). Elles permettent ensuite d'établir des recommandations pour les campagnes de prévention. Alors que des campagnes ciblées ont conduit au début de l'épidémie à une stigmatisation des groupes à risques, aujourd'hui, l'évolution des connaissances fait que cette stigmatisation est moins forte.

Concernant le second aspect, on retrouve majoritairement des recherches anglo-saxonnes. L'objectif est d'identifier les facteurs qui peuvent influencer les comportements des individus. Pour ce faire, les psychologues de la santé ont recours à des modèles plus ou moins complexes. Pour ne prendre que quelques exemples, la Théorie de la motivation à la protection (Rogers, 1975), le Health belief model (HBM, Rosenstock, 1974), la Théorie de l'action raisonnée (Ajzen & Fishbein,

1980) ou encore la Théorie du comportement planifié (Ajzen, 1985) sont autant de modèles qui ont été utilisés dans le champ du SIDA. Les principales recherches se sont concentrées sur le port du préservatif. Les principaux enseignements sont que la perception de la sévérité de l'infection ou encore la vulnérabilité perçue sont des facteurs importants pour expliquer le port ou le non-port du préservatif (pour une méta-analyse, Gerrard, Gibbons & Bushman, 1996). Le fait d'adopter un comportement désirable, d'avoir des attitudes positives, ou de se soumettre à la pression sociale sont aussi des facteurs importants (Albarracin, Johnson, Fishbein & Muellerleile, 2001). Ce qui semble important, c'est de montrer que le comportement à adopter est facile, qu'il ne nécessite pas d'habileté particulière, ni d'effort. Ces apports sont essentiels pour la conception des campagnes de prévention. En effet, ils permettent de mieux communiquer sur les comportements à adopter.

L'évaluation des campagnes

Démontrer l'efficacité d'une action de prévention est non seulement une nécessité, mais aussi une obligation. Cependant, c'est une démarche qui est non seulement difficile à mettre en place mais dont les résultats sont souvent contestés et contestables. Aujourd'hui, il est impossible d'utiliser des fonds publics pour mener des actions de prévention sans inclure un volet sur l'évaluation de l'action. En effet, plusieurs textes de loi régissent dorénavant l'utilisation des budgets de l'état, et notamment deux qui influencent le travail des psychologues de la santé :

La circulaire du 23 février 1989 relative au renouveau du service public définit l'évaluation comme un devoir : « Il ne peut y avoir ni autonomie sans responsabilité, ni responsabilité sans évaluation, ni évaluation sans conséquence » (circ. n° PRM/8910096/C, 23 février 1989, *JO*, 24 février 1989, p. 2526).

De même, le décret du 18 novembre 1998 a donné naissance à un Conseil National de l'évaluation. Celui-ci met en place des unités d'évaluation au sein des différents ministères. Il crée également une mission d'évaluation et de contrôle au sein de l'Assemblée nationale. Sa principale fonction est de renforcer le contrôle de l'assemblée sur l'action des pouvoirs publics et sur la bonne utilisation des fonds publics.

La principale question est : Comment a évolué l'impact des actions de prévention ? Les recherches dans ce domaine sont basées sur l'idée que chaque campagne de prévention répond à une demande dont on peut extraire des indicateurs de réussite ou d'échec. Il faut par exemple vérifier si la cible de la communication a bien été touchée, si l'on peut observer des changements de comportement etc. Ce sont les effets directs de la campagne. Mais on peut aussi chercher à évaluer les effets à long terme des actions qui sont bien souvent des effets indirects.

Les méthodologies utilisées sont souvent des mesures avant/après qui ont pour objectif de déterminer si les individus ont changé de comportement ou d'attitude après avoir été exposés à la campagne de prévention. Les indicateurs utilisés sont alors la mémorisation, la compréhension, l'implication ou encore les intentions d'action ou de modification des comportements et attitudes des individus. On retrouve à ce niveau des domaines très variés. Pour ne citer que quelques exemples, la prévention routière ou le SIDA sont deux champs dans lesquels on a tenté d'évaluer les effets des campagnes de prévention. La méthodologie utilisée pour mesurer l'impact des actions de prévention est toujours identique. La première étape consiste à mesurer l'attitude des individus à l'égard du comportement de santé dont il est question. Cette mesure (mesure 1) s'effectue avant d'exposer les individus au message de prévention. La seconde étape est celle de l'exposition au message persuasif. Ce message est conçu pour influencer les attitudes de l'individu à l'égard des comportements de prévention. Après avoir été exposé au message de prévention, une seconde mesure (mesure 2) est faite pour évaluer l'impact du message sur le comportement de l'individu. On obtient une estimation du changement d'attitude en comparant la mesure 1 et la mesure 2. Cette méthodologie est assez facilement applicable lorsqu'il s'agit de mesurer un changement d'attitude à l'égard d'un comportement de prévention. *A contrario*, elle devient plus difficile à mettre en place lorsqu'il s'agit de mesurer un changement de comportement. Un problème récurent est à noter dans ce cas. Il est aujourd'hui très difficile de suivre une cohorte d'individus et bien souvent, l'échantillon qui a répondu à la première mesure est beaucoup plus important que celui qui répond à la seconde mesure. La seconde mesure est donc souvent effectuée juste après l'exposition au message. Par conséquent, il est très difficile d'accorder une valeur prédictive de changement au résultat obtenu car une mesure qui intervient juste après l'exposition est une mesure très peu fiable en terme de changement à long terme.

Une autre catégorie de recherches s'appuie sur la prévention primaire, à savoir les travaux sur la prise de risque. En effet, il s'agit des travaux qui visent à évaluer, ou identifier les raisons pour lesquelles certains individus prennent des risques alors que d'autres vont plutôt avoir tendance à les éviter. Plusieurs méthodologies peuvent servir cet objectif. Tout d'abord, on trouve des travaux qui ont pour objectif d'identifier des variables de personnalité qui seraient à l'origine des prises de risque comme par exemple les études sur la recherche de sensation (Zukerman, 1994), sur les preneurs de risques (Taylor & Hamilton, 1997) ou encore sur les caractéristiques démographiques (*e. g.*, Enquêtes de santé publique). Concernant ce dernier aspect, les hommes sont identifiés comme prenant plus de risques que les femmes. Il en est de même pour les jeunes par rapport aux personnes plus âgées.

Quels sont les apports de la psychologie de la santé au niveau de la prévention primaire ? Comme nous avons pu le voir, les travaux menés par les psychologues de la santé permettent d'éclairer la façon dont la campagne de prévention doit se construire. Ces recherches mettent l'accent sur les leviers et les freins à l'adoption de comportements préventifs. Cet apport concerne non seulement le contenu des messages mais aussi les publics à cibler. En effet, les recherches montrent que les caractéristiques démographiques (*e. g.*, Enquêtes de santé publique) jouent un rôle important dans l'explication des comportements risqués. Mais au-delà de l'apport à la conception de la campagne, le psychologue de la santé peut aider l'institution dans la mise en place des procédures d'évaluation. En effet, l'utilisation de critères plus psychologiques permet de mieux comprendre comment les actions de prévention agissent sur les individus.

En conclusion, il semble que toutes les recherches menées nous conduisent à penser qu'il est préférable de mener des actions de prévention ciblées adaptées au public concerné. En effet, vouloir être trop général conduit la plupart du temps à un échec, personne ne se sentant réellement concerné. Il faut aussi que les objectifs de l'action soient clairement définis en amont de sa mise en place. Si l'on veut pouvoir évaluer l'impact d'une prévention, il est nécessaire d'en connaitre les objectifs.

Les recherches dans le cadre de la prévention secondaire

À ce niveau, plusieurs questions peuvent se poser. La première concerne le dépistage. Dans quelles circonstances se faire dépister ? Quels sont les facteurs qui poussent l'individu à se faire dépister ? La seconde renvoie à l'observance thérapeutique. Pourquoi certains individus sont observants alors que d'autres ne le sont pas ? Quelles sont les conditions facilitatrices de l'observance ? Pour répondre à ces questions, la méthodologie la plus utilisée est l'étude longitudinale.

La question du dépistage

L'intérêt de travailler sur les conduites de dépistage n'est plus à démontrer. En effet, quelle que soit la maladie, le dépistage précoce permet d'améliorer la prise en charge des malades mais aussi de réduire les coûts liés au traitement de la maladie. Dorénavant, on sait que lorsqu'une maladie est découverte précocement, elle coûte moins cher en termes de soins, mais surtout que cela augmente les chances de vivre sans en subir de lourdes conséquences. Ces deux aspects ont contribué au développement des campagnes pour le dépistage. Le VIH, le cancer du sein pour les femmes, de la prostate pour les hommes, ou encore de la séropositivité sont parmi les exemples les plus connus. La psychologie de la santé s'est intéressée particulièrement aux facteurs qui permettent de prédire le comportement des individus en matière de dépistage. Pourquoi certains individus adoptent-ils spontanément ce comportement alors que d'autres préfèrent ne pas savoir ? Comment amener les personnes du second groupe à changer leur comportement ? Plusieurs modèles de psychologie permettent d'apporter des réponses. On peut citer notamment le Health belief model (HBM, Rosenstock, 1974) ou encore la Théorie de l'action raisonnée (TAR, Ajzen & Fishbein, 1980) et son extension la Théorie du comportement planifié (TCP, Ajzen, 1985).

Avant de présenter les facteurs qui facilitent le dépistage, définissons ce que sont les enjeux. Le dépistage consiste à détecter une maladie à un stade asymptomatique. Pour que le dépistage soit efficace, plusieurs conditions doivent être remplies. La maladie doit être identifiable à un stade latent, la technique de dépistage doit être efficace, les connaissances médicales doivent permettre la mise en place d'un traitement et enfin, le coût entre le dépistage et le traitement doit être équilibré (Wilson & Jungner, 1968). À ces critères, d'autres sont venus s'ajouter comme une prévalence importante de la maladie, la capacité à émettre un diagnostic précis ou encore une issue favorable pour traiter les complications liées à la maladie.

La problématique du dépistage des maladies est au cœur de nombreux travaux menés par des psychologues de la santé. Aujourd'hui, cette question est au centre des préoccupations tant du point de vue de la prévention que des questions économiques. Pour ne donner qu'un exemple, prenons le plan cancer instauré depuis 2004. Un des axes de ce plan concerne le dépistage du cancer du sein. Dans ce cadre, la stratégie de dépistage a consisté à mettre en place un dépistage massif pour les femmes à partir de 50 ans, mais aussi à améliorer les connaissances sur cette maladie et ses traitements. Les recherches menées dans le domaine de la psychologie de la santé ont permis d'identifier les caractéristiques des femmes qui effectuent davantage les tests de dépistage du cancer du sein. Par exemple, Maclean, Sinfield, Klein & Harnden (1984) montrent que ce sont les femmes ayant un statut économique élevé qui participent aux campagnes de dépistage. Pour Owens *et al.* (1987), ce sont celles qui sont plus âgées. Ces travaux s'appuient sur une démarche descriptive.

Afin d'illustrer une des méthodologies de recherche concernant ce niveau de prévention, intéressons-nous à la recherche de Sheeran, Conner & Norman (2001) qui présente l'avantage d'étudier sur le long terme le comportement d'individus au regard du dépistage. Il s'agit d'une étude longitudinale (en milieu rural anglais sur 13 mois) concernant l'intention de se déplacer pour faire un bilan de santé. Les auteurs effectuaient 3 temps de mesure. Un premier questionnaire était envoyé par la poste : il portait sur les variables de la Théorie du comportement planifié, c'est-à-dire les attitudes, les normes subjectives, le contrôle perçu ainsi que l'intention comportementale concernant le dépistage. Un mois plus tard, leur médecin traitant leur envoyait une invitation pour faire un bilan (on regardait le nombre de personnes qui prenaient effectivement rendez-vous). Douze mois plus tard, on renvoyait un questionnaire pour voir dans quelle mesure les individus continuaient à prendre soin de leur santé. Les principaux résultats de cette recherche montrent que l'intention comportementale et la perception de contrôle sont prédictives du comportement concernant le fait de prendre soin de sa santé (*vs* ne pas prendre soin de sa santé) mais aussi sur la fréquence à laquelle on en prend soin. Cependant, ils le sont moins que dans d'autres études (Armitage et Conner 2001 ; Godin et Kok, 1996). Ces résultats peuvent s'expliquer par le fait que la TCP n'est pas à la base une théorie explicative sur le maintien d'un comportement. Il s'agit plutôt d'un modèle sur la formation d'intention que d'un modèle explicatif sur le passage d'une intention à un comportement (Abraham, Sheeran & Johnson, 1998 ; Conner & Sparks, 1996 ; Orbell & Sheeran, 1998).

Mais parallèlement, d'autres méthodologies ont été utilisées pour étudier, par exemple, le dépistage du cancer du sein. Une étude de Bish *et al.* (2000) a comparé le poids prédictif des facteurs du *Health belief model* (Rosenstock, 1974) et de la Théorie du comportement planifié (Ajzen, 1991) par rapport au fait d'aller se faire dépister pour le cancer du sein. Les résultats de cette étude sont assez contrastés. Même si la TCP s'avère utile pour prédire l'intention de se faire dépister, aucune des deux théories n'apporte de réponse sur le comportement réel de dépistage.

Au travers des résultats de cette étude on comprend bien l'enjeu majeur des recherches menées dans le cadre de la psychologie de la santé. En effet, même s'il existe de nombreux modèles pour tenter d'expliquer le comportement des individus, il est indispensable de multiplier les mesures (objectives et subjectives) pour pouvoir prédire le comportement des individus. Renseigner un seul aspect, ici l'intention comportementale, n'est pas suffisant.

La question de l'observance thérapeutique

L'observance se définit, à l'origine, en termes d'obéissance à une règle. L'observance thérapeutique quant à elle peut se définir en termes de respect des prescriptions médicales et paramédicales. Elle s'opérationnalise comme un ensemble de comportements qui peuvent englober non seulement la prise de médicaments, mais également le suivi de régimes alimentaires ainsi que les comportements adaptés ou « sains » intervenant dans le style de vie et qui influencent la santé (Fontaine & Salah, 1991). Elle est parfois complétée par d'autres comportements liés à la santé, tels que venir au rendez-vous du médecin, avoir une alimentation saine et équilibrée, faire de l'exercice, éviter de fumer, etc. (Blackwell, 1973, 1992 ; Brown & Fitzpatrick 1988 ; Myers & Midence, 1998). Le terme « observance » traduit le degré de coïncidence entre le comportement du patient en termes de prises médicamenteuses et la prescription médicale (Slama *et al.*, 2006). Cela relève à l'évidence du comportement. Améliorer l'observance revient le plus souvent à modifier des comportements habituels. « La moitié des patients suit les prescriptions médicales à la lettre » (Postel-Vinay & Menard, 2004). Il n'échappe à personne que ce problème représente un enjeu très important tant du point de vue thérapeutique, au regard de l'efficacité de la prise en charge, que du point de vue économique, au regard du coût des conséquences de cette non-observance.

Les psychologues de la santé s'appuient principalement sur trois modèles théoriques pour expliquer les déterminants de l'observance thérapeutique. Le premier est le modèle de compliance en santé (Health compliance model) développé par Heiby et Carlston (1996). C'est un modèle explicatif qui rend compte de la façon dont les patients vivent leur observance à partir de facteurs individuels subjectifs, des antécédents situationnels et des conséquences. Le second est le modèle systémique de soins préventifs *(Model of clinical prevention)* de Walsh et McPhee (1992). Ce modèle, plus complexe que le précédent, est élaboré à partir du *Health belief model*, de la Théorie de l'action raisonnée (Fishbein & Azjen, 1975) ainsi que du concept d'auto-efficacité de Bandura (1977). Il s'appuie sur trois grands types de facteurs, les facteurs prédisposants, capacitants et renforçants. Une de ses particularités est d'intégrer la relation avec les soignants dans les causes de l'observance. Et enfin, le troisième est le modèle de prédiction des comportements de santé proposé par Pender (1975). Dans ce modèle, cinq catégories de facteurs sont représentées : les variables démographiques, le rapport de l'individu à la santé, les freins identifiés par le patient à sa bonne santé, les rappels sur la maladie et l'interaction entre toutes ces variables.

Les nombreuses études menées montrent que plus de 200 variables peuvent influencer la compliance (Haynes *et al.*, 1979, cités par Tarquinio & Tarquinio, 2007). Il s'avère très complexe d'étudier le poids des différents facteurs et de déterminer un « profil type » de l'observant. Ce n'est jamais une variable qui est explicative de l'observance, mais plutôt une combinaison de variables qui dépend des caractéristiques du patient et de la maladie (Tarquinio & Tarquinio, 2007). Cependant, trois types de facteurs se révèlent avoir des effets récurrents (les caractéristiques du patient, la compréhension de la maladie et la relation entre le soignant et le soigné). Dans tous les cas, pour comprendre l'observance, il est nécessaire de comprendre la non-observance.

Les apports des psychologues de la santé résident principalement dans la manière de considérer l'interaction entre le patient, le soignant et le traitement. En effet, il s'agit de faire prendre conscience au patient qu'il a un rôle à jouer dans le succès du traitement. Il devient responsable. Enfin, c'est à ce niveau que les recherches multidisciplinaires sont les plus importantes à développer et que le partenariat avec les équipes médicales est nécessaire. En effet, il est impossible de mener une recherche sur l'observance thérapeutique si les données médicales et biologiques ne sont pas disponibles.

Les recherches dans le cadre de la prévention tertiaire

À ce stade de la prévention il s'agit d'aider les personnes à vivre avec leur maladie (au niveau médical, psychologique ou social) mais aussi à éviter toutes formes de complications liées à la maladie.

Dans le cadre de la prévention tertiaire, de nombreuses recherches se sont développées pour améliorer les conditions de vie des patients qui souffrent de maladies chroniques (*e. g.*, maladies cardio-vasculaires, VIH, hépatite C, etc.). En effet, avec les progrès de la médecine de nouvelles problématiques apparaissent. Prenons l'exemple du SIDA. Cette maladie, apparue au début des années quatre-vingt, a fait l'objet de nombreuses études dans des domaines très variés. Dès le début de la maladie, les psychologues de la santé ou sociaux se sont intéressés aux représentations sociales de la maladie (Morin, 1994), à la stigmatisation des populations les plus touchées (Comby, Devos & Deschamps, 1993) ou encore à l'observance thérapeutique (Moatti & Spire, 2000; Gaucher, 2005). De grandes enquêtes nationales ont été réalisées (enquête KAPB : *Knowledge, attitude, practice and behavior*) et ont permis d'apprécier l'évolution des connaissances, représentations, attitudes et comportements des individus par rapport à la maladie. Les travaux qui vont nous intéresser ici concernent les dernières recherches menées qui portent sur comment aider les personnes séropositives à vivre avec la maladie. Cette nouvelle problématique est née des progrès de la médecine qui depuis quelques années a changé les caractéristiques de cette infection. En effet, au début de la maladie, les patients sidéens avaient une espérance de vie courte et il s'agissait de les aider à l'accepter. Mais aujourd'hui, le SIDA peut être considéré comme une maladie chronique avec les trithérapies et quadrithérapies. Cependant ces traitements restent très lourds à supporter et il faut accompagner les patients dans la reprise d'une vie sociale et professionnelle. Ce changement de statut a conduit les psychologues de la santé à réfléchir sur les moyens d'aider les patients à mieux gérer leur pathologie. Dans le cadre de la prévention tertiaire, il s'agit pour les psychologues de la santé d'apporter des réponses pour permettre aux séropositifs et aux sidéens de mieux appréhender le quotidien, la gestion de la lourdeur des traitements (recherches notamment dans le domaine de l'éducation thérapeutique) ou la meilleure manière de reprendre une vie sociale et/ou professionnelle (recherches sur le rôle du soutien social par exemple). Là encore, le travail en équipe pluridisciplinaire est primordial si l'on veut pouvoir apporter des solutions.

CONCLUSION

Tout au long de ce chapitre nous avons tenté de montrer en quoi la psychologie de la santé pouvait apporter des éléments de réponse aux questions qui se posent tant du point de vue du comportement des individus que des pouvoirs publics en matière de santé. Comme nous avons pu le voir, la santé est un enjeu majeur qui suscite beaucoup d'intérêts mais aussi beaucoup d'interrogations. À partir de cette présentation, plusieurs constats peuvent être faits.

Un premier constat : les éclairages proposés par la psychologie de la santé sont très diversifiés. Aujourd'hui, nous sommes en mesure de mieux comprendre pourquoi certains individus prennent des risques alors que d'autres au contraire adoptent des comportements sains. Nous avons aussi progressé dans la connaissance des maladies et dans les représentations que les individus ont de celles-ci. Sur ce dernier point, les recherches ont montré que plus on connaît une maladie et moins elle suscite de la peur, et par conséquent, nous conduit à moins exclure les personnes qui en souffrent (ceci est notamment vrai pour les personnes séropositives ou sidéennes).

Un deuxième constat : les recherches en matière de santé peuvent être réalisées aussi bien en laboratoire qu'en milieu écologique. Il apparaît même que ces deux façons d'aborder les problématiques de santé sont très complémentaires. En effet, d'une part, il est souvent difficile d'avoir accès à des usagers de santé qui souffrent de pathologies et il est donc nécessaire d'expérimenter en laboratoire les modèles avant de les éprouver sur le terrain. D'autre part, beaucoup de problématiques de santé concernent les raisons pour lesquelles certains individus adoptent davantage de comportements bénéfiques à leur santé. Il devient alors intéressant d'interroger des tout-venant.

Un troisième constat : les différents niveaux de prévention sont complémentaires. En effet, pour une approche complète des différentes pathologies, il est souvent nécessaire de développer des recherches sur les trois niveaux. Renseigner un seul niveau ne serait pas suffisant pour circonscrire l'ensemble des processus psychologiques qui se jouent dans la façon dont l'individu aborde la maladie, ou de façon plus générale sa santé.

Loin d'être exhaustif, ce chapitre a présenté plusieurs axes de recherches qui ont été développés, ou qui sont en plein chantier. Nous avons choisi de présenter ces axes en prenant comme grille de lecture les différents niveaux de prévention. Ce mode de présentation nous a conduits à sélectionner les travaux présentés ainsi que les méthodologies utilisées. Cependant, nous avons tenté de faire un panorama des recherches qui, actuellement, sont les plus représentatives de l'activité des psychologues sociaux de la santé.

Pour conclure, la psychologie de la santé est une discipline jeune et en plein essor. L'évolution de la santé et des systèmes de soins a conduit les psychologues de la santé à changer leur pratique. Actuellement, de plus en plus de recherches expérimentales sont développées mais elles s'accompagnent de mise en place de protocoles interdisciplinaires. Ce travail pluridisciplinaire est essentiel au développement de la discipline. Il permet d'investir des champs de recherche plus complexes et variés.

Il conviendra donc à l'avenir de continuer à investir le domaine de la psychologie de la santé en y apportant des contributions originales se basant sur une compréhension plus globale des problèmes de santé. Pour ce faire, il faudra considérer la santé tant sur son versant positif (être en bonne santé, la qualité de vie) que sur son versant négatif (la maladie). Mais il sera aussi nécessaire de travailler davantage en milieu écologique afin de pouvoir généraliser les résultats obtenus et apporter des réponses concrètes aux interrogations des patients, des professionnels de santé mais aussi des pouvoirs publics.

Références

ABRAHAM C., SHEERAN P. & JOHNSTON M. (1998), « From health beliefs to self-regulation: theoretical advances in the psychology of action control », *Psychology and Health,* 13, p. 569-591.

AJZEN I. (1985), « From intentions to actions: A theory of planned behavior », *in* J. KULH & J. BECKMANN (dir.), *Action control: From cognition to behavior*, Hillsdale, NJ, Erlbaum, p. 11-39.

ALBARRACIN D., JOHNSON B. T., FISHBEIN M. & MUELLERLEILE P. A. (2001), « Theories of reasoned action and planned behavior as models of condom use: A meta-analysis », *Psychological Bulletin*, 127 (1), janv. 2001, p. 142-161.

ARMITAGE C. J. & CONNER M. (2001), « Efficacy of the Theory of Planned Behaviour: A meta-analytic review », *British Journal of Social Psychology*, 40, p. 471-499.

BANDURA A. (1977), « Self efficacy. The exercice of control », New York, Freeman.

BISH A., SUTTON S. & GOLOMBOK S. (2000), « Predicting uptake of a routine cervical smear test: a comparison of the Health Belief Model and the Theory of Planned Behavior », *Psychology and Health*, 15, p. 30-50.

BLACKWELL B. (1973), « Drug therapy: patient compliance », *The New England Journal of Medicine*, 289 (5), p. 249-252.

BLACKWELL B. (1992), « Compliance », *Psychotherapy and Psychosomatics*, 58 (3-4), p. 161-169.

BROWN J. & FITZPATRICK R. (1988), « Factors influencing compliance with dietary restrictions in dialysis patients », *Journal of Psychosomatic Research*, 32 (2), p. 191-196.

BRUCHON-SCHWEITZER M. (2002), « Psychologie de la santé. Modèles, concepts et méthodes », Paris, Dunod.

BURY J.-A. (1988), *Éducation pour la santé : concept, enjeux, planification*, De Boeck University.

CHARLES C., GAFNI A. & WHELAN T. (1999), « Decision making in the physician-patient encounter: revesisting the shared treatment decision-making model », *Social science & Medecine*, 88 (5), p. 651-661.

Circulaire n° PRM/8910096/C, 23 février 1989, *JO*, 24 février 1989, p. 2526.

COMBY L., DEVOS T.-H. & DESCHAMPS J.-C. (1993), « Représentations sociales du sida et attitudes l'égard des personnes séropositives », *Les Cahiers Internationaux de Psychologie Sociale*, 17, p. 6-33.

CONNER M. & SPARKS P. (1996), « The theory of planned behaviour and health behaviours », *in* M. CONNER & P. NORMAN (dir.), *Predicting Health Behaviour:*

Research and Practice with Social Cognition Models, Buckingham, England, Open Univ. Press, p. 121-62.

FISCHER G.-N. & TARQUINIO C. (2006), *Les concepts fondamentaux de la psychologie de la santé*, Paris, Dunod.

FONTAINE O. & SALAH D.-O. (1991), « La compliance : un problème de santé », *Revue Médicale de Liège*, XLVI (6), p. 343-349.

GERRARD M., GIBBONS F. X. & BUSHMAN B. J. (1996), « Relation between perceived vulnerability to HIV and precautionary sexual behavior », *Psychological Bulletin*, 119, p. 390-409.

GODIN G. & KOK G. (1996), « The theory of planned behavior: a review of its applications to health-related behaviors », *American Journal of Health Promotion*, 11, p. 87-97.

HAYNES R. B., TAYLOR D. W. & SACKETT D. L. (1979), « *Compliance in health care* », Baltimore, John Hopkins University Press.

HEIBY E. M. & CARLSTON J. G. (1986), « The Health Compliance Model », *Journal of Compliance Health Care 1* (2), p. 135-152.

KASL S. A. & COBB S. (1966), « Health behavior, illness behavior, and sick role behavior », *Archives of Environmental Health*, 12, p. 246-266.

MACLEAN U., SINFIELD D., KLEIN S. & HARNDEN B. (1984), « Women who decline breast screening », *Journal of epidemiology and community health*, 8, p. 278-283.

MATARAZZO J. D. (1980), « Behavioral health and behavioral medicine: Frontiers for a new health psychology », *American Psychologist*, 35 (9), p. 807-817.

MATARAZZO J. D. (1984), « Behavioral immunogens and pathogens in health and illness », *in* B. L. HAMMONDS & C. J. SCHEIRER (dir.), *Psychology and health*, Washington DC, US, American Psychological Association, p. 9-43.

MOATTI J. P., DAB W., QUENEL P. & BELTZER N. (1994), « Social perception of AIDS in French general public: 1987-1990 evolution in Paris region », *Psychology & Health*, 9 (4), p. 285-296.

MOATTI J. P. & SPIRE B. (2000),« Au-delà de l'observance : les recherches sociocomportementales sur l'impact des multithérapies antirétrovirales », *Transcriptase*, 83, p. 1-7.

MORIN M. (1994), « Entre représentations et pratiques : le sida, la prévention et les jeunes », *in* J.-C. ABRIC (dir.), *Pratiques sociales et représentations*, Paris, PUF, p. 109-144.

MYERS L. B. & MIDENCE K. (1998), *Adherence to treatment in medical conditions*, Amsterdam, Harwood Academic Publishers.

NORDENFELT L. (1994), « Mild mania and the theory of health: A response to Mild mania and well-being », *Philosophy, Psychiatry, & Psychology*, 1 (3), p. 179-184.

OGDEN J. (2008), *Psychologie de la santé*, Bruxelles, De Boeck université.

ORBELL S. & SHEERAN P. (1998),« "Inclined abstainers": A problem for predicting health-related behaviour », *British Journal of Social Psychology*, 37 (2), p. 151-165.

PENDER N. J. (1975), « A conceptual model for a préventive health behavior. Nursing Outlook », 23 (6), p. 385-390.

POSTEL-VINAY N. & MÉNARD J. (2004), « Observance en pratique médicale courante », *in* A. GRIMALDI & J. COSSERAT (dir.), *La relation médecin-malade*, Paris, Elsevier p. 157-166.

ROGERS R. W. (1975), « A protection motivation theory of fear appeals and attitude change », *Journal of Psychology*, 91, p. 93-114.

ROSENSTOCK I. (1974), « The health belief model and preventive health behavior », *Health Education Monographs*, 2, p. 354-386.

SHEERAN P., CONNER M. & NORMAN P. (2001), « Can the theory of planned behavior explain patterns of health behavior change? », *Health Psychology*, 20 (1), p. 12-19.

SLAMA L., LE CAMUS C., AMIEL C., PIALOUX G. & GHARAKHANIAN S. (2006), « L'observance thérapeutique au cours de l'infection VIH, une approche multidisciplinaire », *Médecine et maladies infectieuses*, 36, p. 16-26.

STROEBE W. (2000), *Social psychology and health* (2e éd.), Maidenhead, BRK, England, Open University Press.

TARQUINIO C. & TARQUINIO M. P. (2007), « L'observance thérapeutique : déterminants et modèles théoriques », *Pratiques psychologiques*, 13, p. 1-19.

TAYLOR R. L. & HAMILTON J. C. (1997), « Preliminary evidence for the role of self-regulatory processes in sensation seeking », *Anxiety, Stress, and Coping*, 10, p. 351-375.

TAYLOR S. E. (1991), *Health Psychology*, New York, McGraw Hill.

WALSH J. M. & MCPHEE S. J. (1992), « A systems model of clinical preventive care: An analysis of factors influencing patient and physician », *Health Education Quarterly*, 19 (2), p. 157-175.

WILSON J. M. & JUNGNER Y. G. (1968), « Principles and practice of screening for disease », *Public Health Paper Genova*, World Health organisation.

ZUCKERMAN M. (1994), *Behavioural Expressions and Biosocial Bases of Sensation Seeking*, Cambridge/New York, Cambridge University Press.

Pascal Pansu & Philippe Sarrazin

LES THÉORIES DE L'ATTRIBUTION APPLIQUÉES À L'ÉDUCATION : L'EFFICACITÉ DES PROGRAMMES DE RECONVERSION ATTRIBUTIONNELLE À L'UNIVERSITÉ

Introduction

Parmi les concepts liés à la perception (inter)personnelle, l'attribution fait partie de ceux qui, à ce jour, ont été le plus explorés en psychologie sociale et dans le champ plus large des sciences sociales[1]. Généralement définie comme un processus par lequel l'individu justifie la cause d'un événement, d'une action ou d'une occurrence, l'attribution est devenue l'un des objets majeurs de la psychologie sociale avec la parution du livre de Fritz Heider (1958) *The psychology of interpersonal relations*. Depuis, les travaux ont été développés dans deux lignes directrices (Gilbert, 1998 ; Kelley & Michela, 1980). Une première, dans la filiation des travaux de Heider, s'est attachée à comprendre comment les gens expliquent les événements auxquels eux-mêmes ou autrui sont confrontés. Comment un étudiant explique-t-il sa note (ou celle d'un camarade) à une épreuve ? Quelle est notre responsabilité dans l'altercation que nous avons eue hier avec notre collègue ? Pourquoi certaines personnes pensent-elles que les universitaires n'ont pas les pieds sur terre ? Bref autant de questions, d'événements et de comportements auxquels la psychologie du sens commun s'attache à apporter des réponses et à donner du sens en remontant la chaîne causale des effets aux causes. Pour Heider, tout événement, action, ou occurrence, même des plus banals (le retard d'un train, l'achat d'une maison, un rendez-vous manqué, etc.) peut stimuler un désir de compréhension et générer la recherche de causes. Dans l'analyse

1. Une recherche rapide sur la base de données PsycNET de l'APA a identifié près de 15 000 références contenant le mot clé « attribution ».

des relations interpersonnelles qu'il propose, cette activité d'inférence quotidienne est mue par le désir qu'a tout un chacun de développer une vue cohérente de l'environnement dans lequel il agit. Dans cette perspective, l'attribution est vue comme un principe important de la psychologie naïve par lequel « l'homme appréhende la réalité et peut la prédire et la contrôler » (Heider, 1958, p. 79). L'homme est considéré ici comme un observateur rationnel qui cherche à expliquer de manière aussi juste et valide que possible les événements qui se produisent dans son environnement social. L'efficacité d'une inférence attributive (explication) tiendrait alors aux possibilités qu'elle lui offre de maîtriser et de contrôler son environnement (Heider, 1958; Kelley, 1967). Aussi, l'observateur ferait des inférences attributives d'autant plus utiles qu'elles reposent sur une appréhension exacte des événements, condition qui est supposée nécessaire à leur maîtrise ou à leur contrôle. C'est donc vers la connaissance que se sont portés les premiers théoriciens[2] pour chercher des modèles sur la perception de causalité comme le célèbre modèle du scientifique naïf de Heider (1958), celui des inférences correspondantes de Jones et Davis (1965) ou encore le modèle de la covariation de Kelley (1967). À ce niveau d'analyse, et pour reprendre la distinction de Kelley et Michela (1980), la préoccupation des chercheurs était directement orientée sur les antécédents de la production attributionnelle.

Une seconde ligne de recherches, dont l'origine est à rechercher dans les réflexions de ces premiers théoriciens, a très vite vu le jour et s'est surtout attachée à étudier les conséquences des attributions sur le plan affectif, conatif et comportemental. Rappelons que dans ces travaux, l'attribution, à l'instar d'autres processus cognitifs, ne peut pas être manipulée directement. Les chercheurs sont donc partis du postulat selon lequel l'attribution est un médiateur de la relation antécédents-conséquences. Ces travaux impliquent tous, en entrée, les antécédents d'attributions qu'ils s'attachent à faire varier selon la valence des stimuli considérés (événements, actions; *e. g.*, un résultat à un examen) et en sortie les conséquences pour l'individu (*i. e.*, émotions et sensations en regard d'événements passés, attentes futures, attitudes, comportements et perceptions de soi). Aussi, le fait de ne pas obtenir les conséquences (psychologiques et comportementales) attendues sur la base de la production attributionnelle d'un individu peut provenir soit de la relation antécédent-attribution, soit de la relation attribution-conséquence ou

2. Pour une présentation détaillée en français, voir par exemple, Deschamps, 1996, Deschamps & Beauvois, 1994.

encore des deux à la fois. Cette chaîne de liens de causalité est au cœur de ce qu'il a été convenu d'appeler par la suite « les » théories attributionnelles (cf. Kelley & Michela, 1980). Elle est représentée dans la figure 1.

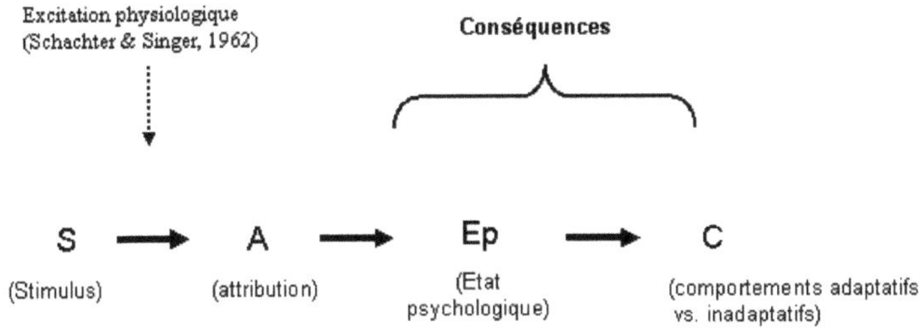

Figure 1. – *Schématisation approximant la chaîne de causalité des théories et modèles attributionnels.*

Rappelons, comme l'avaient observé Kelley et Michela (1980), il y a déjà trois décennies, qu'il existe non pas une théorie de l'attribution mais bien un groupe de théories qui s'est intéressé au raisonnement causal. Si, dans l'ensemble, les chercheurs s'entendent pour dire que les attributions jouent un rôle causal sur les émotions, les attentes, la motivation, l'adaptation psychologique et comportementale, les théories se distinguent selon les phénomènes auxquels elles s'intéressent, les facteurs supposés à l'origine du travail attributionnel et le statut accordé aux attributions elles-mêmes (*e. g.*, influence directe, indirecte, etc). Par exemple, dans l'une des premières théories attributionnelles des émotions, la théorie bifactorielle de Schachter et Singer (1962), les affects sont vus comme le produit de l'interaction entre l'activation physiologique et les cognitions associées à cette activation (voir figure 1). Dans cette perspective, le stimulus doit engendrer une augmentation de l'activation physiologique (*e. g.*, augmentation du rythme cardiaque) pour que l'individu effectue ensuite une recherche attributionnelle afin d'expliquer ce qu'il ressent sur le plan physiologique. Il est important de retenir que les théories attributionnelles et leurs théoriciens ne présument en aucun cas que tout comportement est contrôlé, modulé ou influencé par les processus attributionnels. Ce serait oublier qu'il existe des systèmes de réponses automatiques et des situations dans lesquelles les individus ne font pas d'attributions (*e. g.*, des événements prévisibles qui constituent un ensemble prédéterminé de comportements, de causes logiques) mais aussi que c'est, en général, lorsque l'événement est important, inattendu et non systématique que l'activité attributionnelle joue un rôle clé dans l'activité perceptive. Ces limites ne sont en rien inconsistantes avec la question qui nous préoccupe ici, à savoir le rôle des attributions sur le plan affectif, conatif et comportemental, elles rappellent simplement l'intervention d'autres systèmes de réponses et les conditions dans lesquelles l'activité attributionnelle peut s'effectuer.

Les propos qui suivent s'inscrivent précisément dans cette seconde ligne et fournissent une vue d'ensemble de l'approche de quelques grandes théories attributionnelles dans le champ éducatif. Loin d'être exhaustifs, nous nous attacherons à traiter essentiellement de quelques phénomènes liés à la production des émotions et à la motivation pour introduire les questions de l'adaptation psychologique et des mécanismes de reconversion attributionnelle. Après avoir retracé rapidement quelques positions théoriques largement répandues dans la littérature en psychologie, nous passerons en revue les principales études empiriques considérant la question de la reconversion attributionnelle à l'université. Enfin, dans une dernière section, nous verrons que l'engouement que peuvent susciter les manipulations de reconversions attributionnelles doit être tempéré en regard d'un paysage encore flou sur les facteurs qui modulent ces effets et sur ce qui médiatise précisément ces effets.

POSITIONS THÉORIQUES ET IMPLICATIONS

Les avancées dans le champ des théories attributionnelles vont très globalement de pair avec la préoccupation des chercheurs d'utiliser les principes de l'attribution pour modifier les comportements et les appliquer à des problèmes cliniques (*e. g.*, détresse psychologique, anxiété, troubles psychiatriques, inadaptation scolaire). Cela tient à deux grandes questions : quelle théorie devrait être mobilisée ? Quelles sont les attributions favorables et non favorables pour les personnes ? Sur ces bases, quelle méthode pourrait être mise en place pour augmenter la probabilité de succès d'un programme de reconversion ? C'est ce que nous verrons à partir de quatre modèles relevant des théories attributionnelles : la théorie attributionnelle intrapersonnelle des émotions et de la motivation de Weiner (1985, 2005) ; la théorie de la résignation acquise (Seligman, 1975) ; le modèle des « théories implicites » de Dweck (1975, 1999) et la théorie de l'auto-efficacité de Bandura (1977).

La théorie attributionnelle intrapersonnelle de la motivation

La théorie attributionnelle des émotions de Bernard Weiner (1979, 1985, 2005) s'inscrit dans un courant cognitif où les cognitions seraient suffisantes pour conduire à des émotions qui affecteraient la motivation et les comportements à venir. Plus précisément, cette théorie repose sur l'idée d'un enchaînement « logique » d'événements dans lequel les attributions émises suite à un événement antérieur (*e. g.*, une performance élevée ou faible ; un renforcement de succès ou d'échec) conditionnent les émotions éprouvées (*e. g.*, honte, fierté) et les prévisions émises quant aux probabilités de succès futurs, qui en retour influencent les comportements ultérieurs (*e. g.*, persistance, résultats). La figure 2 schématise cette succession « logique » qui s'enclencherait suite à un événement important pour la personne (un renforcement positif ou négatif).

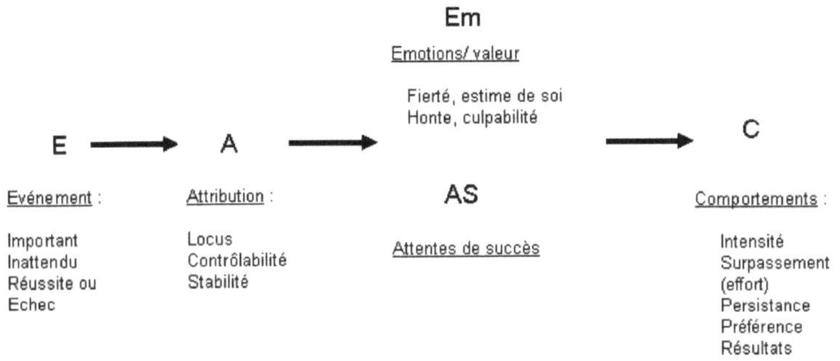

Figure 2. – *Schématisation de la théorie attributionnelle intrapersonnelle de la motivation de Weiner (1985, 1988).*

Selon Weiner (1985), les causes invoquées par l'individu pour expliquer les événements qui lui arrivent possèdent des dimensions qu'il est fondamental de repérer. Comme le dit l'auteur (Weiner, 2005), elles sont au cœur et constituent « l'âme » de son approche attributionnelle de la motivation. Trois dimensions causales sont mises en avant : le lieu de causalité, la stabilité et la contrôlabilité. Le lieu ou locus de causalité fait référence à la localisation de la cause, qui est soit à l'intérieur soit à l'extérieur de l'acteur (interne *versus* externe). Par exemple, l'aptitude et l'effort sont considérés comme des causes internes du succès, alors que la chance, la simplicité de la tâche ou l'aide reçue d'autrui constituent des causes externes. La stabilité de la cause fait référence à la durée d'une cause et exprime la force du lien entre l'événement et la cause perçue à l'origine de l'événement. Certaines causes, comme par exemple l'aptitude aux mathématiques, sont perçues comme constantes (la fameuse « bosse des maths »), alors que d'autres, comme la chance, sont souvent appréhendées comme étant instables ou temporaires. Enfin, la contrôlabilité renvoie au degré de contrôle exercé sur la cause de l'événement : contrôlable *versus* incontrôlable. Ainsi, une cause comme l'effort est souvent perçue comme dépendante du contrôle ou de la volonté de l'acteur (donc contrôlable), alors que d'autres causes comme la chance ou le talent « naturel » ne peuvent pas être volontairement changées – elles sont donc perçues comme incontrôlables. Ces propriétés causales sont importantes parce qu'elles sous-tendent ce qui est considéré par certains comme étant les deux déterminants principaux de la motivation : les attentes d'une part et la valeur d'autre part (Weiner, 2005). Les attentes font référence à la probabilité subjective de réussir dans le futur, alors que la valeur représente les conséquences émotionnelles de l'atteinte ou non d'un but. Plusieurs travaux ont tout d'abord montré l'importance de la dimension de stabilité dans l'élaboration des attentes de réussite. Quand un résultat est expliqué par une cause stable, alors le même événement est anticipé dans le futur. Autrement dit, si un échec est perçu comme étant dû à un manque d'aptitude (une cause stable), alors des échecs futurs sont pressentis. À l'inverse, un échec attribué à des facteurs instables, comme le manque de chance ou de préparation n'est pas synonyme d'échec ultérieur (voir Weiner, 1992). Par ailleurs, les dimensions de « locus » et de « contrôlabilité » sont, quant à elles, reliées aux sentiments éprouvés dans l'instant ou à la « valeur » du résultat obtenu. Dans le modèle de Weiner, ces deux dimensions sont théoriquement indépendantes et ne doivent pas être confondues avec le locus de contrôle, un concept développé antérieurement par Rotter (1966)[3]. Une cause peut être interne à l'individu tout en étant incontrôlable. Par exemple, un joueur de basket peut évoquer sa « petite » taille pour expliquer sa non sélection dans une équipe. Pour Weiner (cf. figure 2), le locus influence les sentiments de fierté et d'estime de soi concomitants aux résultats obtenus. En effet, ces deux sentiments nécessitent une explication « interne » en cas de succès. Un étudiant peut être satisfait d'avoir obtenu une bonne note à un examen, mais il n'éprouvera pas de fierté s'il estime que le professeur donne toujours des bonnes notes à ses élèves. De concert, contrôlabilité et locus influencent aussi les sentiments de culpabilité et de honte en cas d'échec. Le premier est généralement

3. Le succès du Loc tient surtout dans la classification binaire qu'en a proposé Rotter (1966). Elle repose sur l'idée qu'il existe dans la population deux types de personnes : les unes psychologiquement internes qui se pensent responsables de ce qui leur arrive et les autres psychologiquement externes qui se sentent marquées par la fatalité ou les forces environnantes. Le succès qu'on lui connaît depuis tient également au fait qu'à cette classification binaire, Rotter a fait correspondre une échelle (ROT I-E scale) permettant de différencier deux profils de personnes opposés à partir de leur anticipation en matière de contrôle.

ressenti quand un échec est attribué à une cause interne et contrôlable comme le manque de travail. D'autre part, expliquer un échec par une cause interne mais incontrôlable, comme le manque d'aptitude, tend à susciter de la honte, de l'embarras, voire de l'humiliation. Enfin, selon ce modèle, les attentes de succès d'une part et les émotions de fierté, de culpabilité et de honte d'autre part, sont présumées agir sur les comportements ultérieurs (*e. g.*, effort, persévérance et résultats). Par exemple, les élèves qui attribuent leurs réussites à des causes internes, stables relevant de leur « nature » (*e. g.*, le talent) et leurs échecs à des causes internes instables mais contrôlables (*e. g.*, un manque d'efforts) s'engagent, plus que d'autres, dans des activités difficiles et persistent davantage à la suite d'un échec. Dans ce dernier cas, attribuer son échec à une cause instable et contrôlable comme le manque d'efforts serait salutaire puisque cela permettrait, malgré des émotions négatives ressenties sur le moment (*e. g.*, la honte ou la culpabilité) d'avoir des attentes de succès futurs suffisamment élevées pour motiver des tentatives à venir. En revanche, l'évocation d'une cause interne, stable et incontrôlable pour expliquer son échec à un examen (*e. g.*, se sentir nul dans une matière) induirait un comportement faiblement motivé (*e. g.*, faible effort, abandon ou refus d'étudier dans une matière) pouvant conduire à la résignation.

La théorie de la résignation apprise

Parallèlement aux recherches initiales sur la théorie de l'attribution, Martin Seligman et ses collègues (*e. g.*, Seligman, 1975; Seligman & Maier, 1967) se sont intéressés aux causes d'un syndrome dénommé « résignation apprise » *(learned helplessness)*. Ce dernier survient lorsqu'un individu fait l'apprentissage de l'inutilité de ses efforts, après avoir expérimenté une série d'échecs pour lesquels il n'a perçu aucune solution. La théorie met l'accent sur les effets néfastes d'un manque de contrôle sur des situations désagréables. Par exemple, des chiens confrontés à des événements négatifs incontrôlables, comme des chocs électriques, présentent davantage de déficits que ceux confrontés aux mêmes chocs électriques mais avec la possibilité d'y mettre un terme en actionnant un mécanisme particulier. Par la suite, de tels syndromes ont été mis en évidence chez l'homme dans des situations où il est impossible de se soustraire à des expériences désagréables comme, par exemple, un bruit strident. À chaque fois, des déficits de trois ordres sont observés : cognitifs (incapacité à identifier des contingences entre actions et résultats, c'est-à-dire, croire que nos efforts n'auront aucun effet escompté), motivationnels (peu de tentatives de recherche de solution, abandon précoce) et émotionnels (anxiété, tristesse, honte sont particulièrement ressenties dans ces situations). En 1978, Abramson, Seligman et Teasdale ont reformulé la théorie de la résignation apprise en termes de principes attributionnels (figure 3). Selon eux, la compréhension des réactions humaines à l'égard des événements négatifs passe par une analyse des causes qu'ils avancent pour expliquer ces événements. Si, dans sa nouvelle modélisation, la résignation apprise fait toujours référence à la croyance des personnes en leur incapacité à contrôler une situation négative, pour Abramson *et al.* (1978), la nature précise de cette croyance et la gravité des déficits qui lui sont associés dépendent grandement des attributions causales. Dans ce cadre, trois dimensions de causalité indépendantes sont mises en avant : le locus de causalité et la stabilité (deux dimensions dont nous avons parlé dans le modèle théorique précédent) et la globalité (*i. e.*, l'étendue des situations auxquelles les causes évoquées s'appliquent). Le sentiment de ne pas contrôler des événements négatifs expliqués par des causes stables occasionne des déficits plus permanents que lorsque les causes évoquées sont instables. L'évocation de causes globales (*e. g.*, faible intelligence) a une portée plus large et conduit à généraliser le syndrome de résignation à des aspects de la personne dans sa globalité, ce qui n'est pas le cas lorsqu'il s'agit d'attributions spécifiques (*e. g.*, peu de prédispositions au golf). Enfin, évoquer des causes internes pour expliquer le manque de contrôle sur une situation conduit à une réduction de l'estime de soi.

Dans leur modélisation la plus aboutie, les auteurs (*e. g.*, Peterson & Seligman, 1984) ont mis en avant deux sortes de déterminants des attributions causales. Celles-ci peuvent-être influencées à la fois par l'événement incontrôlable auquel l'individu est confronté et par des dispositions propres à chaque personne dénommées « styles explicatifs » ou « styles attributionnels ». Seligman (1994) appelle « style pessimiste » la tendance à attribuer ses échecs à des causes internes, stables et globales, et ses succès à des causes externes, instables et spécifiques. Inversement, il appelle « style optimiste » la tendance à attribuer ses échecs à des causes externes, instables et spécifiques, et ses succès à des causes internes, stables et globales. Les personnes les plus prédisposées à la dépression, ou à d'autres déficits psychologiques reliés à la résignation apprise, seraient celles qui auraient un style attributionnel pessimiste. En revanche, le style optimiste serait plus adaptatif : en matière d'événements négatifs, l'émission d'attributions externes, instables et spécifiques pour expliquer la non contingence de la situation (ou incontrôlabilité de la situation) rend peu probable l'apparition de tels symptômes.

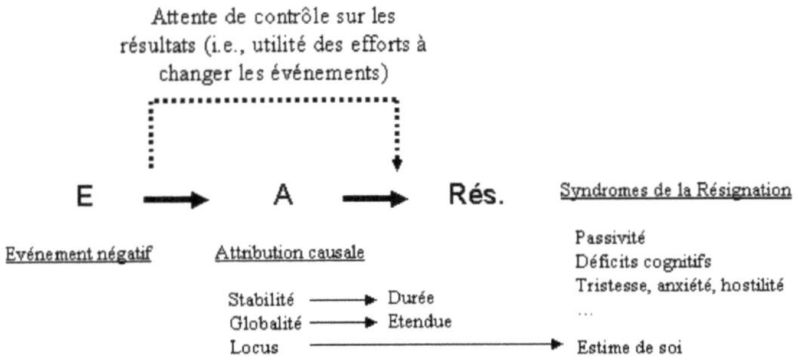

Figure 3. – *Schématisation de la reformulation du modèle théorique de la résignation apprise selon Abramson et al. (1978).*

Le modèle des « théories implicites » de Dweck

À partir des travaux de Weiner et ceux des théoriciens de l'impuissance apprise, Carol Dweck (1975) a été l'une des premières à montrer qu'en encourageant les étudiants à attribuer leur mauvaise performance à des causes instables (*e. g.*, faible effort), il était possible d'améliorer leur implication et leurs performances ultérieures. Elle a ensuite développé un modèle qui met l'accent sur les « théories implicites » des individus (*e. g.*, Dweck, 1999). « Théorie » s'entend ici par analogie au scientifique qui élabore des cadres explicatifs aux phénomènes qu'il étudie. Comme le scientifique, l'individu « naïf » établit des théories en posant des postulats fondamentaux sur lui-même ou sur le monde dans lequel il évolue. Il s'agit de théories certes plus « naïves » mais qui, comme les théories scientifiques, créent un système de signification aux événements, nourrissent différentes priorités et promeuvent certaines réactions. Elles sont qualifiées d'« implicites » dans la mesure où ce système de croyances est profondément enfoui et requiert des efforts de la part des chercheurs pour les identifier et en appréhender les effets.

Le modèle de Dweck porte sur les théories relatives à la malléabilité des attributs humains comme l'intelligence, la personnalité ou les caractéristiques morales. Dans le domaine de l'intelligence par exemple, il existerait deux théories implicites susceptibles de servir de cadre pour analyser et interpréter les actions reliées à la performance intellectuelle. La première conduit les personnes à concevoir l'intelligence comme une qualité figée peu susceptible d'évoluer dans le temps. Pour elles, « on a un certain niveau d'intelligence et puis c'est tout ! ». Dweck parle dans ce cas de « théorie de l'entité » *(entity theory)* ou de « théoricien de l'entité ; TE » *(entity theorist)* parce que l'intelligence est décrite comme une qualité personnelle (une entité) ancrée à l'intérieur de nous-mêmes et non modifiable. La deuxième théorie amène les personnes à concevoir l'intelligence comme une qualité qui peut être développée par l'apprentissage. Dweck parle dans ce cas de théorie malléable ou « incrémentielle ; TI » *(incremental theory)* parce que l'intelligence est décrite comme une qualité flexible qui peut être développée grâce aux efforts fournis.

Selon ce modèle (cf. figure 4), les théories implicites façonnent la réalité de l'individu en conférant une signification particulière aux événements. Elles constituent un cadre qui nourrit le jugement et les réactions cognitives, affectives et comportementales. Des travaux (*e. g.*, Cury, Elliot, DaFonseca & Moller, 2006) ont, par exemple, montré que les différentes théories des élèves les conduisent à valoriser et à poursuivre des buts différents. Ceux qui souscrivent à une théorie de l'entité ont davantage tendance à envisager l'intelligence comme une aptitude globale et stable, génétiquement déterminée. Cette croyance est susceptible d'alimenter une préoccupation (une rumination cognitive) quant à leur niveau intellectuel. Raisonner en termes de caractéristiques figées invite à s'interroger sur la possession ou non de ces aptitudes. En d'autres mots, souscrire à une théorie de l'entité incite à poursuivre un but de performance dont l'objet est de prouver sa compétence et d'éviter de paraître incompétent en se comparant aux autres. Les préoccupations sont différentes pour ceux qui souscrivent à une théorie incrémentielle. Envisager l'intelligence comme une qualité malléable au gré des efforts fournis est susceptible d'alimenter une préoccupation quant au développement de cette qualité. Autrement dit, les « théoriciens » incrémentiels sont davantage enclins à poursuivre un but d'accomplissement impliquant la maîtrise dont l'objet est l'apprentissage et le développement de leurs compétences.

Au-delà de ces priorités, les théories implicites sont également reliées à des réactions comportementales, cognitives et affectives singulières, en particulier en cas d'échec (cf. figure 4). Les travaux (voir Dweck, 1999, 2005 pour une revue) montrent que les élèves qui considèrent l'intelligence comme une entité figée, similaire à un trait, semblent relativement plus vulnérables aux comportements de résignations. Leur tendance à décliner les échecs en termes d'aptitude globale et stable – c'est-à-dire, à considérer les résultats comme des indicateurs de leur niveau d'intelligence – entraîne davantage d'affects négatifs et une baisse des performances après un échec. À l'inverse, les élèves qui adhèrent à une théorie incrémentielle ont tendance à se centrer sur les facteurs spécifiques (*e. g.*, efforts ou stratégies) qui ont pu contribuer à leurs échecs. Cette interprétation nourrit une persévérance accrue en cas de difficultés.

Le travail de Dweck est fortement enraciné dans la théorie de l'attribution. Comme nous venons de le voir, les élèves qui adhèrent à une théorie de l'entité sont susceptibles d'attribuer les échecs scolaires à des causes internes et stables (une faible intelligence qui ne changera pas), alors que ceux qui adhèrent à une théorie incrémentielle sont susceptibles d'attribuer leur échec scolaire à une cause interne, instable et contrôlable (ils n'ont pas encore acquis les compétences nécessaires, mais ils peuvent le faire en redoublant d'efforts). Comme ces patrons attributionnels sont enracinés dans les théories de l'intelligence, Dweck (1999) avance que la meilleure manière de changer ces attributions est de cibler ces théories implicites, plutôt que les attributions.

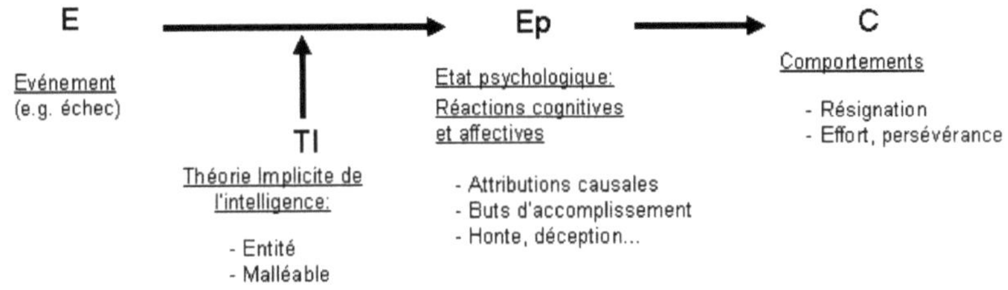

Figure 4. – *Schématisation du modèle des « théories implicites » de Dweck (1975, 1999).*

La théorie de l'auto-efficacité

Dans la théorie de l'auto-efficacité d'Albert Bandura (1977, 2003, 2006), les attributions causales n'influencent pas directement le comportement mais elles donnent une information utile sur l'auto-efficacité personnelle qui, en retour, détermine des aspects importants du comportement et des affects. Bien que les attributions internes stables semblent occuper une place évidente dans sa théorie (cf. figure 5), Bandura n'a pas développé un modèle formalisant la manière dont les attributions conduisent à augmenter ou diminuer l'efficacité personnelle.

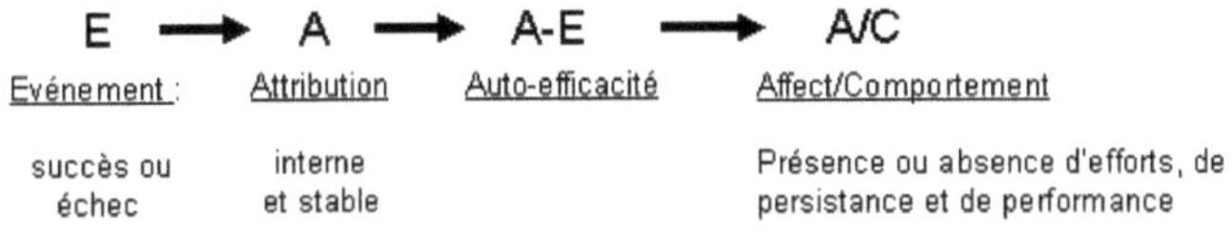

Figure 5. – *Schématisation du modèle de l'auto-efficacité de Bandura (1977).*

À suivre sa théorie de l'auto-efficacité, plus les personnes (*e. g.*, les élèves) ont un sentiment d'efficacité personnelle élevé dans une tâche ou un domaine, plus elles feront des efforts et plus elles auront de chances de réussir dans cette tâche ou ce domaine. Les croyances d'auto-efficacité sont ici reliées aux attributions (cf. figure 5) parce que les gens qui attribuent leur réussite à des facteurs internes et stables (*e. g.*, leurs facultés intellectuelles) ont un sentiment d'efficacité plus élevé que d'autres qui, par exemple, attribuent leur réussite à des facteurs externes et instables (*e. g.*, la chance). En matière d'échec, l'attribution de faibles performances à un manque d'effort ou à une mauvaise stratégie est plus fonctionnelle dans la mesure où elle entraîne une baisse moindre du sentiment d'auto-efficacité qu'une attribution interne, incontrôlable et stable (*e. g.*, le manque de talent) – l'élève pouvant considérer la possibilité de s'améliorer en intensifiant ses efforts. À noter également que les attributions internes, instables (*e. g.*, liées à l'effort), de part leur caractère cyclothymique, ont en général des effets plutôt variables sur les croyances d'auto-efficacité. Pour Bandura, l'efficacité personnelle est donc un concept *supra*, plus large et qui englobe celui d'attribution : plus que les attributions émises rétrospectivement, ce serait l'efficacité personnelle perçue dans la situation dans laquelle se trouve la personne qui serait surtout prédictive de sa réussite ultérieure. Aussi, l'effet des attributions causales, souvent observé dans la littérature, sur les efforts de réalisation serait médiatisé par les croyances d'efficacité personnelle. Par exemple, attribuer une performance scolaire faible au manque d'efforts n'augmentera la motivation de l'élève que si celui-ci croit en sa possibilité de réussir. Dans le cas contraire, l'élève ne percevra pas l'utilité de faire plus d'efforts. Dans cette perspective, les effets des interventions visant à apprendre aux individus à faire de « bonnes » attributions, que nous verrons dans la partie suivante, seraient également médiatisés par des changements au niveau de l'efficacité personnelle.

Les programmes de reconversion attributionnelle pour les étudiants de premier cycle

Nous avons vu jusqu'ici que plusieurs approches théoriques convergent sur le caractère nuisible d'une explication personnologique des échecs en termes de causes stables et/ou incontrôlables. À l'école ou à l'université, les élèves qui estiment avoir peu de contrôle sur leurs résultats scolaires (ceux qui expliquent leurs échecs par des causes internes et stables comme le manque de capacités) éprouvent généralement des affects négatifs, une faible motivation à l'accomplissement et obtiennent en retour de piètres résultats. Ces profils « à risque » semblent pouvoir se développer y compris dans des environnements éducatifs de grande qualité (*e. g.*, Perry & Smart, 1997). Afin de remédier à cette spirale négative, des recherches ont été entreprises à partir des années 1980 pour développer des interventions destinées à corriger les attributions dysfonctionnelles, au profit d'attributions plus adaptatives. Plus précisément, ces travaux sur la *reconversion attributionnelle* (RA ; Attributional Retraining) ont tenté d'inciter les élèves à recourir à des explications instables et contrôlables en cas d'échec, comme le manque d'efforts ou l'utilisation de stratégies de travail peu efficaces. En retour, cette modification des explications relatives aux causes des échecs ou des difficultés est présumée renforcer le sentiment de contrôle et d'efficacité personnelle, entraîner une plus grande motivation à l'accomplissement et conduire à de meilleurs résultats scolaires. Depuis le début des années 1980, les études réalisées auprès de populations diverses – enfants d'école primaire (*e. g.*, Schunk, 198l), enfants hyperactifs (*e. g.*, Reid & Borkowski, 1987), adultes attardés mentalement (*e. g.*, Zoeller, Mahoney & Weiner, 1983), étudiants en première année d'université (*e. g.*, Wilson & Linville, 1982, 1985) – convergent généralement sur l'efficacité des programmes de RA, même si les effets ne sont souvent que modestes (voir Försterling, 1985 ; Perry, Hall & Ruthig, 2005 ; Wilson, Damiani & Shelton, 2002, pour une revue de la littérature). À l'initiative de Wilson et Linville (1982, 1985), plusieurs études ont été réalisées auprès d'étudiants de première année à l'université. Selon eux, cette population est particulièrement sensible à la spirale infernale « faible contrôle perçu – affects négatifs – piètres résultats ». Les revers académiques sont effectivement nombreux en première année. Les étudiants, pour la plupart, doivent faire face à un fonctionnement assurément très différent du précédent (*e. g.*, cours en masse, grande autonomie dans le travail, exigences élevées), tout en devant se reconstruire un réseau de relations sociales et vivre, souvent pour la première fois, loin du cocon familial. Comme toute phase de transition, leur capacité à faire face est cruciale pour leur bien-être et leur avenir. Dans ce contexte, les explications apportées à leurs premières difficultés apparaissent fondamentales. Partant de ce postulat, Wilson et Linville (1982) ont élaboré une intervention destinée à faire comprendre aux étudiants qu'il était courant d'expérimenter des difficultés en première année, mais que celles-ci tendaient à s'estomper par la suite – donc qu'ils pouvaient s'améliorer au fil du temps (en termes attributionnels, il s'agit d'une explication instable). Les auteurs ont ciblé des participants particulièrement susceptibles d'être aspirés par la spirale infernale exposée ci-dessus, à savoir, des étudiants préoccupés par leurs résultats académiques, ayant obtenu des évaluations médiocres en début d'année et qui se percevaient intellectuellement inférieurs à leurs camarades. Prétextant une enquête sur le ressenti des étudiants, les participants ont été aléatoirement assignés à une condition contrôle *versus* une condition expérimentale. Dans cette dernière, les étudiants prenaient connaissance de statistiques (réelles) faisant ressortir une amélioration des résultats pour une majorité d'étudiants après la première année. Pour rendre cette information plus concrète, des interviews enregistrées de 4 étudiants de niveaux supérieurs étaient visionnées. Ces derniers faisaient part de leurs expériences de première année universitaire, des difficultés qu'ils avaient connues et des progrès qu'ils avaient constatés au fil de leur cursus. Ces interviews étaient destinées à véhiculer le message suivant : « Les difficultés académiques que vous êtes en train d'expérimenter sont causées par des obstacles temporaires que vous allez surmonter plus tard. » Les participants de la condition contrôle n'avaient connaissance ni des statistiques, ni des interviews. Les effets de cette simple intervention furent spectaculaires. Comparés à ceux de la condition contrôle, les étudiants de la condition expérimentale ont davantage progressé au cours de l'année et ont été moins nombreux à décrocher au terme de celle-ci. De tels effets ont été répliqués à deux reprises par la suite avec une procédure quasi-similaire (Wilson & Linville, 1985). Pris dans leur ensemble, les résultats de ces 3 études révèlent un effet significatif de l'intervention sur les notes en fin d'année, avec un poids plus fort pour les garçons (+0,41 points GPA[4], sur une échelle en 4 points, où 4 = A, 3 = B, etc.) que pour les filles (+0,13 GPA points). Dans la foulée, plus d'une vingtaine d'études a été réalisée dans ce cadre. Le tableau 1 résume, par ordre chronologique, les résultats des principales études expérimentales dans lesquelles les participants ont été aléatoirement affectés à une condition expérimentale ou à une condition contrôle.

Sur un plan fonctionnel, les programmes de RA comprennent le plus souvent une « phase d'information » (*e. g.*, une brochure ou un enregistrement vidéo d'un étudiant ou d'un professeur commentant les difficultés académiques des étudiants et leurs causes) destinée à alimenter la croyance selon laquelle les échecs sont transitoires et que la réussite est possible avec un travail plus soutenu et plus efficace. Certaines études ont aussi accompagné cette première étape d'une « phase de consolidation » (ou persuasion) destinée à approfondir le traitement des infor-

4. Le *Grade Point Average* est un indicateur de la moyenne obtenue par un étudiant dans le système anglo-saxon.

mations préalablement délivrées, à l'aide de discussions de groupe (*e. g.*, Perry & Struthers, 1994), d'exercices écrits (*e. g.*, Van Overwalle & De Metsenaere, 1990) ou de techniques spécifiques susceptibles de profiter aux étudiants « à risques » (*e. g.*, Hall *et al.*, 2007). Si le tableau 1 fait ressortir une forte consistance des résultats, il soulève également des questions, en particulier sur les modulateurs du phénomène. Par exemple, quelles conditions sont les plus propices et/ou quelles personnes sont susceptibles de profiter le plus de l'intervention.

Études	Participants	Manipulation	Résultats	Modulateurs
Wilson et Linville (1982, 1985)	Étudiants suivant un cours d'introduction à la psychologie avec des notes en dessous de la moyenne et des craintes élevées concernant les résultats scolaires	Interviews enregistrées d'étudiants d'années supérieures rapportant que leurs notes s'étaient améliorées après la première année ; statistiques indiquant que les notes augmentent après la première année	Progression des notes lors du semestre suivant l'étude ; progrès sur un test de niveau (échantillon d'items du *Graduate Record Exam.*) ; tendance à moins abandonner l'université	Résultats plus marqués pour les garçons que pour les filles
Jesse et Gregory (1986-1987)	Étudiants suivant un cours d'introduction à la psychologie	(a) Informations sur les notes (GPA) : similaires aux vidéos et statistiques de Wilson et Linville (1982), croisées avec (b) histoires individuelles de 2 étudiants, qui illustrent les bénéfices d'attribuer les mauvais résultats à des facteurs contrôlables et instables	Réplication des résultats de Wilson et Linville (1982) : les étudiants dans la condition « information sur les notes » ont, davantage que ceux du groupe contrôle, amélioré leurs résultats le semestre suivant l'intervention	Les étudiants qui ont reçu à la fois l'information sur les notes et les histoires individuelles n'ont pas amélioré leurs notes ; seuls ceux qui ont reçu uniquement l'information sur les notes ont progressé
Noel *et al.* (1987)	Étudiants suivant un cours d'introduction à la psychologie qui ont obtenu une mauvaise note (D ou F) sur les deux premiers tests	Interviews enregistrées d'étudiants d'années supérieures rapportant que leurs notes s'étaient améliorées ; accentuation des causes internes et contrôlables aux mauvais résultats (*e. g.*, effort)	Meilleurs résultats aux deux tests suivants et à l'examen final	Aucun
Van Overwalle *et al.* (1989)	Étudiants de première année universitaire ayant échoué à un cours d'économie	Interviews enregistrées d'étudiants rapportant les causes de leurs mauvais résultats en première année ; accentuation de causes instables et contrôlables	Meilleurs résultats à l'examen suivant et meilleur GPA à la fin de l'année	Aucun

Études	Participants	Manipulation	Résultats	Modulateurs
Van Overwalle et De Metsenaere (1990, étude 1)	Étudiants en économie de première année universitaire	Interviews enregistrées d'étudiants rapportant les causes de leurs mauvais résultats en première année ; accentuation de causes instables et contrôlables	Meilleurs résultats à l'examen final	Aucun
Van Overwalle et De Metsenaere (1990, étude 2)	Étudiants en droit de première année universitaire	Interviews enregistrées d'étudiants rapportant les causes de leurs mauvais résultats en première année ; accentuation de causes instables et contrôlables aux mauvais résultats	Meilleurs résultats à l'examen final	Résultats plus élevés pour les étudiants qui avaient des notes moyennes à mi-parcours (comparativement à ceux qui avaient des notes faibles ou élevées)
Perry et Penner (1990)	Étudiants suivant un cours d'introduction à la psychologie avec un GPA supérieur à 2,10	Interviews enregistrées d'un professeur décrivant sa première année d'université ; accentuation des causes instables aux mauvais résultats et des causes stables et internes aux bons résultats	Meilleurs résultats sur des QCM	La manipulation n'a fonctionné qu'avec les étudiants qui ont initialement attribué leurs échecs à une faible aptitude
Menec, Perry, Struthers, Schonwetter, Hechter et Eichholz (1994, étude 1)	Étudiants suivant un cours d'introduction à la psychologie	Interviews enregistrées d'étudiants diplômés soulignant les causes internes et instables des mauvais résultats (efforts insuffisants, stratégies inefficaces)	Meilleurs résultats sur des QCM	La manipulation n'a fonctionné qu'avec les étudiants (a) qui ont eu de mauvais résultats à un test initial et (b) qui ont reçu un cours sur le contenu du test dispensé par un professeur expressif/engageant
Menec *et al.* (1994, étude 2)	Étudiants suivant un cours d'introduction à la psychologie qui ont obtenu un mauvais résultat sur un test initial	Interviews enregistrées d'étudiants d'années supérieures insistant sur les causes internes et instables des mauvais résultats (*e. g.*, efforts insuffisants, stratégies inefficaces)	Meilleurs résultats sur des QCM	La manipulation a *diminué* le résultat des étudiants qui ont suivi un cours fait par un professeur peu engageant, mais a *augmenté* celui des étudiants qui (a) ont reçu un cours fait par un professeur engageant et (b) avaient un locus externe de contrôle
Aronson, Fried et Good (2002)	Étudiants afro-américains et caucasiens de premier cycle universitaire	La manipulation consiste à demander aux participants d'écrire des lettres à de jeunes collégiens en difficulté scolaire, qui accentuent la malléabilité de l'intelligence (*i. e.*, mettant l'accent sur des causes internes et instables aux mauvais résultats)	Amélioration des notes du trimestre suivant	Les effets de la manipulation peuvent apparaître légèrement plus grands pour les afro-américains, mais pas significatifs

Études	Participants	Manipulation	Résultats	Modulateurs
Burns et Isbell (2007)	Étude 1 : étudiantes de 1er cycle universitaire, très compétentes en mathématiques	Lecture puis évaluation d'un texte annoncé comme étant issu d'un manuel de psychologie, présentant l'intelligence mathématique comme une qualité influençable par l'environnement (condition malléable), ou une qualité figée (condition figée)	Étude 1 : Amélioration du sentiment de réussite dans la condition malléable. Pas d'effet sur les résultats en mathématiques lors d'un test difficile de 15 minutes	Étude 1 : La théorie implicite à laquelle adhère l'étudiante module les effets de la condition : dans la condition « figée », les théoriciennes de l'entité (TE) obtiennent de meilleurs résultats que les théoriciennes incrémentielles (TI). Pas de différence entre les deux groupes dans la condition malléable.
	Étude 2 : étudiantes de 1er cycle universitaire d'un niveau hétérogène en mathématiques		Étude 2 : résultats davantage attribués à l'effort en condition malléable. Pas d'effet sur les résultats en mathématiques lors d'un test difficile	Étude 2 : La théorie implicite à laquelle adhère l'étudiante module les effets de la condition : les TI ont tenté plus de questions quand elles étaient exposées à la condition malléable qu'à la condition figée. Pour les TE, il n'y avait pas de différence entre les deux conditions
Hall, Perry, Goetz, Ruthig, Stupnisky et Newall (2007)	Étudiants suivant un cours d'introduction à la psychologie	Présentation écrite et orale des bénéfices à retirer de modifier les attributions causales dysfonctionnelles et apport de conseils sur les manières les plus adaptatives d'expliquer les échecs académiques ; plus exercice écrit mettant l'accent sur le traitement cognitif (condition RA cognitive) ou sur des aspects affectifs (condition RA affective)	Par rapport à un groupe contrôle, les deux conditions de RA ont (1) obtenu de meilleurs résultats à l'examen final de la matière, (2) formulé des attentes supérieures de réussite, (3) apporté une plus grande motivation intrinsèque, et (4) fait moins d'attributions incontrôlables pour l'échec	L'habitude des étudiants à recourir à des stratégies d'apprentissage en profondeur est un modulateur des effets observés : ceux qui ont cette habitude ont obtenu de meilleures notes dans la condition RA cognitive, alors que ceux qui y ont moins recours ont davantage bénéficié de la condition RA affective

Tableau 1. – *Résumé des études principales sur la reconversion attributionnelle ciblant les résultats académiques des étudiants.*

Qui bénéficie le plus des interventions attributionnelles et dans quelle condition?

Il est difficile, à partir des travaux réalisés, de dégager un profil type de personne susceptible de profiter plus que les autres des programmes de RA. Par exemple, les résultats de Wilson et Linville (1985), selon lesquels les garçons bénéficieraient plus que les filles de ces interventions, sont assez discutables dans la mesure où aucune autre étude n'a rapporté de tels résultats. Par ailleurs, les études ont mobilisé des échantillons variés en termes de nationalité, de culture ou de discipline sur laquelle a porté l'intervention (*e. g.*, psychologie, droit, économie, mathématiques), et aucune différence systématique entre ces groupes n'a été relevée. Pourtant, la dernière colonne du tableau 1 (modulateurs) laisse entrevoir quelques pistes sur les personnes et/ou les conditions pour/dans lesquelles la RA pourrait mieux fonctionner. Les résultats sont néanmoins peu consistants d'une étude à l'autre et pas assez nombreux pour tirer une ligne d'action claire et définitive. Par exemple, l'étude de Perry et Penner (1990) fait ressortir que la RA ne fonctionne que pour les étudiants qui, avant l'intervention, tendaient à dénigrer leur aptitude après un échec. Mais les études conduites par Van Overwalle *et al.* (1989) tempèrent ces conclusions. Les auteurs n'ont pas trouvé que les attributions initiales modulaient les effets de l'intervention. Dans le même ordre d'idée, une étude a constaté que la RA fonctionnait mieux avec des étudiants qui avaient des résultats initiaux médiocres (Menec *et al.*, 1994, étude 1) alors qu'une autre a montré qu'elle fonctionnait mieux avec des étudiants qui avaient des notes moyennes, plutôt que faibles ou élevées (Van Overwalle & De Metsenaere, 1990, étude 2).

Parmi les variables relevant de la personne, des travaux ont fait ressortir le rôle modulateur des stratégies d'apprentissage des étudiants (Hall *et al.*, 2007) ou de leur théorie implicite de l'intelligence (Burns & Isbell, 2007). Par exemple, des travaux antérieurs ont montré que les stratégies d'apprentissage « en profondeur » – c'est-à-dire, quand l'étudiant tente d'intégrer activement de nouvelles informations à celles qu'il possède déjà, que ce soit par l'intermédiaire de paraphrases, de reformulations personnelles, d'exemples parlants, etc. – étaient prédictives des succès scolaires (*e. g.*, Pintrich, Smith, Garcia & McKeachie, 1993). Les résultats obtenus par Hall et ses collègues (2007) sont, à ce propos, particulièrement éclairants. Ces auteurs ont présumé que ce facteur pouvait avoir un effet plus complexe en modulant l'efficacité de la RA. Quelques semaines après le début de l'année universitaire, les étudiants ont rempli un questionnaire destiné à mesurer leurs stratégies d'apprentissage. La moitié a ensuite été affectée à une condition contrôle et l'autre moitié à la condition RA. Dans cette dernière, les étudiants ont reçu une information leur présentant les bénéfices de transformer les attributions causales dysfonctionnelles (*e. g.*, aptitude) en attributions plus fonctionnelles (*e. g.*, effort) et des suggestions sur les manières constructives d'analyser les échecs. Cette phase d'information a été complétée par une phase de consolidation mettant l'accent soit sur le traitement cognitif

(RA-cognitive : après avoir résumé par écrit l'information qu'ils venaient de recevoir, les étudiants devaient énoncer des raisons possibles aux mauvais résultats de première année en mettant l'accent sur des facteurs contrôlables, puis développer des exemples personnels sur la manière d'appliquer ces informations à eux-mêmes), soit sur les aspects affectifs (RA-affective : les étudiants devaient décrire par écrit un exemple récent dans lequel ils avaient obtenu un mauvais résultat académique et détailler son impact émotionnel). En fin d'année, tous les étudiants ont été invités à compléter un questionnaire mesurant différentes variables motivationnelles (*e. g.*, attentes de réussite), émotionnelles (affects positifs ou négatifs concernant leurs résultats dans la matière) et attributionnelles. Enfin, les notes finales obtenues dans la discipline considérée ont été soigneusement collectées. Les résultats ont fait ressortir, d'une part, l'efficacité des stratégies d'apprentissage : ceux qui les utilisent régulièrement obtiennent de meilleurs résultats universitaires que les autres. D'autre part, l'efficacité de la RA a également été confirmée : les deux groupes ayant bénéficié de la RA ont (1) obtenu de meilleurs résultats à l'examen final (2) formulé des attentes supérieures de réussite, (3) rapporté une plus grande motivation intrinsèque, et (4) ont fait moins d'attributions incontrôlables pour l'échec. Plus important, les résultats ont confirmé l'existence d'une interaction entre les stratégies d'apprentissage des étudiants et les différentes conditions expérimentales : ceux qui possédaient des stratégies d'apprentissage « en profondeur » ont obtenu de meilleurs résultats dans la condition RA-cognitive, alors que ceux qui n'en possédaient pas ont davantage bénéficié de la condition RA-affective. En d'autres termes, le type d'information ciblé durant la phase de consolidation (affectif *vs* cognitif) a un impact plus ou moins grand selon le style d'apprentissage mobilisé par les étudiants.

D'autres travaux rendent compte du rôle modulateur des théories implicites des étudiants. C'est le cas, par exemple, de l'étude de Burns et Isbell (2007) conçue à partir du modèle de Dweck (*e. g.*, 1999). Selon les auteurs, il est possible que les étudiants réagissent différemment à une intervention accentuant la malléabilité de l'intelligence si elle s'avère contraire à leurs propres conceptions de l'intelligence (cas de non-congruence). Autrement dit, l'activation d'une conception malléable pourrait ne pas être utile aux étudiants qui adhèrent à une théorie de l'entité – *a fortiori* s'ils possèdent de fortes aptitudes dans un domaine. Pour tester ces hypothèses, Burns et Isbell (2007) ont repéré, dans une première étude, à l'aide d'un questionnaire, la théorie de l'intelligence mathématique (incrémentielle *vs* de l'entité) à laquelle adhéraient des filles très compétentes en mathématiques. Ces dernières ont ensuite été affectées aléatoirement à deux conditions expérimentales. Elles devaient lire et évaluer un chapitre présenté comme étant issu d'un manuel de psychologie, décrivant l'intelligence mathématique soit comme quelque chose de modifiable en fonction de l'environnement (condition malléable), soit comme quelque chose de génétiquement déterminé et donc de relativement stable (condition figée). Les participantes ont ensuite été confrontées à un test de mathématiques assez difficile et d'une durée limitée (15 minutes). Les résultats ont révélé que l'activation d'une condition malléable de l'intelligence n'a pas eu d'effet particulier sur les participantes en fonction de la théorie à laquelle elles adhéraient. En revanche, l'activation d'une condition figée a plutôt « boosté » les performances de celles qui adhéraient à une théorie de l'entité (TE) et inhibé les résultats des théoriciennes incrémentielles (TI). En fait, tout semble se passer ici comme si l'activation d'une condition figée venant confirmer les théories implicites des étudiantes (les TE) flattait leur ego (*i. e.* leur réussite en mathématiques) et les incitait à réaliser un bon score. Il est à noter que, dans cette expérience, les participantes ne recevaient pas de *feedback*. On pouvait donc légitimement s'interroger sur le caractère adaptatif d'une telle activation au fil du temps, en particulier pour des participantes moins compétentes en mathématiques. C'est précisément ce qu'ont cherché à vérifier les auteurs dans une seconde expérience. À cette fin, un protocole similaire a été mis en place auprès d'étudiantes de niveau hétérogène en mathématiques. Si les résultats n'ont pas fait ressortir d'effet particulier sur la performance réalisée, ils ont révélé que la théorie implicite modulait l'effet de la condition sur le nombre d'exercices tentés. Les théoriciennes incrémentielles ont tenté plus d'exercices quand elles étaient exposées à la condition malléable plutôt que figée. Les théoriciennes de l'entité ont réalisé le même nombre de tentatives dans les deux conditions. De toute évidence, la réflexion sur l'activation d'une théorie particulière de l'intelligence ne peut se faire sans prendre en considération le niveau des étudiants dans la discipline considérée et les théories implicites auxquelles ils adhèrent.

D'autres variables modulatrices relevant de la situation, comme la qualité de l'enseignement ont aussi été identifiées. C'est le cas, par exemple, des études de Menec *et al.* (1994). Après une procédure de RA, Menec et ses collègues ont montré à des étudiants un cours enregistré sur une question liée à leur enseignement de psychologie. Les qualités pédagogiques du professeur qui dispensait ce cours ont été manipulées – le contenu délivré étant maintenu constant. Dans une condition, le professeur était expressif et très engageant, alors que dans l'autre il était inexpressif et dépourvu d'humour. La mesure principale était le score des étudiants à un QCM portant sur le cours administré une semaine plus tard. Les résultats révèlent que la RA a amélioré les résultats des étudiants qui avaient suivi le cours du professeur engageant, mais a *diminué* significativement les résultats de ceux qui avaient suivi celui du professeur non engageant. Bien que l'aspect néfaste n'ait pas été répliqué dans la seconde étude de Menec *et al.* (1994), il semble qu'on puisse *a minima* retenir de ces travaux, que la RA n'est efficace que si elle est relayée par un enseignement motivant et de qualité. Pour autant et aussi séduisante soit-elle, l'interaction entre RA et qualité de l'instruction reçue par les étudiants appelle des travaux supplémentaires susceptibles de nous éclairer sur la complexité du phénomène.

DISCUSSION

Nous avons vu au fil de ce chapitre qu'en plaçant les croyances attributives en amont des processus qui mènent à des comportements particuliers (émotions, comportement de performance ou de non-performance, etc.), le modèle épistémologique qui sous-tend ces différentes approches théoriques relève d'une démarche causaliste (voir à ce propos Beauvois & Dépret, 2008). Nous avons vu également l'intérêt qu'il pouvait y avoir sur un plan pragmatique à considérer une telle démarche en envisageant la possibilité de programmes éducatifs basés sur un travail de reconversion attributionnelle. L'objectif visé est alors de briser la spirale infernale décrite dans la section précédente en transformant les attributions dysfonctionnelles des sujets les plus exposés (*e. g.*, des étudiants) en attributions plus fonctionnelles. Pour autant, s'il ressort des études passées en revues dans ce chapitre, que les travaux sur les RA participent bien à une forme de régulation sociale en répondant à des problèmes pratiques et en coopérant à leur solution (*e. g.*, aider les étudiants qui font des attributions dysfonctionnelles), l'effet de ces programmes reste finalement très modeste. D'autres facteurs, dont on peut facilement soupçonner la réalité sur d'autres bases, interviennent dans la performance académique des étudiants à l'université : aptitude ou disposition individuelle, motivation d'accomplissement (*e. g.*, Darnon, Buttera & Harackiewicz, 2008) ou autodéterminée (Sarrazin & Trouilloud, 2006), contexte de réalisation (voir pour une revue, Tessier, Sarrazin & Trouilloud, 2006), *feedback* de comparaison sociale (*e. g.*, Monteil & Huguet, 2002), etc. Il importe de tirer au moins une conséquence de ce fait. Les programmes des RA ne relèvent pas du prodige et il serait illusoire d'imaginer qu'on puisse de la sorte amener tous les étudiants à se transformer en élèves talentueux. Cela étant posé, plusieurs points obscurs méritent d'être instruits à l'avenir.

L'un, dans la continuité de la section précédente, tient au caractère général des RA et nous invite à recentrer les travaux pour savoir à qui ce type d'action profite le plus et dans quelle condition. Il s'agit donc d'avoir un paysage plus clair des facteurs personnels et situationnels qui modulent les effets des RA. Des travaux réalisés à ce jour (cf. tableau 1), force est de reconnaître l'inconsistance des résultats sur ce point. Si certaines variables comme le sexe, les explications initiales apportées par les élèves à leurs échecs, le niveau académique ou l'origine socio-culturelle des étudiants ont parfois modulé l'efficacité des programmes de RA, ces effets sont loin d'être reproduits d'une étude à l'autre. Par exemple, les effets d'un programme de RA auprès d'étudiants qui attribuent initialement leur piètre performance à de faibles aptitudes s'avèrent tantôt efficaces (Perry & Penner, 1990), tantôt sans effet (Van Overwalle *et al.*, 1989). De même, parfois les RA semblent mieux fonctionner avec des étudiants ayant des résultats médiocres (*e. g.*, Menec *et al.* 1994, étude 1) alors que dans d'autres cas elles agissent surtout avec des étudiants ayant des notes moyennes (Van Overwalle & De Metsenaere, 1990, étude 2). Aussi, dans l'état actuel de nos connaissances au regard des quelques travaux déjà réalisés, il nous semble important de poursuivre cette quête des « conditions limites » des programmes de RA.

Dans le prolongement du point précédent, un autre point délicat à traiter dans le futur concerne le contrôle des méthodes (ou techniques) de RA et de leur transmission. En effet, les programmes de RA varient souvent considérablement dans la durée mais également selon le type de message et les informations données, le statut de la personne qui les transmet (*e. g.*, un pair, un professeur), le mode de renforcements proposé (*e. g.*, apprentissage direct et/ou vicariant avec présence ou non de support vidéo, de brochures), le climat d'enseignement plus ou moins motivant, les caractéristiques du public concerné, etc. Dès lors, il semble nécessaire de s'interroger sur les ingrédients actifs de ces différents programmes. Ils constituent autant de modulateurs potentiels de l'efficacité de stratégies. Un premier travail pourrait consister à identifier, comme l'a proposé Forsterling (1985), les principales stratégies de RA utilisées dans la littérature. Par exemple, celles basées sur le *renforcement opérant* où l'expérimentateur renforce un type particulier d'attribution (*e. g.*, celles en termes d'efforts) ; celles de *persuasion* dans lesquelles le participant, sans autres informations, est informé qu'une cause précise est responsable d'un résultat donné (soit directement, soit par modelage) ; ou encore celles d'*information* où les participants sont informés *via* des vidéos et des statistiques que d'autres étudiants comme eux ont vu leur note s'améliorer après la première année (cf. tableau 1). Pourtant, cette voie risque vite de s'avérer sans fin ou au contraire trop restrictive tant les facteurs qui spécifient ces stratégies peuvent être nombreux. De toute évidence, les choses ne sont pas simples.

Pour conclure sur les modulateurs des programmes de RA, il apparaît désormais nécessaire de disposer de données comparatives susceptibles de nous éclairer sur les situations les plus efficaces en matière de changement attributionnel. Les questions à traiter étant : quel type de programme est susceptible d'être le plus efficace, pour qui et dans quel contexte ? La réalisation d'une méta-analyse sur les études disponibles apporterait incontestablement des réponses à de telles interrogations. Elle pourrait également conduire le chercheur à concevoir d'autres modèles d'actions destinés à être eux-mêmes éprouvés empiriquement avant d'être appliqués puis à nouveau évalués (ce qui, en filigrane, pose la question de l'évaluation de ces programmes de formation ; voir à ce propos Kirkpatrick, 1977 ; Kirkpatrick & Kirkpatrick, 2006). Cela semble d'autant plus important qu'à l'instar des résultats de Menec *et al.* (1994, étude 2), on ne peut pas négliger la possibilité d'effets négatifs chez certains étudiants. Par exemple, que sait-on des conséquences des RA sur des élèves brillants ? Sans doute se dit-on que cela ne peut pas leur faire de mal – ce qui est une réfutation hautement scientifique ! Bref, qu'ils soient réels ou infondés, ces éventuels effets négatifs méritent qu'on s'y attarde. En somme, ces quelques pistes peuvent constituer la trame d'un nouveau programme de recherche susceptible d'éclaircir le paysage des facteurs qui modulent l'efficacité des RA.

Un autre point obscur qui mérite aussi notre attention concerne les processus explicatifs (*i. e.*, les médiateurs) des RA. Bien qu'une démarche causaliste prévale dans les différentes approches théoriques passées en revue dans ce chapitre et qu'elles avancent toutes que les interventions attributionnelles sont bénéfiques pour les étudiants, ces théories ne s'accordent pas forcément sur les médiateurs de ces effets. Par exemple, Weiner (voir la figure 2) met l'accent sur les dimensions de causalité et préconise, face à l'échec, d'agir sur les attributions dysfonctionnelles. En termes purement pragmatiques, cela revient à amener les étudiants à attribuer leurs échecs antérieurs à des causes instables et contrôlables (*e. g.*, un manque d'efforts) de manière à ce qu'ils s'attendent à faire mieux dans le futur et qu'ils persévèrent dans l'activité. À suivre la reformulation de la théorie de Seligman faite par Abramson, Seligman et Teasdale (1978 ; voir la figure 3), et en particulier les travaux de Peterson et Seligman (1984), l'élément clé réside dans le style attributionnel des personnes qu'il faut changer lorsqu'il est non adaptatif. Il s'agit alors de modifier le style attributionnel des personnes « pessimistes » en un style plus « optimiste » de manière à éviter qu'elles ne sombrent dans un état de résignation qui, au fil du temps, peut les conduire à des états dépressifs voire à de l'anxiété chronique et à des troubles cognitifs (*i. e.*, détresse psychologique). Dweck, quant à elle (voir la figure 4), suggère que l'élément clé réside dans les théories implicites que les gens ont du monde – en particulier celles relatives à l'intelligence – qu'il faut faire évoluer lorsqu'elles prédisposent à des comportements de résignation suite à l'échec (le cas d'une théorie de l'entité). Pour Bandura enfin, la solution passe par la modification des croyances d'efficacité personnelle des gens (voir la figure 5).

Ces distinctions sont importantes et nous nous gardons bien d'énoncer une préférence pour tel ou tel courant. Nous avons plusieurs bonnes raisons pour cela. D'abord, sur un plan strictement théorique, on peut penser que ces théories ne sont pas aussi opposées qu'elles le paraissent d'emblée. Chacune semble emprunter une notion de l'autre et la question des attributions reste finalement assez centrale – y compris chez Bandura. Aussi, plutôt que de s'efforcer à les départager, peut-être devons-nous surtout chercher à savoir sous quelles conditions et dans quel contexte les unes et les autres sont valides (McGuire, 1999). Ensuite, et probablement aussi pour cette raison, trop peu d'études ont introduit plusieurs médiateurs potentiels des effets de RA (Wilson *et al.*, 2002), ce qui rend difficile l'évaluation de ce qui est responsable des progrès observés chez les étudiants lors d'un programme de RA. De plus, les résultats concernant les changements prédits par ces médiateurs sont loin d'être toujours consistants d'une étude à l'autre (Wilson *et al.* 2002). En somme, on doit reconnaître qu'on sait encore finalement peu de choses sur le succès des manipulations de RA et que des preuves sur ce qui médiatise précisément l'effet restent encore à apporter (*e. g.*, des changements dans les attributions de causalité ou dans les théories de l'intelligence ou les croyances d'efficacité personnelle). Pour avancer sur cette question, d'autres études sont donc nécessaires aujourd'hui. Et c'est sans doute aussi une étape obligée pour espérer affiner et améliorer ces interventions à l'avenir.

Pour conclure de façon plus large, rappelons que ce propos ne saurait faire oublier que les attributions ne mènent pas seulement à des conséquences sur un plan intrapersonnel. Elles provoquent aussi nombre de conséquences sur un plan interpersonnel, par exemple, en orientant nos perceptions et nos jugements sur les gens ou encore nos réactions émotionnelles et comportementales à leur endroit (cf. Weiner, 2005). Et ces deux niveaux d'analyses (intra et inter) sont combinés dans les pensées et actions des individus : tantôt acteur, tantôt observateur. Enfin, on ne saurait achever ce chapitre sans rappeler que la question de la production attributionnelle peut être posée aussi sur un plan où les attributions de causalité sont appréhendées comme des éléments du discours social sur les événements. On rejoint là une longue tradition de recherche française qui pose l'analyse causale certes comme un traitement cognitif, mais un traitement cognitif subissant une imprégnation idéologique et aboutissant à la naturalisation des valeurs de l'environnement social (Beauvois, 1984, 2005). Dans cette perspective, les attributions qui accentuent le poids causal de l'acteur (les attributions internes) auraient tout simplement plus de valeur que d'autres parce qu'elles sont normatives et renvoient à un besoin social dans le contexte actuel (libéral) de l'évaluation des personnes (Beauvois & Dubois, 1988; Dubois, 2009; Pansu, Dubois & Dompnier, 2008). Et la prise en considération de cette position a conduit des chercheurs (cf. pour revue Pansu, Bressoux & Louche, 2003) à envisager des interventions destinées, non pas à changer les croyances dysfonctionnelles des personnes, mais à leur apprendre à savoir analyser la réalité sociale et à adopter des stratégies d'autoprésentation efficaces – donc à mobiliser dans les situations d'évaluation des attributions socialement fonctionnelles et d'autres énoncés normatifs (*e. g.*, autosuffisants, consistants...) *même si elles n'y croient pas* (cf. Beauvois & Dépret, 2008). L'objectif est alors de produire de la *clairvoyance normative* (cf. Py & Somat, 1991), ce qui ne présuppose nullement que les personnes croient en la véracité des attributions normatives qu'elles énoncent. Bien que les RA n'aient pas non plus été conçues avec l'idée d'apprendre des attributions réalistes aux participants (Forsterling, 1985), la différence entre les programmes de clairvoyance et ceux des RA tient essentiellement dans la posture épistémologique du modèle théorique qui les sous-tend et qui guide l'action. Aussi, les formations à la clairvoyance normative n'ont pas pour objectif de faire apprendre aux participants de « bonnes » explications qu'ils pourraient répéter à l'avenant, mais de les doter d'une capacité à analyser la valeur sociale des explications, qu'ils y adhèrent ou non. En somme, il s'agit simplement de faire en sorte qu'ils soient capables de tenir un discours normatif dans des situations elles-mêmes normatives comme peuvent l'être les situations d'évaluation.

Références

Abramson L. Y., Seligman M. E. & Teasdale J. D. (1978), « Learned helplessness in humans: Critique and reformulation », *Journal of Abnormal Psychology*, 87, p. 49-74.

Aronson J., Fried C. B. & Good C. (2002), « Reducing the effects of stereotype threat on African American college students by shaping theories of intelligence », *Journal of Experimental Social Psychology*, 38, p. 113-125.

Bandura A. (1977), « Self-efficacy: Toward a unifying theory of behavioral change », *Psychological Review*, 84, p. 191-215.

Bandura A. (2003), *Auto-efficacité. Le sentiment d'efficacité personnelle*, Bruxelles, De Boeck.

Bandura A. (2006), « Guide for constructing self-efficacy scales », *in* F. Pajares & T. Urdan (dir.), *Self-efficacy beliefs of adolescents*, Greenwich, CT, Information Age, p. 307-337.

Beauvois J.-L. (1984), *La psychologie quotidienne*, Paris, PUF.

Beauvois J.-L. (2005), *Les illusions libérales, individualisme et pouvoir social*, Grenoble, PUG.

Beauvois J. L. & Dubois N. (1988), « The norm of internality in the explanation of psychological events », *European Journal of Social Psychology*, 18, p. 299-316.

Beauvois J. L. & Dépret E. (2008), « What about social value? », *European Journal of Psychology of Education*, 4, p. 493-500.

Burns K. C. & Isbell L. M. (2007), « Promoting malleability is not one size fits all: Priming implicit theories of intelligence as a function of self-theories », *Self and Identity*, 6, p. 51-63.

Cury F., Elliot A., DaFonseca D. & Moller A. (2006), « The social-cognitive model of achievement motivation and the 2 × 2 achievement Goal Framework », *Journal of Personality and Social Psychology*, 90, p. 666-679.

Darnon C., Butera F. & Harackiewicz J. M. (2008), « Toward a clarification of the effects of achievement goals », *International Review of Social Psychology*, 21, p. 5-18.

Deschamps J.-C. (1996), « Des attitudes aux attributions : sur la construction de la réalité sociale », Grenoble, PUG.

Deschamps J.-C. & Beauvois J.-L. (1994), « Attributions intergroupes », *in* R. Y. Bourhis, J. P. Leyens (dir.), *Stéréotypes, discrimination et relations intergroupes*, Bruxelles, Mardaga.

Dubois N. (2009), *La norme d'internalité et le libéralisme*, Grenoble, PUG.

Dweck C. S. (1975), « The role of expectations and attributions in the alleviation of learned helplessness », *Journal of Personality and Social Psychology*, 31, p. 674-685.

Dweck C. S. (1999), *Self-theories*, Philadelphia, Psychology Press.

Dweck C. S. (2005), « Self-theories: Their impact on competence motivation and acquisition », *in* A. J. Elliot & C. S. Dweck (dir.), *Handbook of Competence and Motivation*, New York, Guilford, p. 73-84.

Försterling F. (1985), « Attributional retraining: A review », *Psychological Bulletin*, 98, p. 495-512.

Gilbert D. T. (1998), « Ordinary personology », *in* D. T. Gilbert, S. T. Fiske & G. Lindzey (dir.), *The handbook of social psychology* (4e éd., vol. II), New York, McGraw-Hill, p. 89-150.

Kirkpatrick D. L. (1977), « Evaluating training programs: Evidence *vs* proof », *Training & Development Journal*, 31, p. 9-12.

Kirkpatrick D. L. & Kirkpatrick J. D. (2006), *Evaluating training programs: The four levels* (3e éd.), San Francisco, Berrett-Koehler Publishers.

Hall N. C., Perry R. P., Goetz T., Ruthig J. C., Stupnisky R. H. & Newall N. E. (2007), « Attributional retraining and elaborative learning: Improving academic development through writing-based interventions », *Learning and Individual Differences*, 17, p. 280-290.

Heider F. (1958), *The psychology of interpersonal relations*, New York, Wiley.

Jesse D. M. & Gregory W. L. (1986-1987), « A comparison of three attributional approaches to maintaining first year college GPA », *Educational Research Quarterly*, 11, p. 12-25.

Jones E. E. & Davis K. E. (1965), « From acts to dispositions: The attribution process in person perception », *in* L. Berkowitz (dir.), *Advances in experimental social psychology* (vol. II), New York, Academic Press, p. 219-266.

Kelley H. H. (1967), « Attribution theory in social psychology », *in* D. Levine (dir.), *Nebraska Symposium on Motivation*, Lincoln, University of Nebraska Press.

Kelley H. H. & Michela J. L. (1980), « Attribution theory and research », *Annual Review of Psychology*, 31, p. 457-501.

McGuire W. J. (1999), *Constructing social psychology. Creative and critical processes*, Cambridge, Cambridge University Press.

Menec V. H., Perry R. P., Struthers C. W., Schonwetter D. J., Hechter F. J. & Eichholz B. L. (1994), « Assisting at risk college students with attributional retraining and effective teaching », *Journal of Applied Social Psychology*, 24, p. 675-701.

Monteil J.-M. & Huguet P. (2002), *Réussir ou échouer à l'école : une question de contexte ?*, Grenoble, PUG.

Noel J. G., Forsyth D. R. & Kelley K. N. (1987), « Improving the performance of failing students by overcoming their self-serving attributional biases », *Basic and Applied Social Psychology*, 8, p. 151-162.

Pansu P., Bressoux P. & Louche C. (2003), « Theory of the social norm of internality applied to education and organizations », *in* N. Dubois (dir.), *A sociocognitive approach to social norms*, Londres, Routledge, p. 196-230.

Pansu P., Dubois N. & Dompnier B. (2008), « Internality-norm theory in educational contexts », *European Journal of Psychology of Education*, 4, p. 385-397.

Py J. & Somat A. (1991), « Normativité, conformité et clairvoyance: leurs effets sur le jugement évaluatif dans un contexte scolaire », *in* J.-L. Beauvois, R.-V. Joule & J.-M. Monteil (dir.), *Perspectives cognitives et conduites sociales* (vol. III), Cousset, Fribourg (Suisse), DelVal.

Peterson C. & Seligman M. E. (1984), « Causal explanations as a risk factor for depression: Theory and evidence », *Psychological review*, 91, p. 347-374.

Perry R. P., Hall N. C. & Ruthig J. C. (2005), « Perceived (academic) control and scholastic attainment in higher education », *in* J. Smart (dir.), *Higher education: Handbook of theory and research*, (vol. XX), The Netherlands, Springer, p. 363-436.

Perry R. P. & Penner K. S. (1990), « Enhancing academic achievement in college students through attributional retraining and instruction », *Journal of Educational Psychology*, 82, p. 262-271.

Perry R. P. & Struthers C. W. (1994, April), *Attributional retraining in the college classroom: Some causes for optimism*, paper presented at the American Educational Research Association annual meeting, New Orleans, LA.

Perry R. P. & Smart J. (1997), *Effective teaching in higher education: Research and practice*, New York, Agathon.

PINTRICH P. R., SMITH D. A. F., GARCIA T. & MCKEACHIE W. (1993), « Reliability and predictive validity of the Motivated Strategies for Learning Questionnaire (MSLQ) », *Educational and Psychological Measurement*, 53, p. 801-813.
ROTTER J. B. (1966), « Generalized expectancies for internal *versus* external control of reinforcement », *Psychological Monograph*, 80 (1), n° 609.
REID M. K. & BORKOWSKI J. G. (1987), « Causal attributions of hyperactive children: Implications for teaching strategies and self-control », *Journal of Educational Psychology*, 79, p. 296-307.
SARRAZIN P. & Trouilloud D. (2006), « Comment motiver les élèves à apprendre ? Les apports de la théorie de l'autodétermination », *in* P. DESSUS & E. GENTAZ (dir.), *Comprendre les apprentissages, Sciences cognitives et éducation* (tome II) , Paris, Dunod, p. 123-141.
SCHACHTER S. & SINGER J. (1962), « Cognitive, social and physiological determinants of emotional state », *Psychological Review*, 69, p. 379-399.
SCHUNK D. H. (1981), « Modeling and attributional effects on children's achievement: A self-efficacy analysis », *Journal of Educational Psychology*, 73, p. 93-105.
SELIGMAN M. E. P. (1975), *Helplessness: On depression, development and death*, San Francisco CA, Freeman.
SELIGMAN M.-E.-P. (1994), *Apprendre l'optimisme*, Paris, Inter Éditions.
SELIGMAN M. E. P. & MAIER S. F. (1967), « Failure to escape traumatic shock », *Journal of Experimental Psychology*, 74, p. 1-9.
TESSIER D., SARRAZIN P. & TROUILLOUD D. (2006), « Climat motivationnel instauré par l'enseignant et activités d'apprentissage des élèves : l'état des recherches », *Revue Française de Pédagogie*, 157, p. 147-177.
VAN OVERWALLE F. & DE METSENAERE M. (1990), « The effects of attribution-based intervention and study strategy training on academic achievement in college freshmen », *British Journal of Educational Psychology*, 60, p. 299-311.
VAN OVERWALLE F., SEGEBARTH K. & GOLDCHSTEIN M. (1989), « Improving performance of freshmen through attributional testimonies from fellow students », *British Journal of Educational Psychology*, 59, p. 75-85.
WEINER B. (1979), « A theory of motivation for some classroom experiences », *Journal of Educational Psychology*, 71, p. 3-25.
WEINER B. (1985), « An attributional theory of achievement motivation and emotion », *Psychological Review*, 92, p. 548-573.
WEINER B. (1988), « Attribution theory and attributional therapy. Some theorical observations and suggestions », *British Journal of Clinical Psychology*, 27, p. 93-104.
WEINER B. (1992), *Human motivation: Metaphors, theories, and research*, Newbury Park, CA, Sage.
WEINER B. (2005), « Motivation from an attribution perspective and the social psychology of perceived competence », *in* A. J. ELLIOT & C. S. DWECK (dir.), *Handbook of Competence and Motivation*, New York, Guilford, p. 73-84.
WILSON T. D., DAMIANI M. & SHELTON N. (2002), « Improving the academic performance of college students with brief attributional interventions », *in* J. ARONSON (dir.), *Improving academic achievement: Impact of psychological factors on education*, San Diego, CA, Academic Press, p. 88-108.
WILSON D. W. & LINVILLE P. W. (1982), « Improving the academic performance of college freshmen: Attribution therapy revisited », *Journal of Personality and Social Psychology*, 42, p. 367-376.

Wilson T. D. & Linville P. W. (1985), « Improving the performance of college freshmen with attributional techniques », *Journal of Personality and Social Psychology*, 49, p. 287-293.
Zoeller C., Mahoney G. & Weiner B. (1983), « Effects of attribution training on the assembly task performance of mentally retarded adults », *American Journal of Mental Deficiency*, 88, p. 109-112.

Dirk Steiner, Martine Roques, Nathalie Pichot & Christelle Maisonneuve

UN CHAMP D'APPLICATION : LES RESSOURCES HUMAINES ET L'INSERTION PROFESSIONNELLE

Introduction

Que ce soit dans le champ des ressources humaines ou de l'insertion professionnelle, les connaissances issues des théories psychosociales ont permis une meilleure compréhension des processus sous-tendant la gestion des salariés ou des personnes en situation d'exclusion. Ces savoirs concernent autant la façon dont les professionnels appréhendent les publics auxquels ils s'adressent que la perception que ces derniers ont du contexte dans lequel ils évoluent ou de leur situation. Ils ont, pour la plupart, donné lieu à des applications qui, aujourd'hui, sont généralisées ou méconnues. Ce chapitre vise une présentation non exhaustive des avancées théoriques et méthodologiques actuellement développées en psychologie sociale appliquée au monde du travail et à ses exclus. Il est structuré en deux parties principales. La première est centrée sur l'entreprise et la prise en considération du facteur humain en son sein. La seconde traite de la problématique de l'insertion professionnelle.

Les apports de la psychologie sociale en matière de gestion des ressources humaines

Toutes les organisations étant composées d'hommes et de femmes ayant des rôles spécifiques, généralement liés par une structure hiérarchique, on peut facilement concevoir l'importance des connaissances en psychologie sociale pour les comprendre et les gérer au mieux. On peut également admettre que ces savoirs ont favorisé la conception puis la mise en place de méthodes spécifiques, notamment d'évaluation. Plus d'un manager a échoué dans ses fonctions car non préparé à la compréhension du facteur humain et sous-estimant son importance pour la réussite de l'entreprise. Pire, ces managers imaginent souvent que l'intuition suffit pour gérer les personnes, que cela peut se faire au « feeling », sans outils. Au contraire, un savoir très spécialisé de l'homme dans le contexte du travail a été développé au cours du siècle dernier (Lévy-Leboyer, Louche & Rolland, 2006a, 2006b) et sa maîtrise apparaît désormais comme une compétence à acquérir pour les organisations et leurs salariés. Pour en présenter les orientations actuelles, deux thématiques psychosociales seront développées. *La première concerne la formation d'impression et l'évaluation des personnes.* Elle a des implications manifestes en matière de gestion des emplois et des compétences. Les travaux psychosociaux réalisés dans ce champ théorique aident à mieux comprendre les décisions prises quant à la carrière des salariés – embauche, attributions de responsabilités, accès aux formations, licenciement, etc. *La seconde thématique psychosociale abordée concerne les attitudes ou la perception des objets composant l'environnement social* (dans notre cas, professionnel). Elle est pertinente pour comprendre l'investissement du salarié dans son travail et dans l'entreprise. Les attitudes jouent, en effet, un rôle sur ses relations avec ses collègues, ses subordonnés, ses supérieurs hiérarchiques et sur son degré de fidélisation à l'entreprise.

Formation d'impression et évaluation des personnes

Au quotidien, tout individu est amené à se faire une impression sur les personnes qu'il rencontre. Cette impression peut tout aussi bien concerner leur personnalité (traits de caractère...) que les possibilités de s'entendre avec elles ou leurs motivations. La formation d'impression nécessite généralement de catégoriser l'individu avec lequel nous interagissons (voir Beauvois, Deschamps & Schadron, 2005 ; Delhomme, Dru, Finkelstein, Mazé, Meyer, N'gbala & Verlhiac, 2005). Le processus de catégorisation est automatique, rarement conscient ou contrôlé. Il est opéré à partir des caractéristiques saillantes d'autrui (son sexe, son âge, sa couleur de peau, sa morphologie...) et nous conduit à croire que nous possédons des informations fiables le concernant, informations que nous n'avons pas prises ou pas eu le temps matériel d'observer ou de vérifier. Le processus de catégorisation dont la finalité première est de simplifier les stimuli auxquels nous sommes confrontés, peut ainsi fausser l'impression formée à propos d'un individu et les jugements dont il est l'objet. Ce constat s'avère particulièrement problématique en milieu professionnel car l'évaluation des salariés potentiels ou réels et de leurs performances y est primordiale. Les travaux psychosociaux récemment réalisés dans ce champ théorique ont eu pour objectif de développer des applications visant à rationaliser les jugements produits par les évaluateurs (recruteurs, managers, décisionnaires...). Ils ont abouti à la mise en place de méthodologie limitant l'influence sur l'activité évaluative d'un certain nombre de processus liés à la formation d'impression.

Le recrutement

Le recrutement est une situation d'évaluation particulière consistant à prédire les performances futures d'un candidat à partir d'informations disponibles avant (*Curriculum Vitae* – CV –, lettre de motivation...) ou pendant la sélection (résultats des tests, d'entretien ou de mises en situation professionnelle...). Les recherches psychologiques le concernant ont, depuis près d'un siècle, eu pour ambition d'identifier les techniques d'évaluation garantissant, une fois en poste, de bons niveaux de performance des postulants. Ces études ont, pour ce faire, déterminé la relation (coefficient de corrélation ou de validité[1]) pouvant exister entre les données recueillies sur le candidat durant les différentes phases de sélection (les prédicteurs) et la mesure de ses performances réelles sur son lieu de travail (les critères). Les milliers d'études réalisées sur ce sujet ont montré que les méthodes d'évaluation présentant les meilleures validités prédicteur-critère sont : 1) les tests d'aptitude cognitive[2] (verbale, logique, mnésique...), 2) les mises en situation professionnelle[3] (réalisation de tâches propres au poste à pourvoir) et 3) les entretiens structurés[4] (standardisés et centrés sur l'emploi proposé). Ces méthodes d'évaluation ne sont pas les plus utilisées même si certaines (les mises en situation professionnelles par exemple) se développent fortement. Beaucoup de chargés de recrutement préfèrent baser leur jugement sur des méthodes d'évaluation peu valides mais d'usage courant telles que la graphologie

1. Ce coefficient de corrélation ou « coefficient de validité » est un indice rendant compte du pouvoir prédictif de la méthode d'évaluation choisie par le recruteur. Cet indice peut varier de 0 à 1. Une valeur égale ou proche de 0 signifie que le prédicteur n'apporte aucune indication sur les performances futures du candidat. Une valeur proche ou égale à 1 signifie que le prédicteur constitue un indicateur fiable de ses performances futures. Les meilleurs prédicteurs atteignent des validités de 0,60 (ou .60) quand ils sont utilisés seuls. On peut améliorer ce coefficient de validité en combinant 2 ou 3 prédicteurs (cf. Lévy-Leboyer, 2007; Schmidt & Hunter, 1998; Steiner, 2004).
2. Leur coefficient de validité est de .51 (Schmidt & Hunter, 1998).
3. Leur coefficient de validité est de .54 (Schmidt & Hunter, 1998).
4. Leur coefficient de validité est de .57 (Huffcutt & Arthur, 1994).

(coefficient de validité inférieur à .10 ; cf. Huteau, 2004) ou les entretiens classiques, non structurés (coefficient de validité égal à .20 ; cf. Huffcutt & Arthur, 1994).

Qu'est-ce qui explique ces résultats ? Autrement dit, qu'est-ce qui fait qu'une méthode d'évaluation est plus valide ou plus fiable qu'une autre pour prédire les performances futures du candidat ? La principale explication est essentiellement liée à la finalité de la technique d'évaluation usitée. Les méthodes ayant de bonnes validités sont des approches qui cherchent à réduire l'influence du facteur humain sur l'activité évaluative. Elles limitent l'intervention de processus tels que le processus de catégorisation et celle de connaissances ou de croyances sur l'environnement social, acquises durant la socialisation. Prenons l'exemple de l'entretien. Les travaux psychosociaux portant sur sa forme classique ou non structurée (cf. pour revue, Posthuma, Morgeson & Campion, 2002) démontrent que les jugements produits durant ce dernier sont influencés par :

- *le biais de similarité* : l'interviewer va avoir tendance à évaluer plus favorablement les candidats qui lui ressemblent ou qui partagent au moins un point commun avec lui (la pratique d'un sport…) ;
- *le biais de confirmation d'impression* : l'interviewer va avoir tendance à valider l'impression qu'il s'est faite du postulant avant de le rencontrer. Cette impression peut être basée sur des informations orales (ce qu'on lui a dit du candidat…) ou sur des informations écrites (son CV ou sa lettre de motivation). Elle orientera le comportement du recruteur et les questions qu'il posera à l'interviewé ;
- *les premières impressions* : dès qu'il verra le demandeur d'emploi (apparence physique…), le recruteur se fera une impression de celui-ci qui, comme la précédente, conditionnera son comportement envers le candidat et le jugement émis à son propos. Ainsi, une personne ayant un physique peu attrayant suscitera une impression mitigée ou négative et une évaluation du même ordre ;
- *les informations négatives* : ces données seront particulièrement saillantes durant l'entretien et pèseront davantage que les positives sur l'évaluation globale du candidat ;
- *les stéréotypes* : ces croyances concernent les groupes sociaux (les femmes, les personnes d'origine étrangère) et sont mobilisées quand le recruteur associe le candidat à l'un d'entre eux. Leur effet peut être bénéfique ou, au contraire, défavorable. Un individu perçu comme étant issu de l'immigration et comme étant chômeur de longue durée, se verra attribuer les caractéristiques stéréotypées de ces deux groupes et pourra être l'objet de discrimination.

Cette liste n'est pas complète. Elle montre que les professionnels du recrutement ne produisent pas de jugements objectifs quand ils rencontrent un postulant durant un entretien non structuré. Ce manque d'objectivité se retrouve aussi quand ils établissent le compte rendu de ce qui a été dit par le candidat. Leur mémoire s'avère défaillante. Ils ne peuvent rappeler correctement que 50 % des réponses données par les demandeurs d'emploi (Carlson, Thayer, Mayfield & Peterson, 1971). Ces constats sont observés pour les recruteurs débutants comme pour les plus expérimentés. Ceux-ci auraient même tendance à davantage appuyer leurs évaluations sur des pratiques professionnelles peu valides (voir la synthèse de Cascio & Aguinis, 2005).

Ce rapide résumé des « erreurs » de jugement induites par l'entretien non structuré, a conduit les chercheurs en psychologie à s'interroger sur les techniques permettant d'améliorer sa qualité ou son efficacité. Ces techniques visent à focaliser l'attention de l'interviewer sur les éléments pertinents du poste, sur les compétences des candidats et sur leur capacité à réaliser un travail spécifique dans un environnement donné (incluant des objectifs ou des valeurs particulières). Elles impliquent de structurer et de standardiser l'entretien de façon à ce que les jugements produits par les recruteurs soient : 1) plus fidèles ou plus reproductibles car présentant peu d'erreurs de mesure (cf. Bernaud, 2007) et 2) plus valides car permettant une meilleure prédiction des performances futures du demandeur d'emploi. Ces techniques se subdivisent en deux catégories (cf. le tableau 1, ci-après). L'une regroupe les techniques centrées sur le contenu, c'est-à-dire les questions posées au postulant et les informations reçues de ce dernier. L'autre implique des techniques centrées sur l'évaluation de l'entretien, c'est-à-dire le jugement porté par l'interviewer sur les réponses fournies par le candidat.

Tout entretien mettant en œuvre une ou plusieurs de ces techniques est considéré comme étant structuré. Plus il en inclut, plus il sera valide. Il permettra ainsi de mieux prédire les performances futures du salarié potentiel. Il existe plusieurs variantes de l'entretien structuré. On trouve, parmi elles, l'entretien situationnel et l'entretien d'expérience (cf. Salgado & Moscoso, 2006). Le premier – l'entretien situationnel – est utilisé pour des candidats n'ayant pas ou peu d'expérience professionnelle. Il présente différentes situations de travail auxquelles les postulants peuvent être confrontés et permet de cerner la façon dont ces derniers réagiraient. Ils répondent en se basant sur leur formation et sur leurs connaissances. Le second – l'entretien d'expérience – s'adresse à des demandeurs d'emploi ayant déjà occupé un poste similaire à celui auquel ils postulent. Ceux-ci

1. *Techniques centrées sur le contenu* :
a. Elaborer les questions après avoir analysé le poste à pourvoir ;
b. Poser les mêmes questions à tous les candidats ;
c. Eviter de clarifier ou de mettre le candidat sur la bonne voie ;
d. Utiliser des questions pertinentes liées au poste[5] ;
e. Réaliser des entretiens plus longs et comprenant plus de questions ;
f. Limiter l'accès de l'interviewer aux informations sur le candidat[6] ;
g. Ne pas permettre au candidat de poser des questions.

2. *Techniques centrées sur l'évaluation* :
a. Attribuer une note à chaque réponse ou à la dimension évaluée[7] ;
b. Employer des échelles d'évaluation ayant des rubriques définies (comportements) ;
c. Prendre des notes détaillées pendant l'entretien ;
d. Faire intervenir plusieurs interviewers ;
e. Solliciter les mêmes interviewers pour tous les candidats ;
f. Ne pas permettre aux interviewers d'échanger sur les candidats entre les entretiens[8] ;
g. Former les interviewers ;
h. Utiliser la prédiction statistique[9].

Tableau 1. – *Techniques permettant de structurer l'entretien de recrutement (adapté de Campion, Palmer & Campion, 1997).*

doivent alors expliquer ce qu'ils ont fait dans des situations identiques pour, par exemple, résoudre un problème spécifique. Ainsi, durant le recrutement d'un technicien informatique devant assister par téléphone les clients d'un fournisseur Internet, le recruteur peut présenter le cas d'un internaute n'arrivant plus à se connecter et demander au candidat comment il procéderait (entretien situationnel) ou comment il a procédé (entretien d'expérience) dans une situation identique pour le dépanner.

Pour être réussi, l'entretien structuré et ses variantes nécessitent le respect, par l'interviewer, des consignes de questionnement et d'évaluation (cf. le tableau 1, ci-dessus). Or, les recruteurs les apprécient peu (Steiner, Amoroso & Hafner, 2004). Il en est de même pour les candidats qui perçoivent l'entretien comme étant plus juste lorsqu'il est non structuré, c'est-à-dire lorsqu'ils ont la possibilité de s'y exprimer plus librement. Il convient donc de former les recruteurs au respect de ces

5. Ces questions peuvent porter sur les situations critiques que le futur salarié est susceptible de rencontrer dans le cadre de ses fonctions, sur les expériences professionnelles ou les connaissances en lien avec le poste à pouvoir et nécessaires à l'exercice de ce dernier.
6. Le candidat sera principalement évalué sur ses réponses durant l'entretien.
7. Une dimension comprend généralement plusieurs questions.
8. Chaque interviewer réalise ses évaluations de façon indépendante.
9. Les différentes évaluations sont intégrées en calculant leur moyenne ou en utilisant une équation élaborée sur la base de recherches antérieures. Les interviewers ne produisent pas une évaluation globale subjective.

consignes et d'expliquer aux candidats l'utilité de l'entretien structuré en matière d'évaluation. Lui seul permet de limiter l'intervention de processus liés à la formation d'impression et à la production d'un jugement.

L'évaluation des performances

Une fois en entreprise, l'ancien candidat devenu salarié sera évalué tout au long de sa carrière. Les mêmes processus que ceux décrits pour l'entretien de recrutement continueront à influencer les jugements dont il est l'objet et ce, même si ces derniers nécessitent de réaliser une synthèse du travail qu'il a effectué (ses performances) sur une plus longue période, généralement une année. Les nombreux travaux portant sur ce type d'évaluation ont insisté sur le rôle prépondérant de la mémoire (Landy & Farr, 1980). Un supérieur hiérarchique ne peut effectivement pas se remémorer, sur une aussi longue durée, l'ensemble des performances de chacun de ses collaborateurs. Pour se faire, il faudrait que ces performances aient toutes été observées, encodées de façon à être stockées en mémoire, conservées et, enfin, rappelées le moment venu. Or, ces différentes phases du traitement de l'information ne peuvent être réalisées telles quelles car : 1) le supérieur hiérarchique a de nombreuses responsabilités et ne peut pas se consacrer entièrement à l'observation de ses subordonnés et 2) il n'est pas, comme nous tous, rationnel. La façon dont il observe une personne ou encode des informations la concernant est, entre autres, conditionnée par l'interprétation qu'il fait de ses comportements et la ou les catégorisations qui y sont associées.

Ces constats posent, comme pour l'entretien de recrutement, le problème de l'objectivité des jugements émis. Pour y remédier, les solutions récentes mises en place reposent, pour l'essentiel, sur la formation des évaluateurs. Celle-ci vise davantage d'exactitude durant l'évaluation des performances. L'une d'entre elles a déjà montré son efficacité. Elle se fonde sur le développement de « cadres de références » (cf. Steiner, 2001) et nécessite plusieurs étapes. La première est une définition, pour chaque poste, des différents types de performance à évaluer. Si on reprend l'exemple d'un poste de technicien informatique dont la mission principale est d'assister la clientèle par téléphone, ses performances peuvent être soit techniques (pertinence de l'analyse du problème posé par le client et de la solution proposée), soit communicationnelles (clarté des explications données pour mettre en place la solution envisagée…), soit relationnelles (qualité de l'accueil…). La seconde étape nécessaire au développement de « cadres de référence » est de déterminer le plus concrètement ou le plus explicitement possible, pour chacune des dimensions précitées, ce qu'est un bon, un moyen ou un mauvais niveau de performance. Pour y arriver, il est recommandé de se baser sur les comportements effectifs des salariés déjà en poste, considérés comme étant plus ou moins performants (cf. la figure 1, ci-après).

Performances Techniques : Il s'agit de la maîtrise du matériel informatique permettant l'accès à Internet. Le technicien doit comprendre le fonctionnement du matériel et les causes des dysfonctionnements observés. Il est capable de diagnostiquer différents problèmes et de proposer des solutions permettant un accès fiable au service.

7	Arrive à diagnostiquer un problème rapidement et propose une solution immédiatement.
6	
5	
4	À besoin d'échanger longtemps avec le client pour comprendre le problème ; doit consulter des manuels pour proposer des solutions.
3	
2	
1	Ne maîtrise pas le matériel ou les logiciels et ne parvient pas à proposer une solution permettant de résoudre le problème rencontré.

Figure 1. – *Exemple d'une échelle d'évaluation présentant la définition d'une dimension à évaluer et des exemples de niveaux de performance correspondant aux différents points d'une échelle en 7 points.*

Durant la formation des supérieurs hiérarchiques, on présente les définitions des différents types de performance à évaluer par rapport à un poste donné puis on les illustre avec des exemples concrets de comportements correspondant à un bon *versus* mauvais niveau de réalisation. Une fois en situation, les encadrants évaluent les performances de leurs subordonnés en comparant les comportements observés chez ces derniers à ceux présents sur l'échelle. Les jugements produits sont alors basés sur des critères de performance pré-établis, applicables à tous les salariés exerçant les mêmes fonctions au sein d'une entreprise. L'influence de processus liés à la formation d'impression et à la production d'un jugement est ainsi réduite, ce qui permet de prendre des décisions plus objectives en matière de gestion des carrières professionnelles (attribution d'augmentation de salaire, de prime au mérite, de promotion ; identification des besoins de formation...). Les salariés percevront, quant à eux, les décisions prises comme étant justes dans la mesure où les évaluations de performances rendent réellement compte des contributions de chacun.

Les attitudes développées par rapport à l'environnement professionnel

Le concept d'attitude est fondamental en psychologie sociale. Il résulte d'une évaluation, plus ou moins favorable, que fait une personne à propos des objets, concrets ou abstraits, composant son environnement social (cf. Giger, 2005). En milieu professionnel, l'attitude peut porter sur toutes les facettes du lieu ou de l'activité de travail (l'entreprise, le poste occupé, la direction, les horaires, le salaire...). Les récentes recherches psychosociales la concernant ont essentiellement cherché à déterminer son impact sur les comportements des salariés au sein de l'entreprise.

La satisfaction au travail

La satisfaction au travail est l'une des attitudes les plus étudiées en contexte organisationnel. Le fondement de cet intérêt repose sur le postulat d'un lien possible entre la satisfaction au travail et les performances des salariés. Plusieurs études l'ont validé (Judge, Thoresen, Bono & Patton, 2001). Elles montrent que plus un employé est satisfait de son environnement professionnel, plus son niveau de performance est élevé. Ce constat est, en partie, expliqué par des facteurs environnementaux tels que les caractéristiques du poste (Hackman & Oldham, 1976 ; Fried & Ferris, 1987). Ces dernières regroupent, par exemple, la variété des tâches à réaliser dans le cadre de sa fonction, l'autonomie dont on dispose pour les réaliser ou la possibilité de s'identifier au travail effectué. Le lien entre satisfaction au travail et performances réelles est aussi expliqué par des facteurs dispositionnels rendant compte de la perception que l'individu a de lui-même en général ou dans un contexte donné. Le concept d'évaluation de soi centrale – ESC – paraît alors déterminant (Judge, Locke, Durham & Kruger, 1998). Il est composé de quatre dimensions : l'estime de soi[10], l'auto-efficacité générale[11], le locus de contrôle[12] et le névrosisme[13]. Les salariés dont l'ESC est positive, utilisent davantage d'attributs positifs pour présenter leur poste que ceux ayant une ESC négative. Ils expriment, de surcroît, plus de satisfaction par rapport à leur

10. La façon dont une personne s'auto-évalue et donc l'image qu'elle a d'elle-même.
11. Les croyances qu'ont les individus sur leurs capacités d'agir pour atteindre les buts qu'ils se sont fixés ou qui leur ont été imposés.
12. Les croyances inhérentes à la responsabilité de nos actes ou des événements auxquels nous sommes confrontés.
13. Le fait de ressentir ou pas des émotions négatives comme l'anxiété ou la dépression.

travail et à leur vie quotidienne (Tait, Padgett & Baldwin, 1989). Toutes ces recherches ont permis de poser la satisfaction au travail comme un des aspects du bien-être des salariés et d'étudier ses liens potentiels avec d'autres comportements tels que ceux ayant trait au civisme organisationnel (cf. l'encadré 1, ci-après).

Encadré 1

Travail intérimaire et Comportements de Citoyenneté Organisationnelle (CCO). Lionel Dagot – université de Paris 8

Depuis le début des années quatre-vingt, les contraintes économiques ont conduit nombre d'entreprises à modifier leur mode de fonctionnement. Une des stratégies d'adaptation les plus fréquentes repose sur la flexibilisation de la force de travail et donc, le recours croissant aux travailleurs temporaires. Ces stratégies d'adaptation, basées sur un fort volant de main d'œuvre externe, renvoient à une problématique majeure : *des salariés peuvent-ils être employés temporairement et avoir un fort niveau d'investissement dans leurs tâches ?* Les études psychologiques portant sur les CCO apportent des réponses à cette question. Ceux-ci sont définis comme « des comportements individuels, discrétionnaires, non directement ni explicitement reconnus par le système formel de récompenses, et qui permettent d'améliorer le fonctionnement de l'organisation » (Organ, 1988). Les types de comportements inclus dans les CCO sont : l'altruisme, la loyauté organisationnelle, l'initiative individuelle (Podsakoff *et al.*, 2000). Les travaux les concernant ont porté sur des salariés permanents. Elles ont eu pour objectif d'identifier leurs déterminants (les caractéristiques individuelles, de la tâche, du mode de direction et organisationnelles) et leurs effets sur l'évaluation ou sur la performance au travail.

La recherche présentée ici s'adresse à 98 travailleurs intérimaires (manutentionnaires, opérateurs de production…). Elle vise à mieux cerner l'impact de facteurs individuels et contextuels sur leur niveau de CCO. *Les résultats obtenus montrent que les déterminants des CCO chez les intérimaires sont l'insécurité perçue par rapport à l'emploi, le niveau de satisfaction globale vis-à-vis de la mission ainsi que la perception des pratiques d'accueil et d'intégration dans les entreprises clientes.* Ces trois déterminants constituent des prédicteurs fiables de deux dimensions des CCO : la conformité organisationnelle et l'altruisme envers les collègues.

Ces données expérimentales ouvrent des pistes d'applications immédiates, notamment auprès des agences d'intérim ou des services de gestion des ressources humaines des entreprises clientes. Elles devraient inciter les premières à davantage travailler sur le suivi des intérimaires de façon à favoriser, entre autres, la satisfaction au travail (réduction du temps de latence entre deux missions, qualité de ces dernières…). Elles insistent, pour les secondes, sur la nécessité d'optimiser leurs pratiques d'accueil et d'intégration. Plus celles-ci seront perçues comme étant satisfaisantes, plus les travailleurs intérimaires consentiront à davantage de conformité organisationnelle et d'altruisme, ce qui est supposé favoriser la cohésion au sein des équipes de travail.

L'attachement organisationnel

L'attachement organisationnel est défini comme « un état psychologique (a) qui caractérise la relation de l'employé à son organisation et (b) qui a des effets sur la décision de rester ou de ne plus rester membre de l'entreprise » (Meyer & Allen, 1991, p. 67). Il résulte d'une évaluation, positive ou pas, d'une société dans sa globalité ou des objets (appelés cibles) la composant : un supérieur hiérarchique, un groupe de travail, des clients... et est composé de trois dimensions interdépendantes : l'attachement affectif, l'attachement normatif et l'attachement de continuité (Meyer, Allen & Smith, 1993; voir également Paillé, 2004). L'attachement affectif se traduit par une identification et par un lien de type émotionnel à l'organisation. Il est essentiellement dépendant de la perception que le salarié a de lui-même (sentiment d'être soutenu et considéré dans l'entreprise, sentiment de réalisation personnelle...). L'attachement normatif sous-tend des comportements dits de loyauté envers l'entreprise et induit un sentiment d'obligation morale à son égard. Il est favorisé par les processus de socialisation mis en place dans une structure (intériorisation des valeurs et des attentes de l'organisation...). L'attachement de continuité implique, quant à lui, un calcul, par le salarié, des coûts occasionnés par la rupture du lien contractuel avec l'entreprise (perte de salaire, des compétences, des avantages acquis...). Il dépend des investissements (en temps, en efforts...) faits par le salarié pour s'adapter à son nouvel environnement et de la perception qu'il a de ses possibilités d'emploi ou de son employabilité sur le marché du travail.

Les recherches portant sur l'attachement organisationnel amènent à considérer l'attachement affectif comme une variable déterminante pour prédire le turn-over, l'absentéisme, les performances liées au rôle[14] et contextuelles[15] ou, encore, le bien-être des salariés (Mathieu & Zajac, 1990; Meyer *et al.*, 1993). Ces travaux démontrent que plus un employé est affectivement attaché à la société qui l'emploie, plus il souhaitera y rester, plus il sera présent, performant et résistant au stress. Ces résultats ne suffisent pas, cependant, à remettre en cause la tridimensionnalité du modèle de l'attachement organisationnel. Ils ne nient pas l'intervention des attachements normatif ou de continuité sur la fidélisation et l'implication des salariés. Ils insistent, au contraire, sur la nécessité de développer, au sein des entreprises, des pratiques de gestion des ressources humaines les favorisant tous. Celles-ci peuvent autant concerner les pratiques de promotion ou de rémunération que celles liées à la formation. Ainsi, le contenu d'une formation peut correspondre à des compétences rares au sein de l'entreprise et participer à la valorisation des individus les possé-

14. Les performances liées au rôle concernent la réalisation des missions explicitement demandées par l'entreprise dans le cadre d'un poste donné.
15. Les performances organisationnelles renvoient au civisme organisationnel et aux comportements observés dans ce cadre.

dant (attachement affectif). Il peut aussi conduire les salariés formés à se sentir redevables vis-à-vis de l'organisation (attachement normatif) et nécessiter un fort investissement de leur part pour acquérir de nouvelles connaissances (attachement de continuité). Ces effets ne sont pas les premiers attendus par les gestionnaires mais peuvent les pousser à s'interroger sur les méthodes visant à diffuser ou à construire des savoirs propres à leur organisation (cf. l'encadré 2, ci-après).

Encadré 2

Modélisation du processus d'apprentissage organisationnel par la construction d'un outil de gestion des compétences. Marianne César, François Le Poultier & Magdalena Rosianu – université de Nancy

La mutation des métiers vers des fonctions d'ingénierie et de management, les nombreux départs en retraite ainsi que les difficultés de recrutement de certains profils spécifiques génèrent une instabilité interne croissante au sein d'un grand nombre d'organisations. Face à ce constat, les méthodes classiques de gestion des ressources humaines s'avèrent insuffisantes pour accompagner une entreprise dans sa montée en compétence. Bien que construite à partir de savoirs individuels, la compétence globale d'une entreprise ne prend sa valeur qu'en articulant ses ressources au sein d'apprentissages relevant d'un niveau organisationnel. Le stockage et la production de savoirs, faits de connaissances techniques et d'expériences pratiques, sont des processus indispensables pour limiter les pertes de compétences individuelles liées au turn-over et élargir le panel de compétences dont dispose l'entreprise en développant les capacités d'apprentissage de ses membres. Ceci passe par une compréhension des processus psychosociaux de construction ou de reconstruction des connaissances dans les organisations (voir, par exemple, les modes de conversion des connaissances de Nonaka et Takeuchi, 1997) et, dans cette perspective, un modèle cyclique de la dynamique de l'apprentissage organisationnel, composé de quatre phases, a été élaboré (cf. la représentation schématique ci-après).
La première phase de ce modèle est une répartition des connaissances. Elle nécessite d'établir un répertoire des connaissances explicites détenues par les membres des différentes entités de l'organisation sous forme d'une base de données regroupant les caractéristiques de chaque compétence. Ces critères permettent de connaître leur niveau de criticité, c'est-à-dire le niveau de risque pour l'entreprise de les voir disparaître. Une compétence est dite critique lorsque peu de personnes la détiennent, qu'elle est mise en œuvre à une fréquence faible, que ses détenteurs sont peu autonomes, qu'ils ont une moyenne d'âge élevée et qu'elle n'est pas formalisée dans le système documentaire. L'identification des compétences critiques doit permettre de mieux les distribuer en optimisant leur répartition et leur maîtrise en interne, ainsi qu'en orientant le recrutement de compétences externes. Cette première phase doit être mise en œuvre en accord avec la stratégie de développement de l'organisation afin d'identifier les compétences collectives qu'elle considère comme pertinentes pour sa réussite future (Mack, 1997) et constitue les premiers jalons de son processus d'apprentissage.

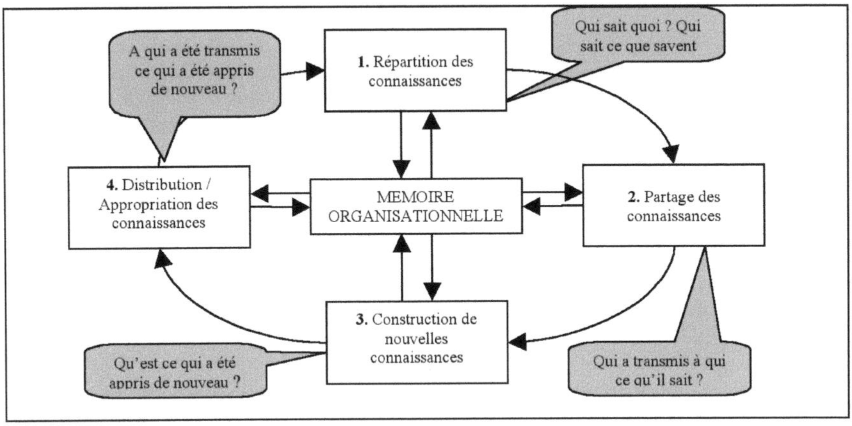

Représentation schématique de la dynamique de l'apprentissage organisationnel (César, Le Poultier & Rosianu, 2005).

Pour entrer dans une dynamique de production de connaissances tout en continuant à améliorer leur répartition, *les savoirs doivent être partagés par les membres de l'organisation*. Il s'agit, dans *cette seconde phase*, de favoriser les échanges professionnels et le décloisonnement des différentes entités tout en assurant le transfert des savoirs existants entre les salariés et les nouveaux recrutés. Ceux-ci doivent pouvoir facilement : 1) identifier les détenteurs des compétences qui leur sont nécessaires dans leurs nouvelles tâches et 2) trouver des dispositifs leur accordant la possibilité de les comprendre et de les intégrer. Un système de tutorat ne sera ainsi plus pensé comme la coprésence d'un mentor accompagnant un individu dans ses apprentissages mais plutôt comme un ensemble d'experts lui transmettant l'ensemble des compétences nécessaires à son parcours au sein de l'entreprise.

Ce n'est qu'à partir de savoirs partagés et d'un niveau d'échanges suffisant que *le processus de création de connaissances nouvelles* pourra prendre son essor. Durant *cette troisième étape*, si l'écart constaté par rapport à un état initial peut déclencher une réaction, en l'occurrence un feed-back (Piaget, 1959), il constitue également le déclencheur d'un apprentissage individuel pouvant accéder à un niveau organisationnel lorsque ce dernier est réalisé en double boucle (Argyris & Schön, 1978). C'est, en effet, au cours des échanges professionnels et lors de situations de résolution de problème, que peuvent émerger de nouveaux savoirs. La mise en œuvre d'une combinaison de compétences dans le cadre d'une situation inédite enclenche un processus de déconstruction et reconstruction nécessaire à une dynamique d'apprentissage, aussi bien dans le cadre d'un partage que d'un transfert de compétences. Il est nécessaire à ce stade de disposer d'indicateurs permettant de repérer ce qui a émergé de nouveau lors de la mise en commun de plusieurs compétences ou de l'élaboration d'une solution novatrice. Il peut s'agir d'un système de retour d'expérience identifiant la solution apportée à un problème ou de grilles d'entretien individuel permettant à un chef d'équipe de tracer les apprentissages réalisés par les membres de son équipe. Ces informations devront être intégrées dans la base de données regroupant l'ensemble des compétences existantes même si elles ne sont, dans un premier temps, détenues que par une personne qui en a une maîtrise partielle et les met en œuvre de façon informelle.

Chaque nouveau savoir identifié doit également être redistribué au sein de l'organisation afin que le nouvel ensemble de connaissances disponibles soit accessible à tous. *Cette quatrième étape* permettra à la valeur ajoutée issue d'une interaction localisée et spécifique d'être réutilisée ou remaniée dans d'autres contextes et de poursuivre son évolution

jusqu'à un stade plus abouti de nouvelle compétence ou d'innovation. Ces éléments intègreront ainsi la mémoire organisationnelle, faite à la fois de connaissances formalisées, de savoirs individuels, d'instruments de travail et de personnes les utilisant mais, surtout, du lien qu'ils entretiennent entre eux. Tout comme dans la phase de captation de savoirs émergents, le chef d'équipe occupe un rôle central dans la diffusion de ces savoirs et doit s'assurer que chacun en ait une compréhension suffisante pour être à même de se les réapproprier. Les individus doivent pour cela avoir une bonne connaissance du contexte dans lequel une connaissance a été élaborée mais également disposer d'un langage commun rendant possible l'intégration d'informations nouvelles. Par exemple, dans le cadre d'une entreprise de tuyauterie industrielle spécialisée dans la conception, l'assemblage et le montage d'ensembles de tuyauteries, lorsqu'une « tête orbitale » a pu être utilisée dans une situation inédite, il est nécessaire de savoir à la fois qu'il s'agit d'un procédé de soudage automatique et qu'il a été mis en œuvre pour fabriquer une pièce en inox de quatre vingt millimètres d'épaisseur pour un échangeur moyenne pression. Cet ensemble d'informations pourra être remobilisé lorsque l'individu qui le détient sera confronté à une situation similaire et, peut-être, parviendra-t-il à réaliser cette fois une pièce plus complexe grâce à une nouvelle façon de programmer la machine.
L'accomplissement des quatre phases de ce cycle permet à une organisation de mieux agencer ses compétences internes et la façon dont les savoirs circulent et évoluent en son sein. En identifiant les compétences critiques, le recrutement de compétences externes peut être mieux ciblé et le transfert des savoirs organisé de façon efficiente. Ainsi, en simulant le départ en retraite d'un salarié, les compétences qui vont disparaître ou se fragiliser peuvent être identifiées et leur transmission se fera au regard de leurs facteurs de criticité. Il ne s'agira plus de remplacer une personne par une autre censée présenter ou acquérir le même profil, mais de raisonner sur un ensemble de compétences devant être redistribuées dans le système qui les met en œuvre. Le processus d'apprentissage organisationnel relève donc d'une dynamique d'amélioration continue couplée à une vision systémique de l'organisation (Senge, 1990) qui doit se déployer sur le long terme en mémorisant chaque savoir nouveau et en donnant la possibilité aux individus de se les approprier et de les développer.

La justice organisationnelle

La justice organisationnelle implique de considérer l'ensemble des règles et normes sociales conditionnant, au sein des entreprises, la distribution des ressources (justice distributive), les processus ou procédures sous-tendant ces répartitions (justice procédurale) et les relations interpersonnelles (justice interactionnelle). Elle rend compte des jugements portés par les salariés sur une ou plusieurs de ces dimensions et est, actuellement, un des concepts les plus étudiés en psychologie sociale et du travail. Cet intérêt est expliqué par : 1) le caractère fondamental, dans nos sociétés, de la justice en tant que valeur, 2) les liens supposés entre la justice organisationnelle et d'autres attitudes ou comportements observés dans les organisations et 3) les possibilités d'application découlant de son étude, notamment en matière de qualité de vie. Mais avant de les aborder, commençons par présenter les principaux travaux traitant de la justice organisationnelle et leur évolution.

Le concept de justice distributive est issu de la théorie de l'équité (Adams, 1965) selon laquelle les récompenses attribuées aux salariés doivent être proportionnelles à leurs contributions. Ce postulat implique que chaque individu établit un ratio entre ce qu'il reçoit de l'organisation et ce qu'il lui apporte. Ce ratio est ensuite comparé à celui d'autres référents (un collègue de travail...). Quand ce ratio est équilibré, il y a équité et les personnes perçoivent les rétributions dont elles ou le référent bénéficient, comme étant justes. Quand il est déséquilibré (en avantageant ou en désavantageant l'employé par rapport à un référent), les récompenses distribuées sont perçues comme étant inéquitables ou injustes. Les premières études réalisées sur la justice distributive ont eu pour objet la rémunération. Elles valident le principe d'équité en montrant que l'équilibre résultant de l'évaluation puis de la comparaison des ratios, conduit les salariés à percevoir leur salaire ou celui d'un référent comme étant justement décidé au sein de leur entreprise. Ces effets ont été répliqués avec d'autres catégories d'attribution telles que celle d'une prime au mérite, d'un poste ou d'une sanction négative. Leur distribution paraît juste à partir du moment où les gens estiment que ces dernières correspondent aux contributions réelles des salariés (degré de performance au travail), aux contributions potentielles d'un candidat (degré d'employabilité) ou à une contribution non conforme (degré de gravité des erreurs commises).

Le concept de justice distributive implique une évaluation du caractère juste des décisions adoptées dans les organisations. Il ne rend pas compte des processus les sous-tendant et, plus spécifiquement, de l'effet de ces derniers sur la perception de justice. Les travaux traitant de cette problématique, ont permis l'émergence d'une deuxième dimension de la justice organisationnelle : la justice procédurale. Les premiers visaient à cerner les réactions des personnes vis-à-vis de procédures de résolution de conflits (Thibaut & Walker, 1975). Ils montrent que quand les individus ont la possibilité de s'exprimer ou de s'expliquer quand ils sont accusés d'une faute (principe de la « voix »), ils perçoivent les décisions les concernant comme étant justes et ce, même si elles ne leur sont pas favorables. Autrement dit, le fait de donner aux gens le sentiment de pouvoir influencer ou contrôler, en argumentant, les sanctions positives ou négatives dont ils sont l'objet, les conduit à mieux les accepter. Ces études expérimentales en ont suscité d'autres (Leventhal, 1976). Elles démontrent, qu'en dehors de la « voix », les procédures inhérentes à la prise de décision paraissent justes lorsque leur mise en œuvre obéit aux principes suivants :

– *la consistance* : l'application des procédures doit être uniforme pour tous les individus et dans le temps ;
– *l'impartialité* : les personnes prenant la décision doivent être objectives ou neutres ;
– *la précision* : une décision doit être prise à partir d'informations fiables dont l'exactitude est vérifiée ;
– *l'adaptabilité* : une décision peut être révisée en fonction de faits nouveaux ou d'erreurs commises ;
– *la représentativité* : toutes les parties concernées par la décision doivent être entendues ;
– *l'éthique* : les procédures doivent être fondées sur les valeurs actuelles de la société ou ce qui y est considérés comme relevant de la morale.

Le respect de ces règles d'application des procédures n'influence pas seulement leur évaluation en terme de justice mais également celle de leur résultat, c'est-à-dire des décisions appliquées. Ce constat fait que la justice procédurale est parfois appelée « effet du processus juste » (Van Den Bos, 2005).

La troisième composante de la justice organisationnelle : la justice interactionnelle, est, à l'heure actuelle, le plus discutée théoriquement. Considérée par certains auteurs comme une forme distincte de la justice organisationnelle, elle apparaît pour d'autres comme une sous-catégorie de la justice procédurale. Ces approches théoriques distinctes sont liées à la définition de la justice interactionnelle et, plus particulièrement, à celle d'une des deux dimensions la constituant (Colquitt, 2001 ; Jouglard-Tritschler & Steiner, 2005). La première, non problématique d'un point de vue conceptuel, est la justice interpersonnelle. Elle caractérise la façon dont les salariés appréhendent leurs échanges avec les différents acteurs de l'entreprise (collègues...) et, notamment, avec ceux ayant un pouvoir de décision à leur égard. La perception de justice est alors dépendante de la qualité du traitement dont les individus pensent être l'objet. Plus ce traitement est perçu comme digne et respectueux, plus les décisions prises rapport aux personnes sont perçues comme étant justes. La seconde composante de la justice interactionnelle est la justice informationnelle. Elle a trait aux informations ou aux explications fournies par la hiérarchie sur les décisions concernant les salariés et sur les procédures les conditionnant. La perception de ces communications implique alors de considérer des objets identiques à ceux évalués dans le cadre de la justice procédurale, ce qui pose le problème de leur distinction. Les données expérimentales recueillies par rapport à la justice interactionnelle et à ses deux composantes montrent, néanmoins, que toutes contribuent au sentiment de justice éprouvé à l'égard des politiques organisationnelles et, en conséquence, des décisions en découlant.

Comme le laisse supposer cette brève présentation de la justice organisationnelle, ce concept a suscité de nombreuses applications en matière de gestion des ressources humaines (Steiner, 2006; Steiner & Rolland, 2006). Celles-ci portent sur les politiques de rémunération et impliquent la conception de systèmes explicites et transparents de rétributions. Ces derniers sont communiqués aux salariés (justice interactionnelle) de façon à ce qu'ils puissent comprendre les décisions les concernant et évaluer leur justesse au regard de leur contribution (justice distributive) et des procédures observées (justice procédurale). Ces applications concernent aussi l'évaluation des performances ou des contributions des salariés (Colquitt, 2001 ; Greenberg, 1986), le recrutement (cf. Gilliland & Hale, 2005; Truxillo, Steiner & Gilliland, 2004), l'introduction de changement organisationnel (cf. Steiner & Rolland, 2006) et la gestion du stress (cf. Vermunt & Steensma, 2005). Elles attestent de la contribution de la justice organisationnelle à un meilleur fonctionnement des entreprises. Les organisations évaluées comme étant justes par leurs membres, induisent plus de satisfaction au travail, d'engagement organisationnel, de confiance envers la direction... (Colquitt, Conlon, Wesson, Porter & Ng, 2001). Ce n'est pas le cas des entreprises où le sentiment de justice n'est pas présent. On peut alors y constater des comportements négatifs de la part des employés (cf. l'encadré 3, ci-après).

Encadré 3

Le sentiment de justice et les représailles organisationnelles
Rémi Finkelstein & Jeanne Leroy – université de Paris 10

« Lorsque les décisions prises par l'autorité organisationnelle ou légale (entreprises, administrations, collectivités ou justice pénale) sont vécues comme injustes, les individus éprouvent du ressentiment et de la colère qui peuvent les conduire à punir d'une manière ou d'une autre la source de l'injustice » (Skarlicki & Folger, 1997, p. 326). Les auteurs de ces quelques lignes posent une question générique importante : comment expliquer et prévenir les comportements contre-productifs au travail ? Dans ces comportements sont inclus le vol, le vandalisme, l'absentéisme, le dénigrement de l'entreprise, la baisse d'investissement, les négligences volontaires... Quatre facteurs influencent, essentiellement, leur production. Le premier est l'absence de pouvoir (Benett, 1998). Les individus cherchent à augmenter leur sentiment de contrôle en changeant la nature du travail (grèves sauvages, destruction de matériel...). Le second est la frustration organisationnelle (Spector, 1978) ou une inadéquation entre les moyens et les fins. Les comportements contre-productifs apparaissent seulement dans le cas où il y a impossibilité d'atteindre les buts par blocage ou par refus d'allocation de moyens suffisants. Le troisième est la facilitation du travail (Taylor & Walton, 1971), c'est-à-dire une simplification volontaire des tâches au risque de fabriquer un produit dégradé et peu sûr. Le quatrième est l'ennui (Crino, 1994). Pour le stopper, les gens vont adopter des comportements visant à créer des sensations agréables au travail (changer l'heure de l'horloge, déclencher la sonnerie...).

À la faveur des avancées importantes menées dans le cadre de la théorie de la justice organisationnelle (Greenberg & Cropanzano, 2001), une nouvelle approche des comportements contre-productifs a vu le jour. Elle met l'accent sur le caractère réactif de ces comportements face à un traitement injuste des autorités managériales. C'est ainsi que l'on parlera désormais de représailles organisationnelles (en anglais : « retaliation »). Bien qu'elles soient considérées comme des réponses « chaudes », les individus ne réagissent pas au hasard. Quand l'injustice est perçue comme structurelle, la cible est l'organisation. Quand l'injustice est interactionnelle, les individus réagissent autant sur les personnes que sur l'organisation. C'est ce que démontrent Ambrose *et al.* (2002) auprès de 132 employés en testant les effets des trois perceptions de justice (distributive, procédurale et interactionnelle) sur la cible des représailles (l'entreprise *versus* les individus), l'ampleur des représailles (sévères *versus* faibles) et le but des représailles (restaurer l'équité *versus* manifester sa colère). Les résultats montrent que l'injustice distributive seule provoque des représailles en vue de restaurer l'équité, tandis que les individus mal traités (justice interactionnelle) s'engagent dans des comportements de représailles à valeur expressive (colère, agressivité, violence) dirigées contre les individus. Lorsque la source de l'injustice est procédurale, la cible des représailles est l'organisation ou, parfois, d'autres cibles (clients ou autres collègues). Enfin, les trois justices (en particulier, la justice interactionnelle) produisent un effet cumulatif sur l'ampleur des représailles.

L'injustice organisationnelle a-t-elle les mêmes conséquences dans des cultures différentes ? Un programme de recherche mené auprès d'employés et de cadres Turcs, Grecs et Français dans le milieu des banques (Minibas-Poussard, Finkelstein & Bastounis, 2004) et des assurances (Leroy, Finkelstein & Minibas-Poussard, 2005) souligne le rôle fédérateur des trois perceptions de justice dans les trois pays. Ces études ont, de plus, mis en évidence le rôle médiateur de certaines variables de personnalité et de contexte entre la justice organisationnelle et les comportements contre-productifs. Les affects négatifs et le sentiment d'appartenance sociale, par exemple, viennent médiatiser la perception de justice des informations et aboutissent indirectement à des comportements de représailles à l'encontre des individus. Le sentiment d'appartenance sociale médiatise aussi la perception de justice interactionnelle et engendre des comportements contre-productifs à l'encontre des organisations.

Comment prévenir les représailles organisationnelles ? Pour répondre à cette question Greenberg (2002) teste auprès de 270 employés d'une grande firme les effets sur le vol : 1) du niveau de développement moral des participants (mesuré au moyen de l'échelle de Kohlberg) et 2) d'une formation à l'éthique managériale. La moitié des participants a atteint le niveau pré conventionnel de développement moral sur l'échelle de Kohlberg, l'autre moitié le niveau conventionnel. Une moitié des sujets a suivi un stage sur l'éthique, l'autre moitié non. Tous les sujets doivent accomplir une tâche pour laquelle ils sont sous payés (2 dollars au lieu de 9). Dans chaque condition expérimentale, on laisse les participants seuls avec, bien en évidence, une coupelle remplie de pièces de monnaie. Le nombre de pièces volées constitue la variable dépendante. Parmi les résultats intéressants, on constate que les participants ayant atteint le stade conventionnel volent significativement moins que ceux qui sont restés au stade pré conventionnel. Les participants ayant bénéficié d'un programme éthique volent également moins que les autres. Les participants « conventionnels » volent d'autant moins qu'ils ont suivi un programme éthique. L'auteur conclut en précisant que la présence d'un programme éthique a un effet particulièrement puissant sur les sujets ayant atteint le stade conventionnel de Kohlberg. Toutefois, certaines personnes volent bien qu'ayant atteint ce stade. Autrement dit, il faut un programme éthique pour que les individus actualisent leur sens moral dans des comportements significatifs. L'intérêt de la théorie de la justice organisationnelle est donc ici double. Elle permet de remonter aux causes des comportements contre-productifs mais elle permet aussi de mener des actions de formation en vue de prévenir et de réguler ces comportements.

Les quelques travaux et applications présentés dans le champ des ressources humaines ne sont pas dénués d'intérêt pour les non spécialistes de la psychologie sociale. Ils montrent que les systèmes organisationnels ne peuvent s'affranchir du facteur humain et, plus spécifiquement, d'une connaissance des processus sociocognitifs sous-tendant les décisions prises au quotidien dans les entreprises. Les exemples donnés insistent sur l'utilité sociale de tels savoirs dans le cadre des entreprises ou, autrement dit, sur leur contribution au fonctionnement (performance...) et à la pérennité (gestion des compétences...) de ces dernières. Ces savoirs ont effectivement permis une réflexion sur les méthodes usitées et sur leur optimisation. Ces apports sont quasiment identiques pour les recherches qui vont suivre et ce, même si elles portent sur un champ d'application moins étudié : l'insertion professionnelle. Les travaux le concernant ont été développés consécutivement aux différentes crises économiques vécues dans les sociétés industrialisées et se sont essentiellement interrogés sur les dispositifs d'insertion professionnelle qui y sont mis en œuvre.

LES EXCLUS DU TRAVAIL OU LA QUESTION DE L'INSERTION PROFESSIONNELLE : LES APPORTS DE LA PSYCHOLOGIE SOCIALE

Tout comme dans le débat public où la question de l'insertion est apparue en 1981 avec le rapport Schwartz, les recherches en psychologie sociale s'intéressant aux processus d'exclusion et d'insertion sont assez récentes. Si, comme l'explique Castra (2003), la notion d'insertion est floue, il apparaît également une confusion entre l'insertion sociale et l'insertion professionnelle, la question étant de savoir s'il peut exister une insertion uniquement sociale dans une société qui est essentiellement construite autour des rôles économiques des individus qui la composent. Pour notre propos, nous nous focaliserons sur la question de l'insertion professionnelle. Celle-ci peut être envisagée selon une double perspective. *La première est centrée sur l'exclu.* Les recherches s'attacheront à mettre en évidence les caractéristiques qui peuvent mener à l'exclusion et celles qui facilitent le retour à l'emploi, que ce soit d'un point de vue socio-démographique (âge, sexe, niveau de formation, expérience professionnelle) ou d'un point de vue plus psychologique (estime de soi, motivation). Cette perspective place la responsabilité de la situation d'exclusion du côté de l'exclu, celui-ci étant tenu pour seul responsable de son ré-emploi. Elle se retrouve dans les pays où l'investissement de la collectivité est « minimal », de courte durée, impliquant des conditions d'accès et de maintien dans les dispositifs d'aide très contraignantes. C'est le cas aux États-Unis où, comme le soulignent Vuori, Silvonen, Vinokur et Price (2002), les chômeurs reçoivent 65 % de leur salaire pour un maximum de six mois et avec des conditions d'éligibilité très strictes. Cette conception est aussi à la base de la plupart des dispositifs d'aide aux demandeurs d'emploi dont l'objectif est d'aider les sujets à structurer leur projet professionnel, à mobiliser leurs connaissances et à apprendre à rechercher un emploi. Le postulat implicite sous-jacent semble bien être que les solutions au chômage se trouvent quasi exclusivement chez les demandeurs d'emploi et c'est sur eux que l'action va se focaliser. *La deuxième conception se centre sur l'interaction entre l'individu et le contexte.* Il s'agira ici d'analyser ce qui, dans la situation, peut gêner ou, au contraire, faciliter le retour à l'emploi. Seront analysés, dans ce cadre et pour exemple, la perception de leur statut par les exclus (conséquences d'un statut stigmatisé) ou les caractéristiques de la situation (participation à un dispositif d'aide contrainte ou laissée au libre choix de l'individu). Cette deuxième perspective, considérant que le phénomène d'exclusion est en réalité et avant tout collectif (Herman, Bourguignon & Desmette, 2003), s'accompagne d'un investissement de la collectivité plus important, notamment dans la durée et les marges de manœuvre laissées à l'individu. C'était le cas jusque dans les années 2000 pour la plupart des pays européens qui indemnisaient les chômeurs plus longtemps et à un niveau plus élevé que les États-Unis. Ainsi, en Finlande, les demandeurs d'emploi percevaient 60 à 70 % de leur salaire pendant 23 mois et ce, avec des conditions d'éligibilité souples (Vuori *et al.*, 2002). Ce constat était aussi avéré en France où le montant des allocations chômage représentait près du double de celui versé aux USA (Cohen & Dupas, 2000). Il ne l'est plus actuellement. Les dernières évolutions législatives observées dans notre pays témoignent, de par leur aspect coercitif, d'un repositionnement en fonction de la première perspective développée et, ainsi, d'une responsabilisation de l'exclu par rapport à sa situation et à son devenir.

La centration sur l'exclu et ses variables psychologiques

D'un point de vue chronologique, les recherches psychologiques se sont, tout d'abord, centrées sur l'exclu (les travaux considérés comme pionniers suivent la grande vague de chômage des années 1930). Une des premières questions investiguées est de savoir quels sont les effets du chômage sur l'individu. Le modèle formalisé par Jahoda (1981) est le plus utilisé et est toujours d'actualité (cf. par exemple Bourguignon & Herman,

2005). L'emploi y remplit à la fois des fonctions manifestes telles que le salaire ou les conditions de travail et des fonctions latentes. Celles-ci incluent non seulement la structuration temporelle de la journée, de la semaine et de l'année mais aussi l'augmentation des contacts et des expériences partagées avec des personnes autres que celles composant la famille nucléaire, l'attribution d'un statut et d'une identité au sein de la société ou, encore, une activité régulière et quotidienne. Jahoda *(op. cit.)* ajoute que ce sont ces conséquences latentes de l'emploi dans les sociétés complexes industrialisées qui aident à comprendre : 1) la motivation à travailler au-delà du simple fait de gagner sa vie, 2) pourquoi le travail peut représenter un support psychologique même quand ses conditions d'exercice sont mauvaises et 3) pourquoi le chômage est psychologiquement destructeur. Au regard de ces fonctions latentes, il vaut donc mieux avoir un emploi, même insatisfaisant, que pas d'emploi du tout, la valeur travail apparaissant comme centrale dans le système social de référence.

Bien que le modèle de Jahoda (1981) ait été critiqué (Winefield & Tiggemann, 1994; Roques, 2004a), les études qu'il a suscitées tendent à le valider en montrant que le chômage est associé à une diminution du bien-être psychologique (voir McKee-Ryan, Song, Wanberg & Kinicki, 2005; Roques, 1995, 2004b pour une synthèse). Ces recherches établissent que, comparativement aux employés, les demandeurs d'emploi rapportent des niveaux élevés de détresse psychologique (Henwood & Miles, 1987), de dépression (Feather & O'Brien, 1986) et de faibles niveaux de confiance (Wanberg, Watt & Rumsey, 1996). Ce modèle privatif conduit aussi à penser que les chômeurs auraient une estime de soi plus faible que celle des actifs. L'absence des fonctions remplies par l'emploi expliquerait cette chute de l'estime de soi, perçue comme inéluctable. Or, cette dernière est loin d'être systématiquement observée. Alaphilippe, Bernard et Otton (1997) ont montré que des Sans Domicile Fixe (SDF) présentent une estime de soi non significativement différente de celle de personnes non exclues : des étudiants. Ce résultat est considéré comme « paradoxal puisqu'il concerne une population de laissés-pour-compte, en échec radical et dont on aurait pu attendre un effondrement de l'estime de soi » (Alaphilippe *et al.*, *op. cit.*, p. 337). Le postulat implicitement mobilisé ici semble donc lié à une conception « naïve » de l'exclu selon laquelle il possèderait des caractéristiques psychologiques différentes de celles observées chez des personnes socialement insérées. Ces caractéristiques propres aux exclus (une estime de soi faible...) expliqueraient, au regard du sens commun, leur situation sociale pour tout à chacun comme pour les professionnels de l'insertion. C'est ce qu'établit Castra (1994, 1997, 1998). Ses travaux soulignent l'intervention de théories implicites et/ou normatives telles que les Théories Implicites de la Personnalité (TIP : Chiu, Hong & Dweck, 1997 ; Reich & Arkin, 2006) ou la norme d'internalité (Pansu & Beauvois, 2004) sur la façon dont est expliquée la marginalité ou l'inadaptation sociale par des travailleurs sociaux. Ceux-ci étaient chargés de l'accompagnement de chômeurs ou de personnes en difficulté et ont majoritairement évoqué des causes internes (relevant de la responsabilité individuelle) pour expliquer l'exclusion. Leurs propositions pour y remédier sont, de ce fait, exclusivement centrées sur l'aide à la personne et/ou l'aide au projet. L'objectif de tels dispositifs vise à pallier des « manques » individuels. Mais qu'en est-il de leur efficacité réelle ? Les données expérimentales recueillies en la matière sont contradictoires (Roques, 2008).

De nombreuses recherches indiquent que les dispositifs d'aide à la personne ou au projet permettent d'augmenter l'estime de soi ou le sentiment d'efficacité personnelle des chômeurs. C'est le cas de celle conduite par Creed, Hicks et Machin (1998). Elle s'adressait à 133 demandeurs d'emploi. 62 d'entre eux suivaient une formation (groupe expérimental) et les 71 autres étaient en attente de la réaliser (groupe contrôle). Les premiers (groupe expérimental) répondaient à une série d'échelles concernant le bien-être psychologique et l'attitude envers le travail à trois moments distincts de la formation : durant sa première journée (temps 1 ou T1), au cours de son dernier jour (T2) et trois mois après celle-ci (T3 : 39 sujets ayant répondu par courrier, soit 63 % du groupe expérimental). Les seconds (groupe contrôle) remplissaient ces mêmes échelles lors d'une séance d'information (T1) puis, par courrier, aux mêmes échéances (T2 et T3) que les participants à la formation. L'analyse des données recueillies montre que, pour les sujets formés, les réponses fournies évoluent en fonction du moment où ils sont interrogés. Elles ne se différencient quasiment pas de celles des personnes en attente de formation (groupe contrôle) au début de la formation (T1). Elles témoignent ensuite (T2) d'une baisse des niveaux de dépression, d'impuissance ou de détresse psychologique et d'une hausse des degrés de satisfaction à l'égard de la vie et d'estime de soi. Ces différences ne sont plus observées trois mois après la formation (T3) sauf en ce qui concerne la satisfaction à l'égard de la vie. Ces résultats laissent penser que la participation à une formation remplirait certaines fonctions habituellement fournies par l'activité professionnelle (activités organisées, structure temporelle...) et entraînerait une augmentation de l'estime de soi. À la fin de la formation, si les sujets ne retrouvent pas de poste, ils se trouvent, de nouveau, confrontés à l'absence des fonctions latentes de l'emploi, ce qui expliquerait la perte des acquis (hausse de l'estime de soi...) observée à la fin de la période de formation (T2). De tels effets ont été reproduits. Muller (1992) montre que des femmes au chômage voient leur niveau d'estime de soi : 1) augmenter pendant une période de formation consacrée au développement personnel et 2) se stabiliser par la suite. Eden et Aviram (1993) soulignent, quant à eux, les bénéfices pour des chômeurs, d'un dispositif d'insertion dont l'objectif principal est d'augmenter l'efficacité de la recherche d'emploi. Leurs résultats indiquent que les sujets ayant amélioré leur niveau d'efficacité personnelle grâce à la formation, développent davantage de comportements de recherche d'emploi adaptés et augmentent, de ce fait, leur probabilité d'être ré-employé. À l'inverse, plus le degré d'efficacité personnelle est faible, plus la probabilité d'arrêter la formation est élevée (Phelps & Creed, 1995).

D'autres recherches échouent, néanmoins, à montrer l'efficacité des dispositifs d'aide à la personne ou au projet. Harry et Tiggemann (1992) ne trouvent pas d'amélioration de l'estime de soi pour des femmes au chômage ayant un ou plusieurs enfants à élever seules et qui ont suivi une formation visant le ré-emploi. De même, Creed, Bloxsome et Johnston (2001) obtiennent des résultats peu clairs dans le cadre d'une formation visant à améliorer l'efficacité personnelle en matière de recherche d'emploi. Celle-ci a augmenté significativement pour tous les participants à la formation (groupe expérimental). Ceci dit, ces derniers ne se différencient pas des chômeurs non formés (groupe contrôle) quant à leur taux de retour à l'emploi. Creed *et al.* (*op. cit.*, p. 300) en concluent : « que les participants bénéficient d'une augmentation du bien-être et de la confiance mais que ceci n'est pas transformé en avantage au niveau de l'emploi ».

Cette inconsistance des résultats observée en matière d'évaluation des dispositifs d'insertion professionnelle a été maintes fois retrouvée (cf. Roques, 2004c). Comment l'expliquer ? Almudever et Cazals (1993) invoquent, pour cela, la diversité des caractéristiques et des réactions individuelles face aux formations proposées. Pour eux, les « programmes et les modes d'intervention « standardisés », ciblant des populations homogènes et désignées comme telles (ex. : « les jeunes de bas niveau de qualification », « les 16-25 ans », etc.), rencontrent en fait des pluralités de réponses et de stratégies personnelles susceptibles de nuancer, voire d'inverser leurs effets attendus... D'où, sur le terrain, la difficulté d'évaluer l'impact de tel ou tel dispositif, par le seul recours à des statistiques globalisantes » (Almudever & Cazals, *op. cit.*, p. 347). Cette interprétation est partagée par Herman *et al.* (2003) qui notent que « les conclusions de ces études [d'évaluation des dispositifs d'insertion] menées dans différents pays européens, sont peu encourageantes [...]. En fait, les formations n'éliminent pas l'influence des caractéristiques individuelles défavorables (comme un faible niveau d'instruction, une expérience professionnelle courte, le fait d'être une femme ou un immigré...) sur la probabilité d'insertion professionnelle. Elles ne réussissent donc généralement pas à infléchir les trajectoires suivies par les individus avant la formation ». Ces explications, exclusivement centrées sur l'exclu, le responsabilisent par rapport à sa situation actuelle : le chômage. Elles laissent penser que l'efficacité des dispositifs d'insertion dépend de la volonté de s'en sortir ou pas du demandeur d'emploi. Elles ne remettent donc pas en cause les pratiques mises en place au sein des sociétés pour réduire l'exclusion. Comment faire alors pour dépasser le constat d'hétérogénéité observé en matière d'efficacité des pratiques d'insertion professionnelle ? Si l'on veut pouvoir aller plus loin dans la compréhension des processus sous jacents, il faut non plus se centrer sur l'individu mais sur le contexte. Même s'il ne s'agit pas de nier que l'insertion comporte des dimensions personnelles, elle implique aussi les caractéristiques du contexte social dans lequel est plongé le demandeur d'emploi. De plus, le postulat théorique sous-jacent à l'ensemble des théories et méthodes proposées dans cette première perspective considère que la cognition précède et détermine la conduite. Nous allons voir avec la présentation de la seconde perspective, comment d'autres fondements théoriques impliquent des méthodes différentes.

La centration sur le contexte social

La centration sur le contexte social peut être abordée *via* différents concepts ou modèles théoriques. Ceux qui vont être présentés ici relèvent de la stigmatisation ou de la menace du stéréotype et de l'engagement.

La stigmatisation ou la menace du stéréotype

La stigmatisation est définie comme étant « la possession de caractéristiques qui transmettent une identité sociale jugée comme inférieure dans une société donnée » (Crocker & Major, 1989). Les personnes stigmatisées possèdent au moins une caractéristique (couleur de la peau, handicap, obésité...) qui fait qu'elles sont repérées comme étant différentes et dévaluées aux yeux des autres. Cette perception spécifique conduit à la discrimination et à l'exclusion. Steele et Aronson (1995) se sont intéressés aux statuts stigmatisés. Ils ont supposé une relation étroite entre l'identité sociale (le fait d'appartenir ou non à un groupe stigmatisé) et les performances cognitives. Ils ont, pour le démontrer, réalisé une étude auprès d'étudiants américains noirs et blancs. Ceux-ci devaient passer un test de raisonnement. Il était présenté, pour la moitié de la population expérimentale, comme un test diagnostic de l'intelligence. Ce label induisait un contexte évaluatif où le stéréotype de moindres capacités intellectuelles des noirs était rendu saillant. Ce même test de raisonnement était, pour les 50 % de sujets restants, présenté comme une phase de pré-test visant à mettre au point le matériel utilisé pour une recherche future. Le contexte induit est considéré comme non évaluatif. Les résultats obtenus témoignent d'un effet de la condition évaluative *versus* non évaluative mais seulement pour les étudiants noirs. Leurs performances cognitives sont significativement plus faibles dans le contexte évaluatif que dans le contexte non évaluatif. Aucune différence significative n'est observée pour les étudiants blancs. Steele et Aronson *(op. cit.)* ont ainsi mis en évidence un effet qui a largement été documenté depuis : « la menace du stéréotype ». La crainte de confirmer un stéréotype attaché au groupe d'appartenance stigmatisé constituerait pour l'individu une menace impliquant une forte pression. Celle-ci engendrerait une baisse des performances (effet absent quand il n'y a pas de pression) qui, paradoxalement, entraînerait la confirmation du stéréotype. De nombreux travaux ont confirmé l'effet paradoxal de la menace du stéréotype sur d'autres populations, par exemple les stéréotypes liés au statut socio-économique (Croizet & Claire, 1998).

Herman, Desmette et Bourguignon (2003) ont voulu savoir si les effets classiques de la menace du stéréotype se retrouvaient dans le cas d'un stigmate *a priori* transitoire : le chômage. Ils ont, à cette fin, aléatoirement réparti dans deux conditions des demandeurs d'emploi participant à une formation. Dans la première, dite de menace du stéréotype, l'étude a été présentée comme portant sur le chômage et les participants devaient citer cinq termes souvent associés aux chômeurs. Les termes les plus souvent rapportés ont été : « fainéants, apathiques, incompétents, profiteurs ». Dans la deuxième condition (dite de non menace), la recherche a été présentée comme portant sur la vie adulte au sens large (sphère familiale, amicale...) et les sujets devaient avancer cinq termes s'y rapportant. Les plus rapportés furent : « responsables et autonomes ». Une fois les deux conditions mises en place, les demandeurs d'emploi ont dû répondre à une série de tests et de questionnaires susceptibles d'être affectés par la saillance ou non de l'appartenance à un groupe stigmatisé. Les données expérimentales recueillies indiquent que, même dans une situation stigmatisante transitoire, les individus sont sensibles à la menace du stéréotype. Les demandeurs d'emploi placés dans un contexte où leur identité de chômeurs était saillante, sont moins performants au test de compréhension de la lecture que ceux dont on a souligné leur identité d'adulte. Ces résultats montrent également que les premiers expriment moins d'intentions d'action quant à leur recherche d'emploi que les seconds.

Les travaux portant sur la menace du stéréotype permettent diverses réflexions d'un point de vue méthodologique et pratique. Les premières concernent le contenu des dispositifs d'accompagnement des demandeurs d'emploi. Il peut comporter, en proportion équilibrée ou non, deux types d'action :

- *des actions centrées sur le « développement personnel »* (intérêts professionnels, parcours professionnels, compétences acquises, freins rencontrés dans l'accès à l'emploi...) ;
- *des actions centrées sur des mises en situation de travail* (contrats à durée déterminée, à temps partiel ou complet, stages professionnels...).

Dagot (2007) démontre que l'accès à l'emploi s'associe à des dispositifs présentant un équilibre entre ces deux types d'action tandis que les sorties par abandon concernent des personnes ayant surtout bénéficié d'actions de type « développement personnel ». L'explication proposée par l'auteur, qui reste hypothétique en l'état actuel des recherches, est que les actions majoritairement centrées sur le développement personnel, l'orientation, les compétences sociales, la « socialisation » seraient susceptibles de rendre saillant, pour les participants, le statut de demandeur d'emploi et, en conséquence, les stéréotypes négatifs qui y sont rattachés. Les formateurs, en centrant leur intervention sur le rappel de la situation actuelle des chômeurs (difficultés à accéder à l'emploi, difficultés personnelles...), renforceraient la saillance de leur statut stigmatisé. Cette dernière aurait des effets sur les performances cognitives ou les conduites motivationnelles des sujets, ce qui favoriserait l'échec et l'abandon. Au contraire, les actions centrées majoritairement sur l'emploi (les habiletés professionnelles, la qualification...) seraient plus susceptibles de rendre saillante l'identité de travailleur et/ou d'adulte. Elles permettraient ainsi aux demandeurs d'emploi d'éviter les effets négatifs de la stigmatisation et de la menace du stéréotype. Les chômeurs conserveraient toutes leurs potentialités et seraient plus à même de réussir leur retour dans la vie professionnelle (voir Jaminon & Van Ypersele, 2001).

Un deuxième élément de réflexion concerne les aspects coercitifs de plus en plus présents dans les politiques récentes à l'égard des chômeurs. Le demandeur d'emploi y est soumis à des injonctions qui, si elles ne sont pas respectées, peuvent entraîner une suspension de ses indemnités. Ce type de dispositif s'inscrit dans la première perspective développée par rapport à l'exclusion (cf. la partie « La centration sur l'exclu... », p. 286), en suggérant que le fait d'être ou de rester au chômage proviendrait de carences des individus eux-mêmes (trop d'exigences dans la sélection des offres d'emploi auxquelles ils répondent, insuffisance d'efforts et de persévérance dans les démarches...). Cette pression exercée sur les individus peut avoir des effets délétères, inverses à ceux attendus par le législateur car « culpabilisant » le demandeur d'emploi. Ces éléments coercitifs activent le statut de chômeur et les stéréotypes afférents (fainéant, profiteur...). Ils risquent non seulement de diminuer les performances cognitives mais aussi les intentions d'entreprendre des activités de recherche d'emploi (Herman, 2007). Ces aspects coercitifs peuvent aussi être discutés au regard d'une autre théorie : celle de l'engagement.

La théorie de l'engagement

La théorie de l'engagement implique de considérer que ce ne sont pas nos idées qui nous engagent, mais nos actes. Autrement dit, on ne considère plus ici que les cognitions précèdent les conduites. Pour Kiesler (1971, cité par Joule, 1994), principal théoricien de l'engagement, le degré d'engagement peut varier en fonction de plusieurs facteurs dont le caractère public et irrévocable de l'acte engageant, la gravité de ses conséquences et la liberté perçue par l'individu lorsqu'il l'adopte. Joule (1994) s'est intéressé à ce dernier facteur, à savoir la perception de l'acte engageant comme résultant d'un libre choix. Cette étude portait sur un public de chômeurs de longue durée en stage de formation et a fait l'objet d'une présentation détaillée par son auteur dans le présent ouvrage. On en rappellera succinctement ici les résultats. Les demandeurs d'emploi « engagés » n'ont pas été plus absents que ceux en condition de formation habituelle ; ils ont été davantage intéressés et satisfaits par ce qu'ils ont appris ; enfin ils ont plus facilement trouvé un emploi à la fin de la formation. Cet effet de l'« engagement volontaire » a été répliqué dans le cadre d'une autre étude (Castra, 1995). Celle-ci utilise un dispositif d'insertion appliqué à 774 jeunes chômeurs. L'engagement y est opérationnalisé par une stratégie progressive de participation[16] à différentes phases : de posi-

16. Cette méthodologie s'inspire d'une technique de soumission sans pression : celle du « pied dans la porte ». Elle consiste à demander, dans un premier temps, un comportement peu coûteux (acte engageant) pour, dans un second temps, en obtenir un plus coûteux (acte attendu).

tionnement, d'interaction avec les employeurs, de suivi... impliquant des actes de plus en plus orientés vers l'emploi mais aussi de plus en plus coûteux. Les facteurs y faisant varier le degré d'engagement sont le caractère public de l'acte (la plupart des actions se déroulent en groupe) et la liberté de choix (les jeunes sont libres de quitter à tout moment le dispositif). Les résultats obtenus montrent que près de la moitié des jeunes demandeurs d'emploi obtient une insertion stable en 6 mois (cette proportion est de 70 % pour les plus qualifiés). Ils indiquent aussi que 85 % d'entre eux ont accédé à au moins un emploi en contrat à durée déterminée. Ces chiffres ne concernent que des emplois normaux, non « aidés » et sont supérieurs aux évaluations nationales des dispositifs classiques d'insertion.

Les résultats de ces différentes recherches ont permis la mise en place d'une méthodologie d'intervention auprès des demandeurs d'emploi : la méthode IOD (Intervention sur l'offre et la demande, Castra, 2001 ; Castra, Lafitte & Valls, 1988). Bien qu'il soit plus facile d'agir sur l'individu (sur ses savoir-être et savoir-faire) que sur le contexte, cette méthode est innovante dans le sens où elle suit une logique intrusive, centrée sur l'environnement, et non plus adaptative, focalisée sur la personne[17]. Cette logique intrusive implique d'adapter au maximum le profil de poste au candidat et non plus l'inverse comme habituellement. À cette fin, la méthode IOD impliquera de travailler l'offre préalable, voire de la susciter ou de la révéler. Elle propose donc d'agir conjointement en direction des personnes en difficulté et des employeurs. En ce qui concerne les chômeurs, trois principes d'action sont développés :

- *une centration sur l'emploi* : le praticien se positionne explicitement et prioritairement sur le poste. Les autres problématiques de l'individu (familiale, de santé, de logement) seront traitées en partenariat avec les instances compétentes afin qu'il n'y ait pas confusion des rôles. Le contenu de l'accompagnement ne présente donc plus aucun élément de « développement personnel » ;
- *une centration sur les possibilités d'accès à l'emploi* : le praticien doit appuyer son action sur le postulat selon lequel « qui souhaite accéder à l'emploi le peut ». Il doit considérer la demande d'emploi comme un premier degré d'engagement pour le chômeur ou comme un acte préparatoire à d'autres actes plus coûteux et à susciter ;

17. Cette approche adaptative vise à améliorer le degré d'employabilité du demandeur d'emploi en faisant en sorte que son profil, de par la formation, soit le plus proche possible du profil de poste demandé par l'employeur potentiel. Cette approche a donc pour finalité un ajustement de la demande à l'offre et prépare le demandeur d'emploi à y répondre au mieux en s'y adaptant (cf. la partie « La centration sur l'exclu... », p. 286).

– *la liberté de choix* : Cette condition d'engagement apparaît comme fondamentale. Le demandeur d'emploi doit toujours être libre d'accepter ou de refuser ce qui lui est proposé dans le cadre de méthode IOD. Pour garantir ce « sentiment de liberté », le praticien propose au moins trois offres d'emploi (des études *ad hoc* ont montré qu'en deçà de ce nombre, le maintien dans l'activité était d'une durée significativement moindre).

En ce qui concerne l'employeur, la méthode IOD nécessite, de la part du praticien, la mise en œuvre de plusieurs actions :

– *la construction et l'animation d'un réseau* : le praticien détecte les emplois possibles et utiles dans les entreprises, puis aide les employeurs à établir le profil précis du poste à pourvoir ;
– *la mise en place d'un recrutement non concurrentiel* : le praticien a recours à une alternative de l'entretien classique de recrutement. Il s'agit de l'Entretien de mise en relation (EMR). L'employeur doit accepter qu'un seul candidat lui soit présenté et ce, dans le cadre de l'activité de travail. Tout aménagement d'une situation d'observation présentant un caractère artificiel est exclu de la procédure. Durant l'EMR, le praticien est présent et favorise les échanges entre le candidat et les employés qui sont sur place. Engagement est pris avec l'employeur qu'aucun thème d'échange autre que l'activité exercée ne sera abordé ;
– *la mise en œuvre d'un suivi du recruté* : ce suivi est effectué dès la prise de poste. Le praticien de la méthode IOD doit alors aider le nouvel embauché à résoudre les éventuelles difficultés d'adaptation au poste et à l'entreprise et ce, quelle que soit leur nature.

Les évaluations permanentes tant qualitatives que quantitatives des équipes IOD (Castra & Valls, 2007) constituent des bases solides pour repenser les dispositifs d'insertion. Elles indiquent que la prise en compte du contexte dans lequel évolue le demandeur d'emploi est capitale pour comprendre à la fois ses conduites et pour l'aider à se réinsérer. Elles témoignent de l'utilité d'une réflexion sur la façon de concevoir les dispositifs d'aide destinés aux demandeurs d'emploi et d'élargir leur action à d'autres éléments du contexte. Ces évaluations conduisent également à modifier la définition de l'exclusion sociale. Celle-ci est désormais acceptée comme « le produit d'un système social donné. Elle ne peut s'expliquer simplement par les caractéristiques des exclus. Elle est le fruit d'une histoire et de l'interaction d'un grand nombre de facteurs » (Abric, 1996, p. 11). La question de l'exclusion est donc à envisager sous un angle qui n'est plus (ou pas seulement) celui de l'individu, mais celui de la perception sociale et du traitement social de l'exclusion.

CONCLUSION

Que ce soit en matière de ressources humaines ou d'insertion professionnelle, les apports de la psychologie sociale sont multiples. Ils sont, tout d'abord, théoriques. La compréhension des processus conditionnant la perception des personnes ou de l'environnement social, a permis de mieux en cerner les limites au regard des pratiques professionnelles ou d'insertion classiquement acceptées dans les organisations ou organismes. Les apports de la psychologie sociale sont, ensuite, purement méthodologiques, les avancées conceptuelles observées ayant induit une réflexion sur le contenu des outils employés et sur la façon de les mettre en œuvre ou de les exploiter. Ce lien permanent entre des savoirs issus de la recherche fondamentale et la conception d'applications se voulant, avant tout fiables et efficientes, relève d'une démarche d'ingénierie psychosociale. Celle-ci permet de répondre à des besoins spécifiques des organisations en mobilisant des savoirs de type scientifique. Les travaux ainsi entrepris répondent à des exigences « de terrain » mais enrichissent également des modèles psychologiques largement étudiés (cf. l'encadré 4 ci-après).

Encadré 4

Engagement comportemental et climat social.
Sabrina Labbé – université de Toulouse Le Mirail

L'expérience relatée ici montre une fois de plus le vaste champ d'application possible de la psychologie sociale : ici le monde industriel. *La demande initiale de cinq entreprises était, au départ, de limiter le turn-over qui sévissait en leur sein et de motiver leur personnel. Pour remédier à ce problème, des techniques d'engagement comportemental* (voir notamment Joule & Beauvois, 1998) *ont été choisies.* Rappelons que, selon la théorie de l'engagement, il est possible d'amener des personnes à émettre de nouveaux comportements en contrôlant simplement certains facteurs situationnels (lors de l'émission d'un premier acte préparatoire) tels que la liberté de participer ou encore, l'importance de l'acte, ses conséquences... Par souci déontologique, les actions réalisées en entreprise ont été menées dans des optiques éthiques favorisant des démarches en faveur de l'environnement, de la sécurité et du bien-être des salariés. Ces derniers ont donc été amenés à participer (librement) à des actions « engageantes » afin de les fidéliser à leur organisation. *L'impact de ces actions engageantes a été mesuré en fonction du climat social perçu*[18] : délétère ou pas (Labbé, 2003). À l'aide d'un questionnaire, des scores d'évolution des comportements en faveur de l'organisation (par comparaison avant et après les actions engageantes) et des scores de climat social perçu ont été relevés. Au total 219 sujets ont été répartis selon un plan 2x2 croisant deux variables indépendantes (VI). La première V.I. : « action engageante », distingue les individus ayant participé aux actions engageantes de ceux n'y ayant pas participé.

18. Le climat social représente, selon nous, la perception individuelle, affective et émotionnelle d'un employé quant aux relations qu'il entretient avec l'ensemble des individus qu'il côtoie dans le cadre de son travail (collègues du service ou d'autres services, subordonnés et/ou supérieurs).

La seconde V.I. : « climat social perçu », sépare les sujets percevant le climat social de manière positive des sujets le percevant de manière négative.

V.I.		Action engageante	
		Oui	Non
Climat	+	+ 1,06	S − *0,37*
social	−	+ 0,25	NS − *1,76*

Tableau 1. – *Scores d'évolution comportementale*[19].

Les résultats obtenus (cf. le tableau 1, ci-dessus) *indiquent que les actions engageantes, si efficaces soit-elles sur l'évolution des comportements, ne le sont plus si un climat social délétère est ressenti par les sujets* (Labbé, 2005). Dès lors, un autre facteur d'engagement est sans doute à considérer : celui du climat social perçu par les sujets dans la mise en place des actions. *Cela pourrait corroborer les travaux de Moscovici et Doise* (1992) *selon lesquels l'engagement est un phénomène collectif.* Un climat social délétère empêcherait le consensus nécessaire à l'engagement. On note enfin, *l'apport praxéologique de la psychologie sociale appliquée pour les organisations et l'intérêt de ces applications pour la recherche fondamentale.* Le chercheur a donc tout intérêt investir lui-même les champs d'applications de ses travaux.

Références

ABRIC J. C. (1996), *Exclusion sociale, insertion et prévention*, Saint-Agne, Erès.

ADAMS J. S. (1965), « Inequity in social exchange », *in* L. BERKOWITZ (dir.), *Advances in Experimental Social Psychology* (vol. II), New York, Academic Press, p. 267-299.

ALAPHILIPPE D., BERNARD C. & OTTON S. (1997), « Estime de soi, locus de contrôle et exclusion », *Bulletin de psychologie*, 429, p. 331-338.

ALMUDEVER B. CAZALS M. P. (1993), « Faire face aux difficultés d'insertion professionnelle : le rôle des soutiens sociaux – L'exemple du suivi individualisé en C.F.I. », *L'Orientation Scolaire et Prof*essionnelle, 22, 4, p. 335-349.

AMBROSE M. L., SEABRIGHT M. A. & SCHMINKE M. (2002), « Sabotage in the work place: The role of organizational injustice », *Organizational Behavior and Human Decision Processes*, 89 (1), p. 947-965.

ARGYRIS C. & SCHÖN D. A. (1978), *Organizational Learning: a theory of action perspectiv,* Londres, Addison-Wesley Publishing Company.

BARRICK M. R., MOUNT M. K. & JUDGE T. A. (2001), « Personality and performance at the beginning of the new millennium: What do we know and where do we go next? », *International Journal of Selection and Assessment*, 9, p. 9-30.

BEAUVOIS J.-L., DESCHAMPS J.-C. & SCHADRON G. (2005), « Vers la cognition sociale », *in* N. DUBOIS (dir.), *Psychologie Sociale de la Cognition*, Paris, Dunod, p. 3-87.

19. Le score d'évolution comportementale des personnes ayant participé aux actions engageantes est significativement supérieur à celui des personnes n'ayant pas participé (Test PLSD de Fischer : diff. Moy. = 1,433, diff. Crit. = 1,157 ; p = .01). Dans un climat social perçu de manière négative, cette différence n'est pas significative (Test PLSD de Fischer : diff. Moy. = 2,009, diff. Crit. = 2,8 ; p = .15).

BENNETT R. J. (1998), « Perceive powerless as a cause of employee deviance », *in* R. W. GRIFFIN, A. O'LEARY-KELLY & J. M. COLLINS (dir.), *Dysfunctional behaviour in organizations*, Stamford CT, JAI Press, p. 221-240.

BERNAUD J.-L. (2007), *Introduction à la psychométrie*, Paris, Dunod.

BOURGUIGNON D. & HERMAN G. (2005), « La stigmatisation des personnes sans emploi : conséquences psychologiques et stratégies de défense de soi », *Recherches sociologiques*, 1, p. 53-78.

CAMPION M. A., PALMER D. K. & CAMPION J. E. (1997), « A review of structure in the selection interview », *Personnel Psychology*, 50, p. 655-702.

CARLSON R. E., THAYER P. W., MAYFIELD E. C. & PETERSON D. A. (1971), « Improvements in the selection interview », *Personnel Journal*, 50, p. 268-275.

CASCIO W. F. & AGUINIS H. (2005), *Applied Psychology in Human Resource Management* (6e édition), Upper Saddle River, NJ, Pearson Prentice Hall.

CASTRA D. (1994), « Explications causales et modes d'exercice professionnel en travail social », *Les Cahiers internationaux de psychologie sociale*, 22, p. 33-50.

CASTRA D. (1995), « Théories de l'engagement et insertion professionnelle », *Connexions*, 65, 1, p. 159-176.

CASTRA D. (1997), « Attribution interne, norme d'internalité et exclusion sociale », *in* M. L. ROUQUETTE (dir.), *L'exclusion, fabriques et moteurs*, Perpignan, Presses universitaires de Perpignan, p. 49-60.

CASTRA D. (1998), « Internalité et exclusion sociale », *les Cahiers internationaux de psychologie sociale*, 37, p. 45-62.

CASTRA D. (2001), « Comment insérer les bas niveaux de qualification dans les entreprises ? », *in* C. LÉVY-LEBOYER, M. HUTEAU et J. P. ROLLAND (dir.), *RH : les apports de la psychologie du travail*, Paris, Éditions d'Organisation, p. 159-176.

CASTRA D. (2003), *L'insertion professionnelle des publics précaires*, Paris, Presses universitaires de France.

CASTRA D. & VALLS F. (2007), *L'insertion malgré tout – l'intervention sur l'Offre et la Demande – 25 ans d'expérience*, Toulouse, Octarès.

CASTRA D., LAFITTE J. M. & VALLS F. (1988), « Une méthode d'action sur offres et demandes », *L'orientation scolaire et professionnelle*, 17, p. 233-247.

CHIU C., HONG Y. & DWECK C. S. (1997), « Lay dispositionalism and implicit theories of personality », *Journal of Personality and Social Psychology*, 73, p. 19-30.

COHEN D. & DUPAS P. (2000), « Trajectoires comparées des chômeurs en France et aux États-Unis », *Économie et statistiques*, 2/3, p. 17-26.

COLQUITT J. A. (2001), « On the dimensionality of organizational justice: A construct validation of a measure », *Journal of Applied Psychology*, 86, p. 386-400.

COLQUITT J. A., CONLON D. E., WESSON M. J., PORTER C. O. & NG K. Y. (2001), « Justice at the millennium: A meta-analytic review of 25 years of organizational justice research », *Journal of Applied Psychology*, 86, p. 425-445.

CREED P. A., BLOXSOME T. D. & JOHNSON K. (2001), « Self-esteem and self-efficacity outcomes for unemployed individuals attending occupational skills training programs », *Community, Work & Family*, 4, p. 285-303.

CREED P. A., HICKS R. E. & MACHIN M. A. (1998), « Behavioral plasticy and mental health outcomes for long-term unemployed attending occupational training programmes », *Journal of Occupational and Organizational Psychology*, 71, p. 171-191.

CRINO M. D. (1994), « Employee sabotage: a random preventable phenomenon? », *Journal of Managerial Issues*, 6, p. 311-330.

CROCKER J. & MAJOR B. (1989), « Social stigma and self-esteem: the self-protective properties of stigma », *Psychological review*, 96, p. 608-630.

CROIZET J. C. & CLAIRE T. (1998), « Extending the concept of stereotype threat to social class: the intellectual underperformance of students of low socioeconomic back-grounds », *Personnality and social psychology bulletin*, 24, p. 588-594.

CROPANZANO R. & RUPP D. E. (2002), « Some reflections on the morality of organizational justice », *in* S. W. GILLILAND, D. D. STEINER & D. P. SKARLICKI (dir.), *Emerging Perspectives on Managing Organizational Justice*, Greenwich, CT, Information Age Publishers, p. 225-278.

DAGOT L. (2007), « Menace du stéréotype et performance motivationnelle : le cas des demandeurs d'emploi », *L'orientation scolaire et professionnelle*, 36, p. 343-356.

DELHOMME P., DRU V., FINKELSTEIN R., MAZÉ C., MEYER T., N'GBALA A. & VERLHIAC J. F. (2005), *Psychologie sociale*, Paris, Hachette.

EDEN D. & AVIRAM A. (1993), « Self-efficacy training to speed reemployment: Helping people to help themselves », *Journal of Applied Psychology*, 78, p. 352-360.

FEATHER N. T. & O'BRIEN G. E. (1986), « A longitudinal analysis of the effects of differents patterns of employment and unemployment on school-leavers », *British Journal of Psychology*, 77, p. 459-479.

FRIED Y. & FERRIS G. R. (1987), « The validity of the job characteristics model: A review and meta-analysis », *Personnel Psychology*, 40, p. 287-322.

GIGER J.-C. (2005), « Le concept d'attitude : Consistance et changement », *in* N. DUBOIS (dir.), *Psychologie Sociale de la Cognition*, Paris, Dunod, p. 119-151.

GILLILAND S. W. & HALE J. M. S. (2005), « How can justice be used to improve employee selection practices? », *in* J. GREENBERG & J. A. COLQUITT (dir.), *Handbook of Organizational Justice*, Mahwah, NJ, Erlbaum, p. 411-438.

GREENBERG G. & CROPANZANO R. (2001), *Advances in organizational justice*. Stanford, University Press.

GREENBERG J. (1986), « Determinants of perceived fairness of performance evaluation », *Journal of Applied Psychology*, 71, p. 340-342.

GREENBERG J. (2002), « Who stole the money and when? Individual and situational determinants of employee theft », *Organizational Behavior and Human Decision Processes*, 89 (1), p. 985-1003.

HACKMAN J. R. & OLDHAM G. R. (1976), « Motivation through the design of work: Test of a theory », *Organizational Behavior and Human Performance*, 16, p. 250-279.

HARRY J. M. & TIGGEMANN M. (1992), « The psychological impact of work re-entry training for female unemployed sole parents », *Australian Journal of Social Issues*, 27, p. 75-91.

HENWOOD F. & MILES I. (1987), « The experience of unemployment and the sexual division of labour », *in* D. FRYER & P. ULLAH (dir.), *Unemployed people*, Milton Keynes, Open University Press, p. 94-110.

HERMAN G. (2007), *Travail, chômage et stigmatisation – Une analyse psychosociale*, Bruxelles, De Boeck.

HERMAN G., BOURGUIGNON D. & DESMETTE D. (2003), « Insertion des chômeurs et identité sociale », *Sciences humaines*, hors série n° 40.

HERMAN G., DESMETTE D. & BOURGUIGNON D. (2003), « Stigmatisation sociale et chômage », *in* N. DELOBBE, G. KARNAS & C. VANDENBERGHE (dir.), *Évaluation et développement des compétences au travail*, Louvain, Presses universitaires de Louvain, p. 107-114.

HERMAN G. & VAN YPERSELE D. (1998), « L'identité sociale des chômeurs », *Les Cahiers du Cerisis*, 98/10.

HUFFCUTT A. I. & ARTHUR W. Jr. (1994), « Hunter and Hunter (1984) revisited: Interview validity for entry-level jobs », *Journal of Applied Psychology*, 79, p. 184-190.

HUTEAU M. (2004), *Écriture et personnalité*, Paris, Dunod.

Jahoda M. (1981), « Work, employment and unemployment: Values, theories and approaches in social research », *American Psychologist*, 36, p. 184-191.
Jaminon C. & Van Ypersele D. (2001), « Parcours d'insertion et trajectoires individuelles », *in* G. Liénard (dir.), *L'insertion : défi pour l'analyse, enjeu pour l'action*, Sprimont, Mardaga, p. 227-240.
Jouglard-Tritschler D. & Steiner D. (2005, avril), *Validation of the Four-Factor Model of Organizational Justice in France*, communication présentée au congrès annuel de la Society for Industrial/Organizational Psychology, Los Angeles.
Joule R. V. (1994), « Trois applications de la théorie de l'engagement », *in* G. Guingouain et F. Le Poultier (dir.), *À quoi sert aujourd'hui la psychologie sociale, demandes actuelles et nouvelles réponses*, Rennes, Presses universitaires de Rennes, p. 11-22.
Joule R. V. & Beauvois J. L. (1998), « La soumission librement consentie : Comment amener les gens à faire librement ce qu'ils doivent faire ? », Paris, Presses universitaires de France.
Judge T. A., Locke E. A., Durham C. C. & Kluger A. N. (1998), « Dispositional effects on job and life satisfaction: The role of core evaluations », *Journal of Applied Psychology*, 83, p. 17-34.
Judge T. A., Thoresen C. J., Bono J. E. & Patton G. K. (2001), « The job satisfaction-job performance relationship: A qualitative and quantitative review », *Psychological Bulletin*, 127, p. 376-407.
Labbé S. (2003, septembre), « L'engagement par le théâtre dans le champ de l'insertion professionnelle », *communication présentée au 6e Colloque international de psychologie sociale appliquée*, Clermont-Ferrand, France.
Labbé S. (2005), *Engagement et implication professionnelle dans la construction d'une éthique d'entreprise, le cas de cinq recherches-actions menées dans le milieu industriel*, thèse de doctorat en Sciences de l'éducation, université de Toulouse-Le Mirail.
Landy F. J. & Farr J. L. (1980), « Performance rating », *Psychological Bulletin*, 87, p. 72-107.
Leroy J., Finkelstein R., Minibas-Poussard J. & Bastounis M. (2005, octobre), « Le rôle de la justice organisationnelle et de quelques variables associées dans la prédiction de l'attachement et du sabotage au travail: Deux études transculturelles en milieu bancaire et des assurances », *actes du 7e Colloque international de psychologie sociale appliquée*.
Leventhal G. S. (1976), « Fairness in social relationships », *in* J. W. Thibaut, J. T. Spence & R. C. Carson (dir.), *Contemporary Topics in Social Psychology*, Morristown, NJ, General Learning Press, p. 211-240.
Levy-Leboyer C. (2007), *Évaluation du personnel*, Paris, Éditions d'Organisation.
Lévy-Leboyer C., Louche C. & Rolland J. P. (2006a), *RH : Les apports de la psychologie du travail. 1. management des personnes*, Paris, Éditions d'Organisation.
Lévy-Leboyer C., Louche C. & Rolland J. P. (2006b), *RH : Les apports de la psychologie du travail. 2. management des organisations*, Paris, Éditions d'Organisation.
Lilja J., Wilhelmsen B. U., Larsson S. & Hamilton D. (2003), « Evaluation of Drug Use Prevention Programs Directed at Adolescents », *Substance use and misuse*, 38, p. 1831-1863.
Mack M. (1997), *Co-évolution, dynamique créatrice – Libérer les richesses de l'intelligence partagée*, Paris, Éditions Village Mondial.
Mathieu J. E. & Zajac D. (1990), « A review and meta-analysis of the antecedents, correlates, and consequences of organizational commitment », *Psychological Bulletin*, 108, p. 171-194.

McKEE-RYAN F. M., SONG Z., WANBERG C. R. & KINICKI A. J. (2005), « Psychological and Physical Well-Being During Unemployement: a Meta-Analytic Study », *Journal of Applied Psychology*, 90, p. 53-76.
MEYER J. P. & ALLEN N. J. (1991), « A three-component conceptualization of organizational commitment », *Human Resource Management Review*, 1, p. 61-89.
MEYER J. P., ALLEN N. J. & SMITH C. A. (1993), « Commitment to organizations and occupations: Extension and test of a three-component conceptualization », *Journal of Applied Psychology*, 78, p. 538-551.
MINIBAS-POUSSARD J., FINKELSTEIN R. & BASTOUNIS M. (2004, juillet), « The role of perceived organizational justice, work locus of control, organizational self-esteem and perceived self-efficacy at work », communication présentée au 8th International Meeting on Economic Psychology, Philadelphia.
MOSCOVICI S. & DOISE W. (1992), *Dissensions et consensus : Une théorie générale des décisions collectives*, Paris, Presses universitaires de France.
MULLER J. (1992), « The effects of personal development training on the psychological state of long-term unemployed women », *Australian Psychologist*, 27, p. 176-180.
NONAKA I. & TAKEUCHI H. (1997), *La connaissance créatrice*, Paris, De Boeck.
ORGAN D. W. (1988), *Organizational citizenship behavior: the good soldier syndrome*, Lexington, MA, Lexington Books.
PAILLÉ P. (2004), « L'engagement organisationnel : De la psychologie sociale au management des ressources humaines », *in* C. BONARDI, N. GREGORI, J. Y. MENARD & N. ROUSSIAU (dir.), *Psychologie sociale appliquée*, vol. IV : *Emploi, travail, ressources humaines*, Paris, In Press Éditions, p. 131-148.
PANSU P. & BEAUVOIS J. L. (2004), « Juger de la valeur sociale des personnes: les pratiques d'évaluation », *in* P. PANSU et C. LOUCHE (dir.), *La psychologie appliquée à l'analyse de problèmes sociaux*, Paris, Presses universitaires de France, p. 159-183.
PHELPS M. & CREED P. A. (1995), « Self-efficacy as a factor in job training performance and occupational satisfaction for unemployed individuals », *Journal of Applied Social Behavior*, 2, p. 44-63.
PIAGET J. (1959), *La naissance de l'intelligence chez l'enfant*, Neuchâtel, Éditions Delachaux et Niestlé.
PODSAKOFF M., MAC KENZIE S. B., PAINE J. B. & BACHRACH D. G. (2000), « Organizational citizenship behavior: a critical review of the theoretical and empirical literature and suggestions for futures research », *Journal of Management*, 26, 3, p. 513-663.
POSTHUMA R. A., MORGESON F. P. & CAMPION M. A. (2002), « Beyond employment interview validity: A comprehensive narrative review of recent research and trends over time », *Personnel Psychology*, 55, p. 1-81.
REICH D. A. & ARKIN R. M. (2006), « Self-doubt, attributions, and the perceived implicit theories of others », *Self and Identity*, 5, p. 89-109.
ROQUES M. (1995), *Sortir du chômage, un effet de réorganisation du système des activités*, Liège, Mardaga.
ROQUES M. (2004a), « Pour une analyse psychosociale du chômage: synthèse et perspective », *in* P. PANSU & C. LOUCHE (dir.), *La psychologie appliquée à l'analyse de problèmes sociaux*, Paris, Presses universitaires de France, p. 129-156.
ROQUES, M. (2004b), « Précarité et exclusion », *in* E. BRANGIER, A. LANCRY & C. LOUCHE (dir.), *Les dimensions humaines du travail : théories et pratiques de la psychologie du travail et des organisations*, Nancy, Presses universitaires de Nancy, p. 591-614.
ROQUES M. (2004c), « Chômage et santé psychologique: synthèse et perspective », *in* C. BONARDI, N. GREGORI, J. Y. MENARD & N. ROUSSIAU (dir.), *Psychologie sociale*

appliquée : emploi, travail, ressources humaines (vol. IV), Paris, In Press Éditions, p. 55-73.

ROQUES M. (2008), « Les dimensions psychologiques et psycho-sociales dans l'évaluation de l'efficacité des dispositifs d'insertion », *Pratiques psychologiques*, 14, 3, p. 375-388.

SALGADO J. & MOSCOSO S. (2006), « Utiliser les entretiens comportementaux structurés pour la sélection du personnel ? », *in* C. LÉVY-LEBOYER, C. LOUCHE & J. P. ROLLAND (dir.), *RH : Les apports de la psychologie du travail. 1. management des personnes*, Paris, Éditions d'Organisation, p. 195-207.

SCHMIDT F. L. & HUNTER J. E. (1998), « The validity and utility of selection methods in personnel psychology: Practical and theoretical implications of 85 years of research findings », *Psychological Bulletin*, 124, p. 262-274.

SENGE M. P (1990), *The Fifth Discipline: The Art and Practice of the Learning Organisation*, Londres, Century Business.

SKARLICKI D. P. & FOLGER R. (1997), « Retaliation in the workplace: The roles of distributive, procedural, and interactional justice », *Journal of Applied Psychology*, 82, p. 434-443.

SPECTOR P. E. (1975), « Relationship of organizational frustration with reported behavioural reactions of employees », *Journal of Applied Psychology*, 60, p. 635-637.

STEELE C. & ARONSON J. (1995), « Stereotype threat and the intellectual test performance of african americans », *Journal of Personnality and social Psychology*, 69, p. 797-811.

STEINER D.-D. (2001), « Les professionnels de la gestion des ressources humaines », *in* J.-M. MONTEIL & J.-L BEAUVOIS (dir.), *La Psychologie Sociale*, vol. V : *Des Compétences pour l'Application*, Grenoble, Presses universitaires de Grenoble p. 331-346.

STEINER D.-D. (2004), « Le recrutement de salariés performants », *in* C. BONARDI, N. GREGORI, J.-Y. MENARD & N. ROUSSIAU (dir.), *Psychologie sociale appliquée*, vol. IV, *Emploi, travail, ressources humaines*, Paris, In Press Éditions, p. 41-54.

STEINER D.-D. (2006), « Équité et justice au travail », *in* J. ALLOUCHE (dir.), *Encyclopédie des ressources humaines*, 2e édition, Paris, Vuibert, p. 389-396.

STEINER D.-D., AMOROSO S. & HAFNER V. (2004), « Les perceptions de la justice organisationnelle en entretien de recrutement : Deux expérimentations par simulation », *Psychologie du travail et des organisations*, 10, p. 111-130.

STEINER D.-D. & ROLLAND F. (2006), « Comment réussir l'introduction de changements: les apports de la justice organisationnelle », *in* C. LÉVY-LEBOYER, C. LOUCHE & J.-P. ROLLAND (dir), *RH : Les apports de la psychologie du travail*, vol. II : *Management des organisations*, Paris, Éditions d'organisation, p. 53-69.

TAIT M., PADGETT M. Y. & BALDWIN T. T. (1989), « Job and life satisfaction: A reevaluation of the strength of the relationship and gender effects as a function of the date of the study », *Journal of Applied Psychology*, 74, p. 502-507.

TAYLOR L. & WALTON P. (1971), « Industrial sabotage: motives and meanings », *in* S. COHEN (dir.), *Images of deviance*, Harmondsworth, Penguin Books, p. 219-245.

THIBAUT J. & WALKER J. (1975), *Procedural Justice: A Psychological Analysis*, Hillsdale, NJ, Lawrence Erlbaum Associates.

TRUXILLO D. M., STEINER D. D. & GILLILAND S. W. (2004), « The Importance of Organizational Justice in Personnel Selection: Defining When Selection Fairness Really Matters », *International Journal of Selection and Assessment*, 12, p. 39-59.

VAN DEN BOS K. (2001), « Fairness heuristic theory: Assessing the information to which people are reacting has a pivotal role in understanding organizational justice », *in* S. W. Gilliland, D. D. Steiner & D. Skarlicki (dir.), *Theoretical and Cultural Perspectives on Organizational Justice*, Greenwich, CT, Information Age Publishing, p. 63-84.

Van den Bos K. (2005), « What is responsible for the fair process effect? », *in* J. Greenberg & J. A. Colquitt (dir.), *Handbook of Organizational Justice*, Mahwah, NJ, Erlbaum, p. 273-300.

Vermunt R. & Steensma H. (2005), « How can justice be used to manage stress in organizations? », *in* J. Greenberg & J. A. Colquitt (Éd.), *Handbook of Organizational Justice*, Mahwah, NJ, Erlbaum, p. 383-410.

Vuori J., Silvonen J., Vinokur A. D. & Price R. H. (2002), « The Työhön Job Search Program in Finland: Benefits for the unemployed With Risk of depression or discouragement », *Journal of Occupational Health Psychology*, 7, p. 5-19.

Wamberg C. R., Watt J. D. & Rumsey D. J. (1996), « Individuals without jobs: An empirical study of job-seeking behaviour and reemployment », *Journal of Applied Psychology*, 81, p. 76-87.

Wells J. T. (1999), « A fistful of dollars », *Security Management*, 43 (8), p. 70-75.

Winefield A. H., Tiggemann M. (1994), « Affective reactions to employment and unemployment as a function of prior expectations and motivation », *Psychological Reports*, 75, 1, p. 243-247.

Gérard GUINGOUAIN & Jean-Luc HANNEQUIN

Conclusion

UNE NOUVELLE APPROCHE DE LA CRÉATION DE VALEUR EN SCIENCES HUMAINES ET SOCIALES[1]

Dans son introduction, le professeur Ewa Drozda-Senkowska aborde le périmètre et les spécificités de la recherche appliquée. Parce qu'elle ne la pratique pas directement, son regard distancié met en évidence deux limites au développement des actions de valorisation :

1. Une courbe d'expérience encore trop faible de la communauté des chercheurs en sciences sociales qui fait que les milieux professionnels nous mobilisent rarement pour les aider à saisir autrement les mutations auxquelles ils sont confrontés. Alors même que d'autres disciplines s'appuient sur nos concepts et modèles pour expliquer aux professionnels les ressorts de la transformation économique et sociale.
2. Un système d'évaluation peu favorable à la conduite des travaux appliqués à grande échelle sans doute amplifié par une représentation du monde des entreprises par les chercheurs qui n'incite pas à établir des passerelles.

Propager de la culture en psychologie sociale pour conférer à notre discipline le statut de science appliquée est sans doute une piste à promouvoir. Cet ouvrage qui offre la possibilité à des équipes de chercheurs d'exposer des résultats ayant un potentiel d'application en est l'illustration… mais est-ce suffisant pour stimuler les démarches de

1. Ce texte doit beaucoup sinon essentiellement aux interactions des auteurs, depuis de nombreuses années, avec François Le Poultier. Ce dernier depuis toujours s'est intéressé et a œuvré dans le sens de l'application de la psychologie. Preuve en est la création à Rennes, il y a vingt ans d'un DESS devenu Master d'ingénierie en psychologie. Concept qu'il a été difficile de faire admettre dans ses débuts et qui n'est plus maintenant contesté dans la communauté.

valorisation qui apparaissent encore trop souvent en marge des priorités académiques ? De même, s'il est utile que soient connues par les enseignants chercheurs les bonnes pratiques pour réaliser une recherche appliquée (l'identification du client, la compréhension de la demande, la formulation de la problématique, la production de solution qui corresponde à un réel changement…), cette connaissance du processus est-elle pour autant un amplificateur de relations avec la sphère professionnelle ? À ce stade, alors que nous partageons le diagnostic présenté par Drozda-Senkowska, il nous faut admettre qu'une communication externe plus agressive combinée à une amélioration de la maîtrise technique pour réaliser des prestations de conseil ou d'études ne nous semblent pas à la hauteur des nécessités qui s'imposent pour amplifier les actions de valorisation en sciences humaines et sociales.

DES NÉCESSITÉS QUI S'IMPOSENT

Depuis le début des années 1980, les politiques publiques s'attaquent au déficit chronique des actions de valorisation de la recherche. Dans un contexte de tension économique, il n'est pas nécessaire d'argumenter longtemps pour convaincre une entreprise de l'utilité de la valorisation, et encore moins de proposer les conditions les plus équitables à l'utilisabilité de l'expertise des équipes de recherche en sciences humaines. Mobiliser autrement la communauté des enseignants chercheurs dans les démarches de valorisation constitue une première nécessité. Les mesures engagées ont manifestement atteint une limite dans leur efficacité ! En formuler de nouvelles qui viendraient d'en haut risque de ne pas améliorer sensiblement le rendement ! La solution ne consisterait-elle pas alors à créer les conditions pour engager les chercheurs à explorer de nouvelles pratiques ? Comment faciliter l'acceptabilité individuelle et sociale de cette orientation qui suppose de dépasser le cadre actuel ? Une deuxième nécessité s'impose : appliquer nos modèles pour concevoir des pratiques individuelles et collectives résolument tournées vers l'avenir !

Pour que cette invitation au changement débouche rapidement sur une réelle mise en mouvement, une troisième nécessité s'impose. Sans délaisser notre statut d'observateur, il nous faudra considérer que nous sommes parties prenantes des mutations sans précédent de l'environnement économique et social. Au même titre que les entreprises, nous sommes exposés à la compétition internationale. Ne pas décrocher dépend de notre capacité individuelle et collective à produire de nouvelles connaissances, à en démontrer leur potentiel d'application et d'enrichissement de disciplines qui empruntent parfois de manière métaphorique notre expertise. Cette dynamique n'est pas sans conséquence sur les contenus de nos enseignements et leur portée. Elle pousse également à la spécialisation des équipes et accentue les logiques de partage et de coopération avec d'autres champs disciplinaires.

Reconnaissons que le progrès de la science et des technologies transforme la nature même des activités de recherche ce qui nous amène à formuler une quatrième nécessité, celle d'adopter une vision plus globale de la recherche et du métier de chercheur. Si la conception linéaire et descendante de la recherche (Recherche fondamentale ⇒ Recherche appliquée, ⇒ Recherche développement ⇒ valorisation, vulgarisation...), est obsolète, il n'en demeure pas moins nécessaire de clarifier le paysage, préciser les notions telles que application, vulgarisation, valorisation.

La recherche en général et en Sciences Humaines et Sociales en particulier met en pratique depuis longtemps deux grandes formes de valorisation : la valorisation académique ou scientifique dans un cercle relativement restreint et la valorisation par diffusion de la culture scientifique auprès d'un public plus large (autrefois appelée « vulgarisation »). Une autre forme de valorisation est apparue, souvent schématisée dans deux expressions : « le transfert de technologie » qui concerne le processus au terme duquel un produit et/ou un résultat éprouvé de la recherche devient une source de valeur ajoutée pour l'environnement socio-économique ; « la détection et la maturation de projets innovants et/ou la mobilisation de savoir-faire et d'expertises » qui concernent le processus d'accompagnement d'une idée ou d'un projet émis dans le contexte universitaire vers la création et/ou le développement d'une activité nouvelle voire d'une entreprise *via* différents dispositifs, par exemple, un incubateur. Quelle qu'en soit la forme, cette valorisation du « troisième type » considérée comme essentielle, constitue la troisième grande mission des universités après l'enseignement et la recherche.

La psychologie sociale en logistique !

À l'occasion d'un échange informel entre des professionnels du transport, de la logistique et des enseignants chercheurs en psychologie sociale, les premiers ont découvert au contact des seconds des nouveaux repères les amenant à donner du sens à des difficultés de management. Moins d'une heure avait suffit pour convaincre les professionnels de l'apport de la psychologie sociale. Cette prise de conscience a débouché sur un programme d'action visant à appréhender la chaine logistique à partir de l'identification des compétences.

À l'issue d'un travail collaboratif de 7 mois qui a impliqué trois organismes, des experts du sujet, trois étudiants en master 2 encadrés par une équipe de recherche, un référentiel de compétences commun a été réalisé pour servir de base aux trois applications suivantes :
- aider l'entreprise à piloter sa fonction logistique à partir d'une consolidation et/ou une évolution de sa carte de compétences ;
- implémenter des techniques de transport intelligent en localisant les points d'impact de ces dernières au sein de la chaîne logistique ;
- mettre en place un système de gestion prévisionnel des emplois et des compétences communes aux différentes entreprises sur un territoire.

Le premier bénéfice exprimé par les parties prenantes du projet est le partage d'une vision globale de la chaine logistique qui dépasse les approches classiques séparant le monde du transport et de la logistique. Les professionnels se sont ouverts sur un champ disciplinaire qu'ils ignoraient. Les étudiants ont joué un rôle d'éveil et de pédagogie en expliquant le modèle de la compétence de Vergnaud (1990, 1998). Parallèlement à ce transfert de compétences en psychologie en général et en psychologie sociale en particulier, les étudiants ont développé une expertise en logistique. Ils ont ainsi compris les situations observées et ont pu réaliser le référentiel de compétences demandées. Les étudiants, par leur présence et leur sagacité ont stimulé les échanges entre les professionnels et les ont ainsi conduits vers une clarification du concept et du périmètre de la logistique.

Sur le plan académique, l'application de la théorie de la conceptualisation dans l'action a consisté à extraire des compétences à un niveau organisationnel. Ce résultat obtenu à l'aide du modèle de Vergnaud et Coulet, habituellement utilisé pour l'analyse des compétences professionnelles à un niveau individuel, sur des métiers ou postes de travail (voir Coulet, 1999; Coulet & Chauvigné, 2005; Kuster & Lameul, 2009; Pouté & Coulet, 2006), est sans doute inédit.

VOIR AUTREMENT LA RECHERCHE

La valorisation ne se résume pas à appeler autrement ce qui se fait depuis longtemps dans de nombreuses disciplines y compris la nôtre : recherches contractuelles ou finalisées, études commanditées, prestations de service... En fait, la notion de valorisation socio-économique conduit à remettre en cause le traditionnel découpage entre la recherche fondamentale et la recherche appliquée. Elle amène à considérer que des préoccupations « valorisatrices » sont susceptibles d'intervenir à toutes les étapes du processus général de la recherche : en amont lors de la conception d'un programme de recherche, en aval à partir des résultats obtenus mais aussi en cours de développement, lors des phases de construction technique, de mise en œuvre ou de production de données. En bref, une recherche ne serait par nature ni fondamentale, ni appliquée. Elle serait d'abord une recherche qui obéit à une démarche réglée scientifiquement mais qui constitue potentiellement aussi une source de valorisation à différents moments de son déroulement. Ainsi, dans les sciences humaines et en psychologie sociale, la valorisation n'implique pas nécessairement une orientation différente du processus de recherche. Elle suppose plutôt une manière particulière de lire ou d'interroger une activité de recherche, de l'infléchir légèrement en référence à des besoins d'un utilisateur potentiel ou à des critères d'utilité et d'usage.

Un exemple de recherche collaborative

Les ressources immatérielles composées pour l'essentiel d'actifs humains déterminent la performance d'une entreprise. Cette donnée modifie le processus de création de valeur au sein de l'entreprise et transforme sa chaîne de compétences. L'apport de nouveaux savoir-faire et modes de management est en effet déterminant pour créer des nouveaux produits... auxquels le client attribue une valeur susceptible de déclencher l'acte d'achat.

Pour la firme, augmenter la probabilité de transaction avec les clients pour accroître ses ressources financières est une priorité qui s'obtient notamment par le couplage de l'innovation et de l'intelligence économique. Comprendre et anticiper les mutations d'un environnement vacillant à partir d'un système de décryptage idoine, ajuster au plus vite ses capacités pour répondre à de nouvelles priorités de clients tout en déployant une stratégie tournée vers l'avenir sont quelques indicateurs qui dépeignent une organisation armée pour être compétitive à court terme et pérenne sur le moyen terme.

Alors que les organismes professionnels chargés d'aider les entreprises placent ces qualités au cœur de leurs priorités, il s'avère que les méthodes d'intervention y répondent partiellement. En effet, si les pratiques les plus en pointe couvrent correctement les dimensions technico-financières de l'entreprise, elles traitent rarement des dynamiques de changement et n'abordent pas les deux dimensions suivantes :

- les processus qui lient « informations, connaissances, compétences » à la source de la création de valeurs;
- la dynamique d'apprentissage individuel et collectif qui accélère la régénération de compétences « métiers » et qui incorporent des compétences organisationnelles.

Délivrer une expertise a une entreprise confrontée à des situations complexes, suppose que les organisations complètent leurs outillages par d'autres capacités provenant de champs disciplinaires à même d'éclairer les thèmes suivants :

- la compréhension des interrelations entre « information et connaissances » ;
- la saisie des mécanismes de passage de la connaissance en compétences;
- la mesure d'efficacité d'un chaînage tel que décrit précédemment, leurs limites, etc. ;
- la conception de supports d'apprentissage...

Parce que ces questions sont apparues complexes, une coopération d'une durée de 3 ans a été conclue entre un organisme consulaire, un laboratoire de psychologie sociale, l'ANRT et un doctorant spécialisé en intelligence économique et bénéficiaire d'une allocation CIFRE (conventions industrielles de formation par la recherche).

À mi-parcours de la démarche, l'équipe a cerné et mis en évidence les processus cognitifs en jeu dans une démarche d'intelligence économique. Si un décalage de planning initialement imaginé sur le versant de la revue de littérature a été constaté, l'identification et la description des compétences en Intelligence Économique menées auprès de chefs d'entreprise a été plus rapide. Les interactions entre les partenaires débouchent sur une culture commune issue de plusieurs domaines provenant des sciences de gestion, des sciences de la communication et de la psychologie.

Plus globalement, les séquences opérationnelles s'enrichissent des approches académiques; il est même parfois difficile d'arbitrer entre la nécessité de mobiliser des modèles théoriques pour comprendre une pratique par exemple, avec l'obtention de résultats immédiats issus d'approches empiriques allant jusqu'à interroger les modèles théoriques.

Cette illustration met en évidence toutes les facettes d'un processus de recherche globale. À partir des objectifs individuels et organisationnels de chacun, le groupe cherche des solutions collectives qui s'appuient sur les ressources de l'ensemble avec pour effet un renforcement des actions individuelles.

Pour le laboratoire, il s'agit de conduire une opération de valorisation d'amont avec l'intégration dans la phase de conception de la demande, des besoins, des contraintes du client placé dans un environnement socio-économique donné. Il s'agit de réussir aussi la contractualisation des relations, la négociation de la propriété intellectuelle, le calcul du coût complet, la détermination du régime fiscal, la définition des normes de qualité, des livrables... En parallèle, les résultats du terrain questionnent les modèles les plus utilisés par le laboratoire. Les premiers jalons d'une recherche finalisée pour faire évoluer les modèles, en explorer d'autres connectés ou non à d'autres champs disciplinaires sont posés.

Côté du bénéficiaire des travaux de recherche, on parlera de valorisation en aval. Il s'agit d'un transfert d'une technologie ou d'une méthodologie éprouvée en fonction de son utilité, de son utilisabilité, de son acceptabilité dans un environnement socio-économique donné. Mais il peut s'agir aussi d'une détection des idées, projets, produits dérivés (issus d'avatars de la recherche ou mis à la poubelle parce que non normés) pouvant faire l'objet d'une maturation, d'une incubation et de la création d'une activité nouvelle.

OPÉRER UNE MUTATION

Sensibiliser la communauté universitaire aux enjeux de la valorisation

Dans le registre des freins endogènes, en 1994 Gérard Guingouain et François le Poultier relevaient la faible prise en compte des recherches « appliquées » dans la promotion et l'avancement d'un enseignant-chercheur. Il ne semble pas y avoir eu de réels progrès en France sur ce plan. Certes, le problème ne concerne pas que la psychologie et la psychologie sociale, mais ce n'est là qu'une maigre consolation. Citons également ce que nous avons baptisé le « syndrome d'individualisme acquis » (SIA) qui frappe davantage les chercheurs de nos disciplines et conduit à une véritable « balkanisation » de la recherche sur des thématiques dotées pourtant d'un fort potentiel de valorisation. Évoquons aussi l'autisme et l'ethnocentrisme disciplinaire qui vont peut-être conduire certains lecteurs de ce texte à penser que nous sommes hors des vraies préoccupations de la discipline et que toutes ces considérations politico-socio-économiques ne les concernent pas. Enfin, ce propos n'engage que nous, il nous semble que la valorisation en psychologie est entravée par une tendance corporatiste dont le signe le plus remarquable est la fameuse défense du titre de psychologue. Au risque de choquer, nous considérons que certaines dispositions réglementaires protectionnistes, celles relatives au stage professionnel par exemple, constituent de véritables barrages à la valorisation des savoirs et des compétences psychologiques dans de multiples champs professionnels.

Convaincre l'environnement socio-économique

La valorisation de la recherche en sciences humaines et sociales en général et en psychologie sociale en particulier se heurte à quelques obstacles bien identifiés, obstacles exogènes pour certains, endogènes pour d'autres. Au chapitre des premiers, mentionnons la méconnaissance du contenu des disciplines, les confusions, la perception de l'inutilité fondamentale des sciences de l'homme et de la société, la condescendance des sciences dites exactes à leur égard… Il est difficile de valoriser les productions de disciplines dont l'image à l'extérieur est déjà fortement dévalorisée par des effets de stéréotypisation. Mais ces obstacles ne sont pas insurmontables.

Inscrire nos actions dans un cadre réglementaire plus ouvert

La loi de 1999 sur l'innovation et la recherche vise à donner aux universités un rôle moteur dans cette chaîne en favorisant notamment les activités de valorisation. Plus récemment, dans l'idée d'écosystèmes de croissance (cf. rapport Blanc, 2004) et dans la structuration des pôles de compétitivité, les universités et les EPST (CNRS, Inserm…) sont placés comme des composantes essentielles de systèmes articulant sur une même thématique ou en direction d'un même objectif : la recherche, les entreprises et les décideurs ou acteurs des politiques publiques sur un territoire donné.

Construire de nouvelles marges de manœuvre

L'autonomie des universités devrait ouvrir de nouvelles possibilités et ainsi permettre d'amplifier les partenariats entre le public et le privé. Les chercheurs devraient rapidement se trouver en situation de répondre à des problématiques issues de demandes de terrain. En retour ces problématiques seraient susceptibles d'enrichir les modèles sur lesquels ils travaillent.

Miser sur le rôle d'une Université citoyenne

Avec une sensibilité plus en rapport avec celle qui sied à un chercheur issu des sciences humaines et sociales, nous parlerions volontiers d'universités citoyennes. Universités dont la responsabilité est aussi engagée dans le développement socio-économique d'un territoire. Elles se doivent d'être à la hauteur de ce que leur environnement est en droit d'attendre d'elles sur des questions essentielles : la santé et la qualité de vie, l'évolution du travail, l'usage des nouvelles technologies, le handicap, la formation tout au long de la vie, la réhabilitation d'espaces, pour citer quelques exemples en lien assez direct avec la psychologie sociale.

S'inscrire dans l'économie de la connaissance

Enfin, il nous semble impossible en évoquant les perspectives de la psychologie sociale dite « appliquée » de faire l'impasse sur une autre séquence : Lisbonne 2000[2], la société de l'intelligence, l'économie de l'immatériel ou de la connaissance… Cette mutation socio-économique donne ou redonne une place centrale à l'activité humaine, individuelle ou collective. Elle offre une opportunité, à notre avis exceptionnelle, aux sciences humaines et sociales de faire reconnaître la pertinence et la légitimité de leur savoir notamment par rapport aux tendances parfois réductionnistes des autres approches. Les recherches sur l'utilisabilité, les usages, l'acceptabilité sociale des technologies menées dans le champ de la psychologie et de la psychologie sociale ont, par exemple, mis en évidence les limites – pour ne pas dire plus – de ceux qui réduisent la question de la connaissance à des affaires de machineries informatiques ou plus métaphoriquement de pensées magiques.

2. Le Conseil européen de Lisbonne (mars 2000) a eu pour objectif de faire de l'Union européenne « l'économie de la connaissance la plus compétitive et la plus dynamique du monde d'ici à 2010, capable d'une croissance économique durable accompagnée d'une amélioration quantitative et qualitative de l'emploi et d'une plus grande cohésion sociale » (« *Kok report* », 2004). Des réformes globales et interdépendantes en constituent les moyens, les actions des États membres seraient menées en synergie, ce qui le rendrait d'autant plus efficaces (*ibid.*). L'innovation comme moteur du changement, l'« économie de la connaissance » et le renouveau social et environnemental forment les différents champs de réforme.

RÉUNIR OU CRÉER QUELQUES CONDITIONS FAVORABLES

En définitive, il nous semble que le passage d'une logique d'application à une logique de valorisation suppose un changement de perspective. Accumuler des exemples d'applications réussies à l'usage d'acteurs parfois singuliers, dans des contextes souvent locaux et à propos d'objets relativement pointus est une très bonne chose en soi. En rendre compte entre nous dans le cadre d'un colloque l'est aussi. Mais, cela ne répond que partiellement à l'idée que nous nous faisons aujourd'hui de la valorisation des recherches produites en psychologie sociale. Plus exactement cela ne constitue qu'une étape, celle de la validation ou de la preuve du concept ou de la méthode dans des conditions de terrain. Le contexte nous invite à aller plus loin, à nous rapprocher des acteurs et décideurs de l'environnement socio-économique, à mettre au service des territoires et de leurs grandes problématiques les produits de la recherche, à susciter des projets ou des produits innovants potentiellement générateurs d'activités nouvelles et peut-être d'emplois. L'utilité de la psychologie sociale n'est plus à démontrer. Les enjeux ne sont pas dans le développement de nouvelles applications ou la promotion de la discipline auprès des milieux professionnels. Ils sont dans le passage à une stratégie plus active : la valorisation. Pour se déployer, elle nécessite de réunir trois grandes conditions.

La première condition est celle d'une recherche de haute qualité, dotée d'un étayage théorique et méthodologique solide en psychologie sociale. La distinction entre recherche fondamentale et recherche appliquée est, comme nous l'avons souligné plus haut, peu opérante pour la valorisation. Une recherche dite « fondamentale » n'est pas *a priori* moins valorisable qu'une recherche dite « appliquée ». Par contre, une recherche dont les fondements théoriques sont inexistants et le cadre méthodologique faible, ce qui caractérise parfois aussi des recherches dites « fondamentales », est difficilement valorisable. La solidité du cadre théorique et la robustesse de la méthode sont souvent les facteurs différenciateurs qui font se tourner vers les laboratoires universitaires des acteurs économiques manquant de points de repères face à une offre de services pléthorique et hétérogène. De surcroît et comme le soutient Drozda-Senkowska dans cet ouvrage, la plupart des recherches en psychologie sociale (y compris les plus fondamentales) ont toutes un fort potentiel d'application.

La deuxième condition est celle du décloisonnement disciplinaire. La recherche en psychologie sociale ne peut pas avoir la prétention de répondre à elle seule à des problèmes multiformes et plurifactoriels. Elle fournit des briques de compétences et de connaissances dans des systèmes ou des processus complexes en complémentarité avec d'autres disciplines. L'intérêt va même au-delà de la pluridisciplinarité, la rencontre de chercheurs ou d'experts de culture scientifique différente est génératrice de nouvelles connaissances qui ne sont pas la simple addition des connaissances des uns et des autres. Les psychologues parlent eux-mêmes de conflits sociocognitifs, d'intelligence collective, de compétences collectives, les sociologues de collisions créatrices. Les spécialistes de la valorisation utilisent les termes de « fertilisation croisée », les sociocognitivistes d'« hybridation de connaissances ».

La troisième condition est celle d'une activité d'interface entre les chercheurs des laboratoires et les acteurs de l'environnement socio-économique. Cette interface qui doit opérer les perméabilités à tous les étages est indispensable. Elle a de multiples fonctions :

1. Détection dans les laboratoires de produits valorisables, savoir-faire, expertises parfois abandonnés dans les tiroirs ou plus radicalement « mis à la poubelle ».
2. Traduction des concepts et notions spécifiquement universitaires souvent indéchiffrables pour le monde professionnel.
3. Décodage des problématiques et enjeux des entreprises ainsi que leurs modes de fonctionnement à la communauté scientifique.
4. Négociation des conditions de transfert d'une technologie et plus globalement de la réalisation d'une prestation (définition et protection de la propriété intellectuelle, calcul du coût réel).
5. Professionnalisation des doctorants et des docteurs (promotion des CIFRE, obtention d'allocations) en mettant en lumière l'intérêt des compétences mobilisées pour la thèse dans une dynamique d'entreprise (pilotage de projet, ingénierie...).
6. Accompagnement dans le processus de maturation d'un projet innovant (passage d'une idée à un avant-projet, puis d'un avant-projet à un projet de création d'activités nouvelles...).
7. Appui d'une entreprise et plus globalement de toutes organisations en situation de mutation et cherchant à mobiliser des ressources pour rebondir, se développer autrement...

La recherche est une activité qui implique des compétences spécifiques; la valorisation de la recherche en est une autre. Certes, la valorisation s'appuie sur les compétences et les résultats de chercheur mais nécessite aussi d'autres compétences. Les services de valorisation des universités françaises qui ont justement pour vocation d'être des dispositifs d'interfaçage entre l'univers des laboratoires et le monde socio-économique s'interrogent sur le profil des « bons valorisateurs » :

1. Des hommes d'entreprises du type « ingénieur d'affaires » (mais des expériences auraient été assez malheureuses en la matière), ou bien encore des consultants en propriété intellectuelle, des consultants spécialistes en management de projet et en transfert de technologie, des ingénieurs « process industriels » formés complémentairement aux modèles et méthodes des sciences humaines...
2. Des correspondants de laboratoires ou de pôles scientifiques ouverts sur la valorisation, ou des chercheurs affirmés reconvertis partiellement à la valorisation.

Cette approche de l'organisation de la valorisation construite à partir des profils des individus ne va pas vraiment dans le sens d'une chaîne de réponse qui prenne en compte les spécificités d'intérêt et de convergence entre les milieux de la recherche et de l'entreprise.

POUR CONCLURE

La psychologie sociale est une discipline scientifique applicable. Il est de notre responsabilité individuelle et collective de raccourcir le chemin, certes encore long, si l'on veut faire en sorte qu'elle soit une discipline appliquée à part entière. Nous ne croyons pas, et c'était le sens de notre propos, que la balle de l'application soit dans le seul camp du chercheur. Que ce dernier ait la préoccupation de l'applicabilité de sa discipline relève de son activité et de ses compétences, qu'il consacre une partie de son activité à valoriser sa recherche n'est probablement pas de son unique ressort. Pourtant cette activité de valorisation est indispensable pour des disciplines comme les sciences humaines, ce d'autant plus que ses apports sont centraux pour comprendre et accompagner des dynamiques d'innovation des entreprises et plus globalement des organisations. Il revient sans doute à l'Université de consacrer des moyens et une partie de son budget pour aider les sciences humaines et sociales à faire un pas ; à notre communauté de créer l'élan. Il en va non seulement de la pérennité de la recherche en sciences humaines, du renouvellement des connaissances et *in fine* des possibilités d'insertion de nos étudiants.

Références

COULET J.-C. (1999), « Développement cognitif », *in* M. DELEAU (dir.), *Grand Amphi, Psychologie du développement*, Paris, Bréal.

COULET J.-C & CHAUVIGNE C. (2005), « Passer d'un référentiel de compétences à une ingénierie de formation », *Éducation Permanente*, n° 165, p. 101-113.

KUSTER Y. & LAMEUL G. (2009), « Un cadre d'analyse multidimensionnel des débats en ligne asynchrones », *in* C. DEVELOTTE, F. MANGENOT, E. NISSEN (dir.), *Actes du colloque Epal 2009* « Échanger pour apprendre en ligne : conception, instrumentation, interactions, multimodalité », université Stendhal, Grenoble 3, 5-7 juin 2009.

POUTÉ M. & COULET J.-C. (2006), « Caractérisation de compétences professionnelles selon le niveau d'expérience : les apports d'une modélisation », *Université de Bretagne, Compétences, emploi et enseignement supérieur. L'enseignement supérieur prépare-t-il à l'emploi ?*, Rennes.

Projet de loi pour l'égalité des droits et des chances, la participation et la citoyenneté des personnes handicapées. Rapport n° 20 (2004-2005) de M. Paul BLANC, fait au nom de la commission des affaires sociales, déposé au Sénat le 13 octobre 2004. Retrouvé sur http://www.senat.fr/rap/l04-020/l04-020_mono.html.

Relever le défi : la stratégie de Lisbonne pour la croissance et l'emploi. Rapport du groupe de haut niveau présidé par Monsieur Wim KOK (novembre 2004). Retrouvé sur //ec.europa.eu/growthandjobs/pdf/kok_report_fr.pdf.

VERGNAUD G. (1990), « La théorie des champs conceptuels », *Recherche en didactique des mathématiques*, vol. 10, n° 2-3, p. 133-170.

VERGNAUD G. (1998), « Les conditions de mise en œuvre de la démarche compétences », *Cahier n° 3 des Journées internationales de la formation*, Paris, CNPF.

LES AUTEURS

Laurent Bègue	Professeur de psychologie sociale, membre de l'Institut universitaire de France, directeur du laboratoire interuniversitaire de Psychologie, personnalité, cognition, changement social (EA 4145), université Pierre Mendès-France, Grenoble.
Julien Cestac	Docteur en psychologie (psychologie sociale), laboratoire parisien de Psychologie sociale (EA 4386), université Paris Ouest, Nanterre-La Défense.
Ewa Drozda-Senkowska	Professeur des universités, laboratoire de Psychologie sociale, université Paris Descartes, Boulogne-Billancourt.
Nicolas Guéguen	Professeur des universités, laboratoire CRPCC-LESTIC (EA 1285), université de Bretagne-Sud, UFR LSHS, Lorient.
Gérard Guingouain	Maître de conférences, CRPCC-LAUREPS (EA 1285), université européenne de Bretagne – Rennes 2.
Jean-Luc Hannequin	Directeur délégué stratégie et innovation CCI, Rennes, Bretagne, professeur associé, Institut de gestion de Rennes, IAE de Rennes – université de Rennes 1.
Robert-Vincent Joule	Professeur des universités, laboratoire de Psychologie sociale, université de Provence, Aix-en-Provence.
Valérie Le Floch	Maître de conférences, laboratoire CLLE-LTC, UMR 5263 du CNRS, université Toulouse 2.
Christelle Maisonneuve	Maître de conférences, CRPCC-LAUREPS (EA 1285), université de Rennes 1 – IUT département carrières sociales.
Thierry Meyer	Professeur des universités, laboratoire parisien de Psychologie sociale (EA 4386), université Paris Ouest, Nanterre, La Défense.
Pascal Morchain	Maître de conférences, CRPCC-LAUREPS (EA 1285), université européenne de Bretagne – Rennes 2.

Dominique OBERLÉ	Professeur des universités, laboratoire parisien de Psychologie sociale (EA 4386), membre du laboratoire de « Psychologie sociale des comportements et des cognitions » dans l'équipe d'accueil « Processus cognitifs et conduites interactives », université Paris Ouest, Nanterre, La Défense.
Pascal PANSU	Professeur des universités, laboratoire des Sciences de l'éducation (LSE-EA 602), responsable de l'équipe PSACS « Perspectives sociocognitives, apprentissages et conduites sociales », université Pierre Mendès-France, Grenoble.
Nathalie PICHOT	Maître de conférences, CRPCC-LAUREPS (EA 1285), université de Rennes 1 – IUT Département GEA.
Martine ROQUES	Maître de conférences, laboratoire Groupe de recherche en sociologie du centre ouest (GRECO, EA 3815), université de Poitiers.
Candy SABATIER	Docteur en psychologie (psychologie sociale), ATER au département de psychologie, laboratoire de Psychologie cognitive et sociale, université de Nice-Sophia Antipolis.
Philippe SARRAZIN	(Ph.D.) directeur du laboratoire Sport et environnement social (EA 3742), laboratoire Sport et environnement social (EA 3742) UFRAPS, université J. Fourier, Grenoble 1.
Georges SCHADRON	Professeur des universités, laboratoire de Psychologie cognitive et sociale, université de Nice-Sophia Antipolis.
Alain SOMAT	Professeur des universités, CRPCC-LAUREPS (EA 1285), université européenne de Bretagne – Rennes 2.
Dirk D. STEINER	Professeur des universités, laboratoire de Psychologie cognitive et sociale, université de Nice-Sophia Antipolis.
Florence TERRADE	Maître de conférences, CRPCC-LAUREPS (EA 1285), université européenne de Bretagne – Rennes 2.
Benoît TESTÉ	Maître de conférences, CRPCC-LAUREPS (EA 1285), université européenne de Bretagne – Rennes 2.
Gaëlle VILLEJOUBERT	Maître de conférences, School of Social Science, Kingston (Royaume-Uni) ; affiliée au laboratoire CLLE-LTC, UMR 5263 du CNRS, université Toulouse 2.

TABLE DES MATIÈRES

Collection « Psychologies »

Dirigée par Agnès Florin, Jean-Émile Gombert et Alain Somat

Régine Kolinsky, José Morais et Isabelle Peretz (dir.),
Musique, Langage, Émotion. Approche neuro-cognitive, 2010, 130 p.

Nathalie Marec-Breton, Ane-Sophie Besse, Fanny De La Haye, Nathalie Bonneton-Botté et Emanuelle Bonjour (dir.),
L'apprentissage de la langue écrite. Approche cognitive, 2009, 318 p.

Jean-Pierre Gaté et Christine Gaux (dir.),
Lire-écrire de l'enfance à l'âge adulte. Genèse des compétences, pratiques éducatives, impacts sur l'insertion professionnelle, 2007, 274 p.

Agnès Florin et Pierre Vrignaud (dir.),
Réussir à l'école. Les effets des dimensions conatives en éducation. Personnalité, motivation, estime de soi, compétences sociales, 2007, 226 p.

Denis Jacquet, Marc Zabalia et Henri Lehalle (dir.),
Adolescences d'aujourd'hui. Textes issus du XXIXe symposium de l'Association de psychologie scientifique de langue française, 2006, 164 p.

Agnès Florin, Philippe Guimard, Gwenaëlle Le Dreff et Claus Walkstein,
Un maître et des intervenants multiples à l'école primaire. Analyse psychologique des pratiques et des effets, 2004, 134 p.

Mohamed Nouri Romdhane, Jean-Émile Gombert et Michèle Belajouza (dir.),
L'apprentissage de la lecture. Perspectives comparatives, 2003, 390 p.

Agnès Florin et José Morais (dir.),
La maîtrise du langage, 2002, 136 p.

Jacques Py, Alain Somat et Jacques Baillé,
Psychologie sociale et formation professionnelle. Propositions et regards critiques, 1998, 270 p.

Jean Julo,
Représentation des problèmes et réussite en mathématiques. Un apport de la psychologie cognitive à l'enseignement, 1995, 262 p.

Gérard Guingouain et François Le Poultier (dir.),
À quoi sert aujourd'hui la psychologie sociale ? Demandes actuelles et nouvelles réponses, 1994, 190 p.